FOR PROFESSIONAL ANESTHESIOLOGISTS

心肺蘇生

CARDIOPULMONARY RESUSCITATION

編集 東京医科歯科大学教授
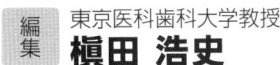
槇田 浩史

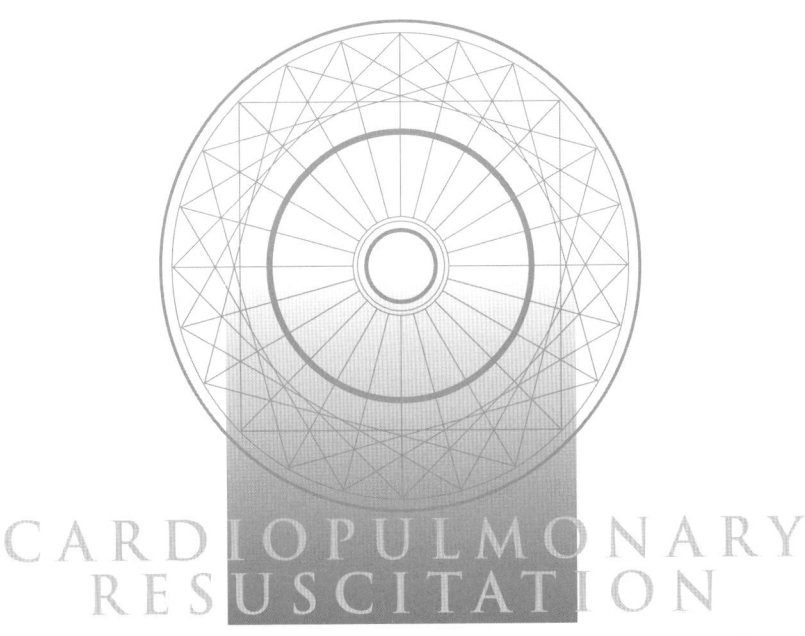

克誠堂出版

執筆者一覧 (執筆順)

多田　恵一
広島市立広島市民病院麻酔科/
集中治療部/救命救急センター

石川　雅巳
国家公務員共済組合連合会
呉共済病院麻酔科/集中治療部/
救急部

武光　美香子
船橋市立医療センター麻酔科/
集中治療科/救命救急センター

境田　康二
船橋市立医療センター麻酔科/
集中治療科/救命救急センター

遠山　悟史
帝京大学ちば総合医療センター
麻酔科

原口　剛
東京医科歯科大学医学部
附属病院循環器内科

磯部　光章
東京医科歯科大学医学部
附属病院循環器内科

今井　一徳
名古屋第二赤十字病院
麻酔・集中治療部

藤本　一弘
独立行政法人国立病院機構
北海道医療センター麻酔科

野村　岳志
島根県立中央病院手術部

中島　芳樹
静岡赤十字病院麻酔科

武居　哲洋
横浜市立みなと赤十字病院
集中治療部

武田　吉正
岡山大学病院麻酔科蘇生科

田勢　長一郎
福島県立医科大学医学部
救急医療学

池上　之浩
福島県立医科大学医学部
救急医療学

大野　雄康
福島県立医科大学医学部
救急医療学

岡本　浩嗣
北里大学医学部麻酔科学

押富　隆
済生会熊本病院救急総合診療
センター/心臓血管外科

長谷　敦子
長崎大学病院
救命救急センター

森　正和
唱和会明野中央病院麻酔科

石川　晴士
東京医科歯科大学医学部
附属病院麻酔・蘇生・
ペインクリニック科

瀬尾　勝弘
社会保険小倉記念病院
麻酔科・集中治療部

中根　正樹
山形大学医学部
附属病院集中治療部

川前　金幸
山形大学医学部麻酔科学講座

はじめに

"危機管理"

　麻酔科領域で"危機管理"が叫ばれるようになって十数年経つのであろうか。危機管理は，危機に陥ったときに適切に対処するクライシスマネージメントと，危機の回避すなわち予防が重点となるリスクマネージメントという2つを含む。危機の予防のほうが重要で，そのために術前検査を追加するとか，手術を最善の状態まで延期するとかの判断も重要であると思うが，あたかも危機をただ避けたいだけのように思われがちなところが残念である。

　「ウィキペディア（Wikipedia）：フリー百科事典」の"危機管理"によると，危機管理の要諦は

- 現在発生中の被害を最小限に食い止めること
- 危機のエスカレーションを防止すること
- 危機を正常な状態に戻すこと

の3点にある。これを達成するためには，経験のない事態に遭遇しても，すばやく的確に診断し，適切な治療を迅速に行わなければならない。また，患者を評価するときにそのような事態を想定し準備をしておくことも重要である。本書は，まさにそのとき適切な治療ができるように作製されている。

"クライシスマネージメント能力を発揮して信頼されよう"

　近年，麻酔の安全性は格段に向上し，術中心停止に遭遇することは滅多になくなった。しかし安全性が増したがために，手術を受ける患者の高齢化と重症化は進んでいる。麻酔中に遭遇する危機的循環虚脱の多くは出血性ショックであり，発作性頻脈，房室ブロック，局所麻酔薬中毒，アナフィラキシーショックなどの治療のように高度な知識や技術を必要とする病態を経験することは非常にまれである。しかし，そのような症例に遭遇したときには，迅速で的確な治療が求められる。

　麻酔科専門医には，常に安全で快適な麻酔管理を提供する能力が求められる。また麻酔中に発生する突発的で重篤な事態に適切に対処できる能力が必要であり，その場において適切な治療ができたときにこそ，一緒に働く外科医やコメディカルの信頼が大きくなるのである。本書にはそのための知識が濃縮されており，専門医になる前に是非とも修得してほしい内容となっている。

2011年12月吉日

槇田　浩史

目 次

I. 心肺蘇生法の歴史とガイドライン2010　　多田　恵一，石川　雅巳／1
　はじめに 3
　心肺蘇生法の黎明期 3
　初の世界標準としてのガイドライン2000作成への軌跡 4
　ガイドライン2000について 4
　ガイドライン2005について 6
　2000年と2005年のガイドラインの主な変更点 7
　CoSTR 2010について 9
　日本麻酔科学会専門医認定試験受験に伴う"AHA-ACLS修了"必須化について 16

II. 成人のBLSとACLS　　武光　美香子，境田　康二／19
　心肺停止の概要 21
　成人へのBLS手順 22
　　❶意識と呼吸の確認／22　　❷救急システムへの通報／22　　❸脈の確認／23
　　❹早期CPR，胸骨圧迫／24　　❺気道確保／26　　❻人工呼吸／27
　　❼除細動／29　　❽回復体位／31
　特殊な蘇生状況 31
　　❶異物による気道閉塞／31　　❷溺水／31
　胸骨圧迫のみのCPR 32
　成人のACLS（二次救命処置，advanced cardiopulmonary life support） 32
　　❶VF/pulseless VT／34　　❷心静止（asystole），無脈性電気活動（pulseless
　　electorical activity：PEA）／37　　❸心リズムの変化，脈拍チェック／38
　　❹CRP中の監視／38
　徐脈，頻脈 39
　　❶徐脈の管理／40　　❷頻脈の管理／41
　まとめ 41

III. 小児のBLSとACLS　　遠山　悟史／45
　はじめに 47
　一次救命処置（basic life support：BLS） 47
　　❶反応の確認／47　　❷気道の確保／50　　❸呼吸と脈拍の確認／50
　　❹自動体外式除細動器（automated external defibrillator：AED）／51
　二次救命処置（pediatric advanced life support：PALS） 51
　　❶患者の評価／51
　蘇生後管理 58

最後に 59

IV．緊急事態に対する電気的治療　　　　　　　原口　剛，磯部　光章／63

　　　はじめに 65
　　　AED（自動体外式除細動器，automated external defibrillator） 65
　　　除細動器 66
　　　上室性頻拍への除細動 68
　　　経皮的ペーシング 68
　　　経静脈的ペーシング 68
　　　ICD（植え込み型除細動器，implantable cardioverter defibrillator） 70
　　　CRT（心臓再同期療法，cardiac resynchronization therapy） 71

V．新生児蘇生法　　　　　　　　　　　　　　今井　一徳，遠山　悟史／73

　　　新生児蘇生法の対象 75
　　　　❶新生児蘇生法の対象／75　　❷どのような新生児が蘇生を必要とするか／75
　　　新生児蘇生に必要な基礎知識 76
　　　　❶新生児の分類／76　　❷呼吸・循環の変化／76
　　　　❸正常な移行が中断されたときの児の反応／79　　❹危険因子の把握／80
　　　新生児蘇生法 81
　　　　❶アルゴリズム／81　　❷初期評価／81　　❸ルーチンケア／83
　　　　❹初期処置／83　　❺初期処置後の評価と次の処置／86
　　　　❻人工呼吸の評価と次の処置／88　　❼薬剤投与／89　　❽気管挿管／91
　　　　❾薬剤投与後の対応／93
　　　まとめ 93

VI．麻酔中の特殊な状況での蘇生　　　　　　　　　　　　　　　　　　　95

1．局所麻酔薬中毒の治療　　　　　　　　　　　　　　　藤本　一弘／97

　　　局所麻酔薬の薬理 97
　　　　❶電位依存性Na$^+$チャネルの抑制／97　　❷局所麻酔薬と心筋の活動周期／97
　　　心肺蘇生と局所麻酔薬中毒 99
　　　　❶局所麻酔薬の心毒性／99　　❷局所麻酔薬の神経毒性／100
　　　　❸局所麻酔薬の種類と毒性／100　　❹局所麻酔薬中毒に影響を与える因子／100
　　　局所麻酔薬中毒による心肺停止の治療 101
　　　　❶局所麻酔薬中毒の予防／101　　❷局所麻酔薬中毒の治療／102

2．アナフィラキシーショック　　　　　　　　　　　　　野村　岳志／110

　　　はじめに 110
　　　アナフィラキシーの定義 111
　　　発生頻度 111
　　　病態 112
　　　　❶アナフィラキシー反応／112　　❷アナフィラキシー様反応／112
　　　　❸化学伝達物質／113

原因物質	113
１筋弛緩薬／114　　２ラテックス／115	
症状	115
治療法	117
１抗原への曝露を最小限，最短時間にする／117	
２酸素投与と気道確保／118　　３急速輸液／118　　４薬物投与／118	
５体位／121　　６その他／121	
鑑別診断	121
アナフィラキシーが疑われる場合の検査	121
予後	122
おわりに	122

3．肺塞栓症　　　　　　　　　　　　　　　　　　　　　　　　中島　芳樹／124

はじめに	124
肺塞栓症の原因	125
１遺伝系の存在／125	
２麻酔科学会2008年度報告書から見るVTEの疫学／126	
症状および発生時期	127
診断	127
１理学的所見／128　　２低酸素血症／128	
３呼気終末二酸化炭素濃度／129　　４循環動態／129　　５一般検査／129	
６鑑別診断／132	
治療	133
１呼吸・循環管理／134　　２輸液，循環作動薬／134	
３体外（補助）循環／134　　４抗凝固療法／134　　５ワルファリン／137	
６血栓溶解療法／137　　７下大静脈フィルタ／137	
予防	138
１理学療法／139　　２薬物療法／140	
抗凝固薬の今後の展望	146
１注射薬／147　　２経口薬／147	
周術期VTE予防としての抗凝固療法と時期	148
硬膜外麻酔，脊髄くも膜下麻酔と抗凝固薬	149
１頻度／150　　２硬膜外カテーテルの取り扱い／150	
おわりに	151

4．致死的な電解質異常　　　　　　　　　　　　　　　　　　武居　哲洋／155

高カリウム血症	155
１カリウムの体内動態／155　　２スキサメトニウム／156	
３保存血輸血／158　　４診断／159　　５治療／160	
低マグネシウム血症	162
１マグネシウムの体内動態　163　　２診断／163　　３治療／163	
その他の電解質異常	164

5．脊髄くも膜下麻酔による心停止　　　　　　　　　　武田　吉正／166

 脊髄くも膜下麻酔の安全性 166
 脊髄くも膜下麻酔が呼吸・循環系に及ぼす影響 166
 高比重局所麻酔薬と等比重局所麻酔薬の相違 167
 過去の報告 168
  ❶Caplanらの報告／169　　❷メイヨーにおける心停止—1／170
  ❸メイヨーにおける心停止—2／170　　❹フランスにおける心停止—1／170
  ❺フランスにおける心停止—2／170　　❻日本における心停止／171
 股関節手術 171
 まとめ 172

6．高度徐脈（徐脈性不整脈）
　　　　　　　　　　　　田勢　長一郎，池上　之浩，大野　雄康／173

 はじめに 173
 徐脈とは 173
 徐脈性不整脈の種類 174
  ❶洞不全症候群（sick sinus syndrome：SSS）／174
  ❷房室ブロック（atrioventricular block：AV block）／174
  ❸接合部性調律〔junctional rhythm，房室接合部調律（atrioventricular junctional rhythm），房室結節調律（AV nodal rhythm）〕／176
 麻酔中に発生する徐脈 176
  ❶発生頻度／176　　❷発生時期および徐脈の種類／177　　❸発生誘因／177
 麻酔に関連する徐脈に対する準備・処置 179
  ❶麻酔導入前の準備／180　　❷徐脈が発生したときの初期対応／180
 小児麻酔中の徐脈 183

7．頻　拍　　　　　　　　　　　　　　　　　　　　　岡本　浩嗣／184

 はじめに 184
 頻拍治療のアルゴリズムによる初期対応 184
 不安定な頻拍 184
 安定した頻拍 186
 狭いQRS幅の頻拍 186
  ❶洞性頻脈／186　　❷心房細動／186　　❸心房粗動／187
 発作性上室性頻拍（paroxysmal supraventricular tachycardia：PSVT）..... 188
 多源性心房頻拍（multifocal atrial tachycardia：MAT）............................. 188
 広いQRS幅の頻拍 189
 単形性心室頻拍（VT）... 189
 多形性心室頻拍（VT）... 190
 変行伝導を伴う上室頻拍，心房細動あるいはWPW症候群を合併した心房細動 ... 190
 頻拍治療のアルゴリズムによる頻拍の鑑別 191
 おわりに 192

VII. 心肺停止蘇生後に対する脳低体温療法の適応と施行法
押富　隆，長谷　敦子／195

 はじめに..197
 脳低体温療法の目的および効果......................................197
 歴史と問題点..198
 低体温療法の理論的背景...198
  ■脳循環代謝の恒常性維持と脳障害時の病態生理／198
 脳低体温療法の実際..204
  1 脳低体温療法の適応／204 **2** 脳低体温療法の導入／205
  3 脳低体温療法中の全身管理／210
 おわりに..212

VIII. 外科的気道確保の適応と実施法
森　正和／217

 心肺蘇生と外科的気道確保の適応...................................219
  1 緊急気道確保を目的とする場合／219
  2 呼吸管理を目的とする場合／219
 外科的気道確保法の種類...219
  1 アクセス経路／220 **2** 施行方法／221 **3** カニューレ（チューブ）／221
 外科的気道確保法の選択...222
  1 一般的な選択／222 **2** 例外的な選択／223
 輪状甲状膜穿刺・切開...223
  1 各方法と特徴／223 **2** そのほかのキットと特徴／224
  3 キットの使用例（Mini-Trach II® Seldinger kit）／227
 経皮的気管切開...229
  1 キットの種類／229 **2** キットの使用例（ネオパーク®）／230

IX. 周術期の虚血性脳卒中の予防，診断，治療
石川　晴士／235

 はじめに..237
 疫学...237
  1 周術期の虚血性脳卒中／237 **2** 一般手術における頻度／237
  3 リスクの高い手術における頻度／238 **4** 発生時期／238
 周術期脳虚血の発生機序...239
  1 低灌流と血栓・塞栓／239 **2** 術後の過凝固状態（hypercoagulability）／240
  3 心臓大血管手術における虚血性脳卒中／240
  4 CEAにおける虚血性脳卒中／240
  5 奇異性塞栓症（paradoxical embolism）／241
 リスク因子...241
  1 高齢／241 **2** 腎疾患／242 **3** 弁疾患／242 **4** 心房細動／242
  5 心臓手術におけるリスク因子／242
 予防...244
  1 内頸動脈内膜剥離術（CEA）／244
  2 冠動脈バイパス術～人工心肺を避けることの是非～／244
  3 リスク因子の制御／245

モニター機器 245
  1 脳波／245 2 経頭蓋ドプラー／246
  3 脳酸素飽和度モニタリング／246
  4 体性感覚誘発電位（somatosensory evoked potential：SEP）／247
  5 頸動脈断端圧（stump pressure）／247
診断 248
治療 250
虚血性脳卒中の病態生理 251
  1 コアとペナンブラ／251 2 拡散強調画像とADCマップ／251
  3 不可逆的な傷害を避けるための工夫／251
今後の展望 252

X．周術期の急性冠症候群　　　　　　　　　　　　瀬尾　勝弘／259

はじめに 261
ACSとは 261
冠攣縮性狭心症 261
ACSの診断 263
  1 心電図／263 2 生化学マーカー／264
ACSに対する治療 265
  1 再灌流療法／265 2 抗血小板療法／265 3 初期薬物療法／266
  4 心不全治療，機械的補助，不整脈治療／266
術前の冠血行再建 267
PCIの施行時期と抗血小板療法 267
非心臓手術の周術期心血管評価と管理 270
おわりに 272

XI．非心臓手術における術中の補助循環　　　中根　正樹，川前　金幸／275

大動脈内バルーンパンピング（IABP） 277
  はじめに／277 1 理論的背景／277 2 適応となる状態と適応外／277
  3 挿入と駆動／279 4 IABPの合併症／281 5 離脱／282
  おわりに／282
経皮的心肺補助装置（PCPS） 282
  はじめに／282 1 PCPSの仕組み／283 2 PCPSの適応／284
  3 送脱血管の挿入／285 4 PCPS開始方法／286
  5 PCPSからの離脱／287 おわりに／287

索　引 289

I

心肺蘇生法の歴史とガイドライン2010

はじめに

　世界第1位の高齢化社会を誇るわが国においては，心血管系疾患や脳血管疾患などが増加し，いわゆる循環器系の原因に基づく突発事態の同時並行的な増加が認められる。これは多くの先進国のみならず発展途上国においても広く見られる現象である。この突発事態の究極の形が"予期せぬ心肺停止"であるが，その救命率は現在に至るも満足できるものではない。心肺停止の救命には"迅速な通報""迅速な心肺蘇生の実施""迅速な電気的除細動""高度な治療"からなる"救命の連鎖"が行われる必要がある。すなわち良質な心肺蘇生である。

　わが国においても，初の世界標準といわれたガイドライン2000の登場後，個々人の"経験に基づく心肺蘇生法（cardiopulmonary resuscitation：CPR）"でなく，エビデンスに基づく"標準的な心肺蘇生法"教育を，医療関係者はむろんのこと，広く一般市民にも広めてゆこうとの動きが進んできた。第一発見者の初期行動がすべてを決するとの考えによる。以後，官民を挙げた営々たる努力により，標準的なCPRは全国において講習会などの形で精力的に展開されている。このおかげで，2005年から2007年までの3年間にわたる集計の院外心停止（out of hospital cardiac arrest：OHCA）の予後に関するわが国におけるウツタイン様式に沿ったデータでは，生存退院率は，目撃のある心停止で6％[1]，うち目撃のある心原性心室細動では20％と大いに向上したことが明らかになっている。この数字をいっそう高めていくには"quality of CPR"と同時に"system of care"も改善が望まれる。

　本章では，世界とわが国におけるCPRの歴史から，いわゆるガイドライン2010作成過程までを，麻酔科医の立場を加味して概観することとする。

心肺蘇生法の黎明期

　突然の心肺停止におけるCPRは，1960年代初頭まで，医学上はほとんど顧みられることのない科学の領域であったが，ピッツバーグ大学麻酔科教授Peter Safarの登場で一変する。彼は1968年に"人工呼吸法では，従来の胸壁圧迫法よりmouth to mouth法が優れている"こと，そして同時に"気道確保も必須である"ことなどを骨子とした48頁の小冊子からなるマニュアル"Cardiopulmonary Resuscitation"にまとめ，世界麻酔連合（World Federation of Societies of Anesthesiologists：WFSA）において報告した[2]。報告は世界15ヵ国以上の言語に翻訳され，25万部がたちどころに売れ広く浸透した。ちなみに，このマニュアルにおいて，今日ではおなじみのCPRの重要因子であるA（Airway：気道確保），B（Breathing：人工呼吸），C（Circulation：心マッサージ），D（Drugs：薬物投与），E（ECG：心電図モニター），F（Fibrillation：除細動），G（Gauze：原因療法），H（Hypothermia：低体温療法）の有名な8項目が登場した。

　これを契機に，以後の蘇生科学はめまぐるしく進歩し，急速に積み重ねられた世界中

の臨床医，研究者による多くのエビデンスを集約，分析，再評価し，世界共通のガイドラインを作成しようといううねりにつながっていく。

初の世界標準としてのガイドライン2000作成への軌跡

　心肺蘇生法普及の重要性を一貫して認識していたのが米国心臓協会（American Heart Association：AHA）であり，すでに1974年にJAMA誌上で"CPR Standards"を発表していた[3]。AHAはその後6年ごとに更新することとし，1980年，1986年の2回は"Standards and Guidelines"として発表した[4)5)]が，1992年には，"これ以外は間違いです"というニュアンスの強い"Standard"の表現をあえて避け，"現時点のエビデンスに基づくCPR法の標準を示します"という意味合いの"Guidelines"に変更された[6]。
　この変遷の中で強調されてきた重要な視点として，"心肺蘇生が目標とするendpointは？"がある。この答えは1988年にPeter Safar教授が唱えた"Cardiopulmonary Cerebral Resuscitation"に集約されている。このなかで，Peter Safar教授は"心肺蘇生の究極の目標たるendpointはあくまで社会復帰である"ことを唱え，脳の不可逆性障害を防ぐための過換気で脳血管が収縮して脳浮腫が減少できること，脳代謝抑制のためバルビツレート持続点滴，低体温療法などを提唱した。これは周知のように，今日に通じる共通言語となっている。
　ときを同じくして，ヨーロッパ蘇生協議会（European Resuscitation Council：ERC）を中心にCPRに関心のある世界の団体が集まって発足させた国際蘇生連絡協議会（International Liaison Committee on Resuscitation：ILCOR）の第1回会議が1992年英国ブライトンで行われた。その会議にはERCはむろんのこと，AHA，HFSC（カナダ心臓・脳卒中財団），ARC（オーストラリア蘇生協議会），SAR（南アフリカ蘇生協議会）も参加しており，ERC中心のヨーロッパ圏のみ，もしくはAHA中心の北米圏のみというのではなく，心肺蘇生に関する基礎・臨床研究のエビデンス集積をもっと広い視野で行い，世界標準のCPRコンセンサスを目指そうとの気運が高まった。このため，1992年から6年目の1998年が3回目の改訂の年になるはずであったが，1998年の改訂を2年延ばして2000年にガイドライン2000として出版することにした。世界標準の心肺蘇生に関するコンセンサス作成に大きく動いた年であった。
　この世界の流れのなか，ついにAHAとILCORの合意のもとに2000年ガイドラインはILCORとAHAとの共同編集で出版され，"Guidelines 2000 for Cardiopulmonary Resuscitation and Emergency Cardiovascular Care：International Consensus on Science"と変わりCirculation誌のsupplement号に発表された[7]。

ガイドライン2000について

　上に述べたように，心肺蘇生法を科学的エビデンスに基づき，最初に世界的な標準指

針としたものとして，AHAの"ガイドライン2000"の意義は大きい。わが国でも，AHAの"ガイドライン2000"の日本語版が発行され，さらにこのガイドライン2000をもとにした心肺蘇生マニュアルも作成された。2000年以前のものとの主要な変更点は，循環のサインの確認（呼吸，咳，動き）を取り入れ，成人の心臓マッサージと人工呼吸の比がそれまでの5：1から15：2に定められたことである。8歳未満に対しては，5：1のままであった。心肺蘇生時の静脈路は末梢静脈に確保することが明記され，中心静脈確保をもって病院内で蘇生のプロフェッショナルとしての優位性を保っていた麻酔科医達の中には，少なからず寂しさを感じる者がいた。医学教育のプログラムにおいても，この"ガイドライン2000"が果たした役割は大きかった。2000年，AHAはこの"ガイドライン2000"に基づいた救急・蘇生教育のための標準化されたプログラムとCPR訓練コースをさっそく開発し，同プログラムによって，シミュレーション教育とoff jobトレーニングを推し進めた。わが国でもこのころから各地で熱心な医療関係者によりこのAHAのCPR訓練コース内容を心肺停止のみに簡略化したいわゆるnon-AHAコースが，草の根的に行われるようになった。長きにわたって，蘇生のプロと自任してきた麻酔科医も，心肺蘇生の標準化をコンセプトにしたこの教育プログラムのすばらしさに驚嘆するとともに，循環器内科医，救急医など他領域の医師のみならず看護師，救急救命士，薬剤師といった広範な医療従事者とともにエビデンスに基づくCPR教育に積極的に参画していった。

2002年1月18日には，日本麻酔科学会，日本循環器学会，日本救急医学会，日本ACLS協会，総務省消防庁など10近い学術団体で構成される日本蘇生協議会（Japan Resuscitation Council：JRC）が当時の帝京大学医学部麻酔学教室名誉教授・岡田和夫氏を会長として発足した。集学的な知恵と経験を結集し，日本からのCPR関連エビデンスを発信し，国内での標準化された心肺蘇生教育を推し進めるためであり，この目的のためILCORへの参加を果たすべく，適切な道を模索した。

一方，これも，早い時期から草の根的心肺蘇生教育を展開し，AHAとも契約，日本で最初のinternational training center（ITC）となっていたのが日本ACLS協会であった。このような状況の中，JRCはAHAコースの全国展開を目指し，2003年夏，日本麻酔科学会，日本ACLS協会，日本循環器学会を含む参加団体から計10名の代表を選び，将来日本国内でAHAのコースを展開するための核となるファカルティーとするため米国に派遣した。日本麻酔科学会からは福島県立医科大学・田勢長一郎氏と九州大学・漢那郁夫氏が派遣された。この後，草の根的に全国でCPR訓練コースを行っていたグループを中心に各地にトレーニングサイトが順次開設され，全国にAHAのbasic life support（BLS）ヘルスケアプロバイダーコース，advanced cardiac life support（ACLS）プロバイダーコースが展開していった。この各地のトレーニングサイトにおいても，多くの麻酔科医がその地域において指導的立場となっていった。日本麻酔科学会においても，会員に広く啓発させていく目的で，2004年にACLS協会の学会サイトとして"日本麻酔科学会サイト"が開設され，麻酔科学会会員にAHAコースの受講機会を提供している。

一方，従来からのCPR訓練コースのうち，心停止から最初の10分間の処置に重点を置いたコースも全国各地で開催されていたが，このCPR訓練コースも2005年くらいまでは"ACLSコース"と呼ばれていた。しかし，AHAのACLSプロバイダーコースと混同しや

すいという理由で，現在ではimmediate cardiac life support（ICLS）コースと呼ばれ，日本救急医学会の認定コースとして行われている。いわゆるACLSとはAHAのACLSプロバイダーコースを意味するので，一次救急のBLSに対応する二次救急としてはadvance life support（ALS）の語を使用するべきである。

ガイドライン2005について

　当然のことであるが，"ガイドライン2005"は単に"ガイドライン2000"の5年後のガイドラインというだけではない。その理由を述べるためには，まず"心肺蘇生にかかわる科学的合意と治療勧告"（consensus on ECC and CPR science with treatment recommendations：CoSTR）[8]について述べなくてはならない。CoSTR作成のために，ILCORが中心となって，2002年から3年間の作業日程で，主に2000年以降の新しい論文が収集された。400以上のトピックについて，それぞれ複数の担当者により数百の文献から科学的に信頼度の高いものが選出され，最終のコンセンサス会議が2005年1月にダラスで開催された。ここで，scientific recommendationが作成され，358名の委員で科学性と妥当性について一言一句吟味修正され，最終的にタスクフォースで確定され，2005年11月，Circulation誌とResuscitation誌でconsensus on ECC and CPR science with treatment recommendations（CoSTR）として発表された。このコンセンサスは，これをもとに各国がガイドラインを作成するための基礎資料となるものなので，具体的に詳細な治療手順を示してはいない。AHAがILCORのメンバーの多くを占めていたので，このコンセンサスにおいてもAHAの果たした役割は大きかった。このコンセンサスをもとに，米国ではAHAの"ガイドライン2005"が作成され[9]，ヨーロッパではERCの"ガイドライン2005"が作成された[10]。CoSTRとAHAの"ガイドライン2005"およびERCの"ガイドライン2005"をもとに，2006年，日本救急医療財団は日本語版救急蘇生ガイドラインを翻訳出版した[11]。CoSTRという大きな道を外れなければ，細部は各国の事情に合わせて変更可能なので，おのおののガイドラインでさまざまな相違点が見られる。たとえば，日本のガイドラインでは脈拍と呼吸を同時に確認するが，AHAのガイドラインでは別々に確認する。日本のガイドラインを取り入れた日本救急学会認定のICLSコースとAHAのコースで，指導内容に相違が生じ，ときに受講生が混乱することもあった。"脈拍の確認と呼吸の確認。同時にするのと別々にするのは，どちらが正しいのですか？"という質問がなされるが，この質問の正しい答えは，"CoSTRから外れていないので，どちらも正しい"というわけである。ILCORは，なぜ2005年からガイドラインを直接作らず，CoSTRを作成する手段に変更したのであろうか？　それは，CoSTRという科学的なコンセンサスを作っておいて，あとは各国の設備や教育，国民性などを考慮してガイドラインを作成するほうが，その国の事情に合ったものになるからである。たとえば米国のパラメディックは，日本の救急救命士よりも多くの医療行為が許されている。両者の活動のよりどころとなるガイドラインは，おのずと違ったものになるはずである。CoSTRをもとに各国でガイドラインを作成するこの手法は"ガイドライン2010"でも取り入れられている。

2000年と2005年のガイドラインの主な変更点

　強調されたcritical conceptは絶え間ない胸骨圧迫（心臓マッサージ）をということに尽きる。"心臓マッサージ"という言葉は，まさに心臓を揉むというイメージを与えるおそれがあり，さらに心臓がある胸の左側を圧迫しかねないという理由から，徐々に使用されなくなった。

　critical conceptの要点は，
- push hard, push fast：毎分100回の胸骨圧迫を強く速く。
- allow full recoil after each compression：胸骨圧迫後は毎回完全に再膨張させる。
- minimize interruptions in chest compression：胸骨圧迫の中断を最小限にする。
- avoid hyperventilation：過剰な人工呼吸の害が強調された。

である。

　特に毎分100回の胸骨圧迫を"強く速く"は，胸骨圧迫と冠動脈灌流圧の関係，およびガイドライン2000において救助者は人工呼吸などのために胸骨圧迫を中断している時間が非常に長いとの報告からも何度も繰り返し強調されている（図1，図2）。これらのことから，実際には以下のような具体的変更がなされた。

①呼吸の確認は10秒以内で行う。
②人工呼吸を行う前の深呼吸は不要。
③一人法CPR時の胸骨圧迫と人工呼吸の比率が30：2に統一された（新生児は除く）。小児，乳児の二人法の場合のみ15：2とする。一般市民が行うBLSで胸骨圧迫と人工呼吸の比が，人数や年齢に関係なく30：2に統一，簡略化された。
④人工呼吸は1秒間かけて（over 1 second）胸部が上がる程度。過換気は胸腔内圧の上昇，静脈還流と冠動脈灌流圧の減少を招くので，これを厳密に避けることが推奨された。
⑤人工呼吸後の循環のサイン（呼吸，咳，動き）の確認はしない。
⑥心室細動に対しての除細動はbiphasicショック器を推奨し，除細動は1回のみとし直後は，ガイドライン2000で勧められていた心電図や脈のチェックをすることなくCPRを2分間行ってからリズム，脈チェックとした。これも，除細動直後の心臓はたとえ除細動できていてもすぐには血流を生み出していないという多くの報告に基づいている。
⑦2003年のILCOR勧告にある小児（1〜8歳）での自動体外式除細動器（automated external defibrillator：AED）の使用が容認された。
⑧救助者が1人で，小児や乳児の意識がない場合，119番通報のためにその場を離れる前に胸骨圧迫と人工呼吸を5サイクル（約2分間）行う。

　また，ガイドライン2000では，BLSに引き続く高度な救急蘇生とされたACLSはガイドライン2005においてはBLSとの境目がなくなり，BLSとACLSの統合が強調された。気管挿管などの2次気道確保，点滴確保，輸液開始，アドレナリン投与などをいつするかといういわゆるprimary ABCD，secondary ABCDが，流れの中でいわばどこで行ってもよいという感覚となり，ACLSはむしろ，ガイドライン2000で強調された心停止の予防という"不整脈，脳卒中，急性冠症候群"に比重が移ってきたと思われる。未熟な医療従

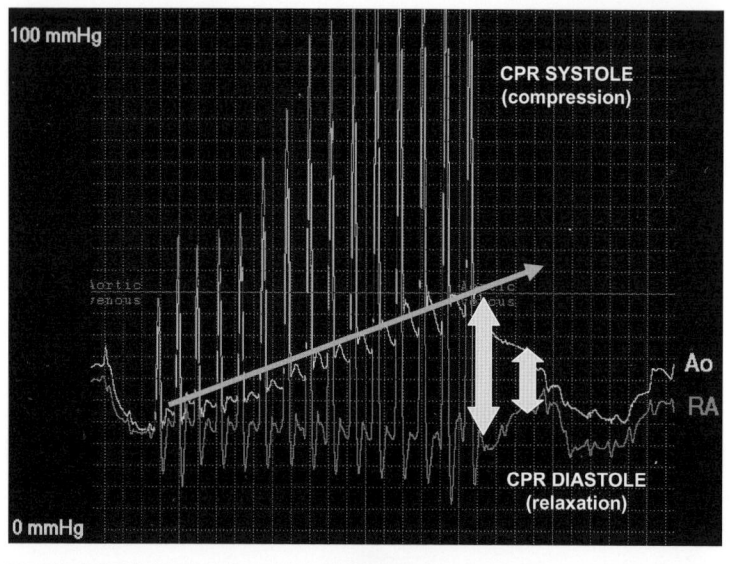

図1

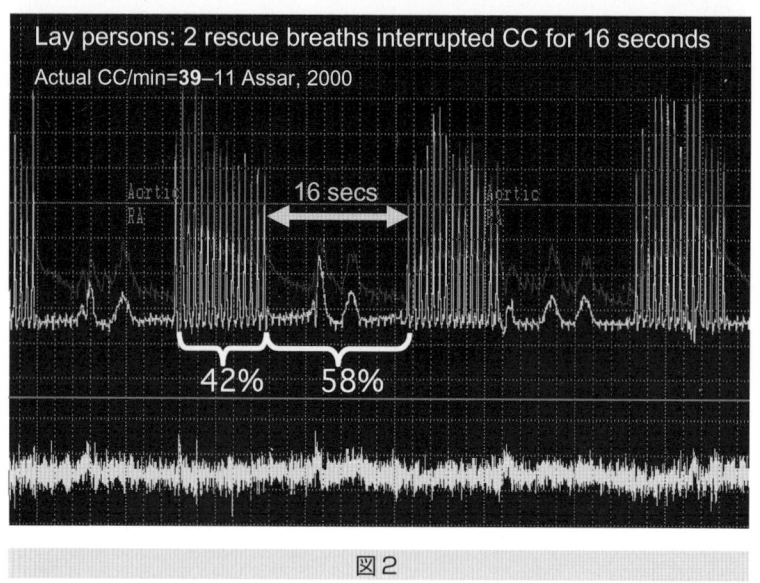

図2

事者による気管挿管チューブの誤挿入が多いことから，熟練した医療従事者による気管挿管以外は推奨されなくなった。気管挿管の位置づけは，ラリンジアルマスクおよびコンビチューブを用いた高度な気道確保と同列とされ，CPR時における重要性は低下した。薬剤の気管内投与の推奨度も，静脈内投与と骨髄内投与の次とされた。このことは，熟練した麻酔科医による気管挿管は依然としてCPRに欠かせない技術であるが，気管挿管という技術のみでは，CPRのプロフェッショナルとはなりえないことを示していた。チームでのCPRが強調され，麻酔科医は気管挿管や静脈路確保といった単一の技術で

CPRに参加するのではなく，質の高いCPRを行う蘇生チームのリーダーとしての役割を求められるようになった。

CoSTR 2010 について

　この著書が最終執筆されている2011年2月は，CoSTR 2010とそれに基づくAHAやERCのガイドライン2010が2010年10月にすでに発表され[12)13)]，日本版のガイドライン2010もドラフト版がウェブ上で発表され，出版までもあとわずかというときである。CoSTR 2010とガイドライン2010の内容そのものについては別章に譲り，ここではCoSTR 2010の制作過程について述べる。前述のとおり，日本は2002年からILCOR会議にオブザーバーとして参加しており，2006年には日本が議長国を務めるアジア蘇生協議会（Resuscitation Council of Asia：RCA）は，正式にILCOR会議のメンバーとなった。アジアという地域単位でメンバーとなったのは，ILCORが単独国家単位での参加を認めず，地域単位での参加を求めているからである。ILCORの正式メンバーになったことから，今後日本はCoSTR作成において重要な役割を果たしていくことになる。ILCOR会議は2007年から1年に2度開催された。そのロードマップを示す（図3）。筆者らは，2008年のNew OrleansからILCOR会議に参加した。2009年大阪でILCOR会議とそれに引き続くresuscitation symposium（ReSS）が開催されたことは，日本の蘇生科学の歴史において最も大きな出来事のひとつであった。大阪のILCOR会議のagendaを示す（表1）。ご覧のとおり朝から夕方まで隙間なく予定が組まれ，議論が伯仲しているときは，昼食を取りながらなどということもあった。ILCOR会議参加者にはAHAのウェブサイトに利益相反（conflict of interest：COI）を登録し，医療機器メーカーや製薬会社などとのかかわりを明確にすることが求められた。会議中のプレゼンテーションや質問を行うときには，登録後に与えられるCOIナンバーを述べてからでないと発言は認められない。このようにCOIが明確にされるのは，CoSTRが今後の治療に使用される機器や薬品に与える影響が甚大であるからで，発表されるCoSTRにもCOIは明記される。

　CoSTR作成において最も重要な作業はworksheetの作成である（サンプル：表2）。このサンプルのauthorとなっているPeter Morley氏は，すべてのworksheetを評価する最高責任者（evidence evaluation expert：EEE）である。このworksheet方式は，CoSTR 2005でも採用されていたが2010では大きく改善されている。作成されたworksheetは，2010年2月の最終CoSTR会議から2010年10月にCoSTR 2010が正式に発表されるまでの期間は，著作権上供覧が制限されていたが，現在すべてのworksheetがAHAのホームページ上で公開されており，ウェブ上で閲覧できる。その作成過程に興味のある読者は，ぜひこのworksheetをじっくり見ていただきたい。

　CoSTR 2010で作成されるworksheetは，CoSTR 2005で議論する余地が残った問題などを含め膨大な数に上った。CoSTR 2010から新たに，CPR教育や訓練に関して検討するEducation, Implementation and teams（EIT）がBLSやALSなどと同等に取り上げられたことも新しい分野といえる。

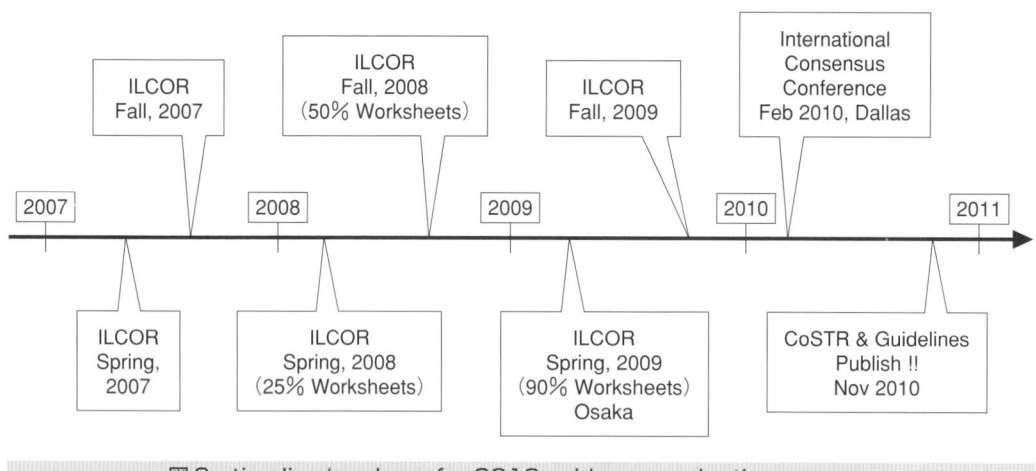

図3　timeline/roadmap for 2010 evidence evaluation process

1つのworksheetには1つのclinical questionがあり，このclinical questionは以下のPICO方式で記述されている．

P＝Patient/Population：検討される対象集団である．表2のサンプルでは"patients after cardiac arrest"と大きな集団となっているが，小さな集団に限定される場合もある．傷病者や患者ばかりでなく，"CPRを行う者"などや"CPRを行う者の意志"なども対象となる．

I＝Intervention：Patient/Populationに対して，どのような治療や行為が行われたかを示す．それは最新のものであれ，以前からあるものであれ，その推奨度が未確定な治療や行為である．

C＝Comparison：比較の対象は，上記のinterventionが行われなかった場合，または従来の治療や行為である．

O＝Outcome：自己心拍再開（return of spontaneous circulation：ROSC），生存退院，長期的神経学的予後などが検討される．マネキンなどを用いた研究では知識や技術の習得度が検討される．

worksheet authorはこのclinical questionを解決するためのポジティブな仮説を立て，このclinical questionと仮説について文献検索によるメタアナリシスを行っていく．文献検索に用いられた語句や手順がsearch strategyに示されている．この文献検索は，MedlineやCochrane Libraryなどを使用して得られた文献をAHAが用意したEndNote databaseに加えていく方法で行う．worksheetが完成されるまでに，新たに重要な論文が発表される可能性があるので，この検索作業を何度も行う必要がある．検索された論文ひとつひとつについて，以下の作業を行い，その結果を評価表にまとめる（表3）．まず，その論文が仮説を支持する（supporting），中立（neutral），反対する（opposing）ものであるかを決定する．次にその論文のエビデンスレベル（level of evidence：LOE）を決定する（表4）．さらにその研究の質（quality of study：QOS）をgood，fair，poorに分類する．QOSの評価方法はLOEごとに決められていて，たとえばLOE 1の研究でgoodに評価

I. 心肺蘇生法の歴史とガイドライン2010

表1　Osaka agenda-at-a-glance, March 2009 Grand Cube Osaka International Convention Center		
Monday 16 March 2009	Tuesday 17 March 2009	Wednesday 18 March 2009
	0630-0720 TFCC, Steering Committee, Council Chairs and Staff Working Breakfast (*Room：1202 12F*) 0630-0720 Breakfast (for all others) (*Room：Foyer of Conference Hall 12F*) 0730-0830 Plenary Session I (*Room：Conference Hall 12F*) 0830-1140 Task Force Breakouts (All Webinars begin at 0900 sharp-see spread sheet for details) ACS (*Room：801*) ALS (*Room：Conference Hall 12F*) BLS (*Room：1202*) EIT (*Room：1101*) Peds (*Room：802*) NRP (*Room：1102*) 1140-1230 Lunch Slightly variable for each TF-check spread sheet (*Room：Foyer of Conference Hall 12F*) 1300-1840 Task Force Breakouts (Slightly variable Webinar start and ending times for each TF-check spreadsheet) ACS (*Room：801*) ALS (*Room：Conference Hall 12F*) BLS (*Room：1202*) EIT (*Room：1101*) Peds (*Room：802*) NRP (*Room：1102*) *TF ending times variable-check spread sheet* 1900-2200 ILCOR Dinner (*Room：Banquet Room, Sanraku, 2nd Floor, Rihga Royal Hotel*)	0630-0720 TFCC, Steering Committee, Council Chairs and Staff Working Breakfast (*Room：1202 12F*) 0630-0730 Breakfast (for all others) (*Room：Foyer of Conference Hall 12F*) 0730-0830 Plenary Session II (*Room：Conference Hall 12F*) Controversial and Overlap Topics 0830-1140 Task Force Breakouts (All Webinars begin at 0900 sharp-see spread sheet for details) ACS (*Room：801*) ALS (*Room：Conference Hall 12F*) BLS (*Room：1202*) EIT (*Room：1101*) Peds (*Room：802*) NRP (*Room：1102*) 1140-1230 Lunch Slightly variable for each TF-check spread sheet (*Room：Foyer of Conference Hall 12F*) 1300-1430 Task Force Breakouts (Slightly variable Webinar start and ending times for each TF-check spreadsheet) ACS (*Room：801*) ALS (*Room：Conference Hall 12F*) BLS (*Room：1202*) EIT (*Room：1101*) Peds (*Room：802*) NRP (*Room：1102*) 1500-1630 Plenary Session III (TF report out to whole group) (*Room：Conference Hall 12F*) 1630 Adjourn
1600-1700 Task Force Co Chair and Note taker Webinar Orientation (*Room 1202 12F*) 1730-2130 ILCOR Business Meeting (ILCOR Delegates Only) (*Room：1202 12F*)		

Cube floor plan：http://www.gco.co.jp/english/fg/floorguide.html

11

表2 worksheet for evidence-based review of science for emergency cardiac care

Worksheet author (s)

Peter Morley, Jerry Nolan   Date submitted for review : 4 April 2006

Clinical question.

Does the use of induced hypothermia (I) improve survival (O) in patients after cardiac arrest (P) ?
Is this question addressing an intervention/therapy, prognosis or diagnosis ? : Intervention/therapy.
State if this is a proposed new topic or revision of existing worksheet : Revision

Search strategy (including electronic databases searched).

PubMed "heart arrest" or "cardiopulmonary resuscitation" as MESH (headings) AND "Hypothermia" textword in abstract.
EMBASE search using text words (all fields) hypothermia AND (cardiac arrest OR resuscitation)
AHA EndNote Master library, Cochrane database for systematic reviews, Central Register of Controlled Trials, Review of references from articles. Forward search using SCOPUS and Google scholar.

・State inclusion and exclusion criteria
The following studies were excluded : Not true cardiac arrest models (eg. exsanguinations, great vessel occlusion [x], carotid artery occlusion [y]), pre-arrest [z] or during arrest cooling [a], resuscitation with cardiopulmonary bypass instead of CPR [b], reports of single cases.

・Number of articles/sources meeting criteria for further review :
28 studies met criteria for further review. Of these 5 were LOE 1 (RCTs), two LOE 2 (non-randomised, concurrent controls), two LOE 3 (retrospective controls), eight LOE 4 (no controls), and eleven LOE 5 (not directly related ; all animal studies).

されるためには,以下の7項目のうちのほとんどすべてが満たされていなければならない.

- Was the assignment of patients to treatment randomized?
- Was the randomization list concealed?
- Were all patients who entered the trial accounted for at its conclusion?
- Were the patients analyzed in the groups to which they were randomized?
- Were patients and clinicians "blinded" to which treatment was being received?
- Aside from the experimental treatment, were the groups treated equally?
- Were the groups similar at the start of the trial?

最後にその研究が評価する予後がROSCなのか生存退院なのか,あるいは長期的神経学的予後なのかを記載する.supporting studyで表の左上,つまり高いLOEとよいQOSを持つ研究があり,評価する予後が長期的神経学的予後であれば,その仮説は強く推奨されることになる.後進の方々には,ぜひLOE,QOSおよび評価する予後などを意識しながら研究のプログラムを組んでいただきたい.2人以上のworksheet authorが1つのworksheetを担当する.ILCOR会議では,複数のworksheet authorによって別々に作られ

表3 evidence supporting clinical question

Evidence supporting clinical question

Good	Hypothermia After Cardiac Arrest Study Group, 2002 CD*				*Hicks, 2000 DE*
Fair					*Agnew, 2003 DE* *D'Cruz, 2002 E* *Horn, 1991 E*
Poor	Hachimi-Idrissi, 2001 (1) E *Tiainen, 2003 E**	Bernard, 2002 CD	Bernard, 1997 D	Bernard, 2003 E Williams, 1958 D	
	1	2	3	4	5

Level of evidence

Evidence neutral to clinical question

Good					*Hachimi-Idrissi, 2001 (2) DE* *Katz, 2004 (1) E* *Sterz, 1991 E*
Fair	*Zeiner, 2004 E* Callaway, 2002 E		Yanagawa, 1998 CDE		*Katz, 2004 (2) E* Mullan, 1961 B Wolfe, 1960 B *Xiao, 1998 E*
Poor		Benson, 1959 C		Al-Senani, 2004 CD Felberg, 2001 Nagao, 2000 Sanada, 1998 Silfvast, 2003 Zeiner, 2000	
	1	2	3	4	5

Level of evidence

Evidence opposing clinical question

Good					
Fair			Yanagawa, 1998 E		
Poor					
	1	2	3	4	5

Level of evidence

A : Return of spontaneous circulation, B : Survival of event, C : Survival to hospital discharge, D : Intact neurological survival, E : Other endpoint, *Italics* : *Animal studies*

表4 C2010 levels of evidence for studies of therapeutic interventions

LOE 1 : Randomised controlled trials (or meta-analyses of RCTs)
LOE 2 : Studies using concurrent controls without true randomisation (eg. "pseudo"-randomised)
LOE 3 : Studies using retrospective controls
LOE 4 : Studies without a control group (eg. case series)
LOE 5 : Studies not directly related to the specific patient/population (eg. different patient/population, animal models, mechanical models etc.)

表5 treatment recommendations

Benefit >>> Risk Procedure/Treatment should be performed/administered.	Benefit >> Risk IT IS REASONABLE to perform procedure or administer treatment.	Benefit ≥ Risk Procedure/Treatment MAY BE CONSIDERED.	Risk ≥ Benefit Procedure/treatment should NOT be performed/administered SINCE IT IS NOT HELPFUL AND MAY BE HARMFUL.

Suggested phrases you may want to use :

| ...should...
 ...is recommended...
 ...is indicated...
 ...is useful/effective/beneficial... | ...is reasonable...
 ...can be useful/effective/beneficial...
 ...is probably indicated... | ...may/might be considered useful...
 ...may/might be reasonable...
 ...usefulness/effectiveness is not well established... | ...is not recommended...
 ...is not indicated...
 ...should not...
 ...is not useful/effective/beneficial...
 ...may be harmful... |

　たworksheetと評価表を，worksheet authorが所属するグループ全員で討論して1つのworksheetとして完成させる。完成したworksheetで最も重要なものは最後のtreatment recommendationであり，これこそがCoSTR 2010のコンセンサスを構成する。強いエビデンスを持ち強く推奨される事柄には，"should""is recommended"が用いられ，エビデンスが弱くなるにつれて"is reasonable""might"などと推奨度が低くなる（表5）。現時点ではエビデンスが得られなかったworksheetも存在するが，これらはこれから先のCoSTRで引き続き検討される。

　以上，CoSTR 2010作成の仮定について述べたが，以下にCoSTR 2010や各国のガイドラインで話題となっているトピックスや新たに採用されたコンセンサスについて紹介する。AHAのガイドライン2010および日本版ガイドライン2010においての最も大きな変更点は，反応と呼吸・脈の確認の後，2回の人工呼吸を行わずに，ただちに胸骨圧迫を開始

することである．30回の胸骨圧迫後，可能であれば2回の人工呼吸を行う．これは人工呼吸によってCPRを躊躇したり，開始が遅れたりするのを避けるためには，胸骨圧迫からCPRを開始することが合理的であるからで，30回の胸骨圧迫後も，救助者が人工呼吸を行うことができない場合は，胸骨圧迫のみを続けることが許される．ただ，胸骨圧迫から始めることに強いエビデンスがあるわけではなく，CoSTR 2010では胸骨圧迫と人工呼吸のどちらから始めてもよいとしている．CoSTR 2010作成にあたり，ILCOR会議に参加した研究者，特に日本人の関心は"胸骨圧迫のみのCPR（chest compression only CPR：CCCPR）"に集まった．著者らが担当したclinical questionもまさにCCCPRに関するものであった．2007年の長尾らのSOS-KANTO[14]およびIwamiら[15]の一般市民が行うCCCPRに関する論文は，わが国から発せられたエビデンスとして衝撃的であった．一般市民が行ったCCCPRと従来の人工呼吸を用いたCPRを比較すると，特に心停止から時間が経っていない場合には，両群間の予後に有意差がないことを示された．これらに呼応するようにAHAは2008年に"hands only CPR"という蘇生法を提唱した．これは，目の前で意識を失った成人に対しては，救急コール（119番通報とAED要請）と胸骨圧迫のみを行うという非常に簡略化された蘇生法であった．しかし，ガイドラインを改定するほどの強いエビデンスがなかったため，AHAはこれをガイドラインの改定とはせず，一種のキャンペーンとして推奨した．CoSTR 2010および日本版ガイドライン2010において，CCCPRの位置づけは以下のとおりである．どのような場合においても，CCCPRを行うほうがまったくCPRを行わないよりは転帰が良い．CCCPRのほうが人工呼吸を行うCPRよりも，転帰が良いか同等な場合がある．人工呼吸を行うCPRのほうがCCCPRより転帰が良いのは，小児や非心原性の心停止の場合や蘇生時間が長くなった場合などである．

　CoSTR 2005でも心肺停止後の脳症について検討されたが，評価された予後はどちらかといえばROSCに重点が置かれた．しかし，CoSTR 2010では心停止後の脳症を含めた症候群に対してさらに詳細に検討され，予後評価はROSCから一歩進んで蘇生後の長期的神経学的予後が良好（CPS 1）なことに重点が置かれている．心停止後の脳機能を保護するために，脳低温療法や経皮的心肺補助（percutaneous cardiopulmonary support：PCPS）が注目されている．脳低温療法の詳細は第Ⅶ章に譲るが，心拍再開後の昏睡状態に対する脳低温療法はガイドライン2005でもすでにクラスⅡa〔院外初回心電図が心室細動/心室頻拍（VF/VT）〕もしくはクラスⅡb（院外初回心電図が非VF/VTまたは院内心停止）であった．CoSTR 2010ではさらに脳低体温療法の方法や予後評価が詳細に検討されている．脳低体温療法の方法では咽頭冷却法[16]の開発やPCPSが注目されている．ガイドライン2005では，血流停止時間が短く原因が除去可能な院内心停止に対して，PCPSはクラスⅡbであった．しかし，病医院内外・自己心拍再開の有無を問わず，早期にPCPSを施行し，同時に低体温療法を導入する方法に対する研究[16]がわが国から報告されている．ROSCを果たしてから脳保護を考えるのではなく，ROSC前から脳保護を目的とした治療を開始することが推奨される．CoSTR 2010で重要視されたこれら脳保護を含めた心停止後の厳密な集中治療は，日本版ガイドライン2010では救命の連鎖の4つ目の輪の中に加えられ，さらにAHAのガイドライン2010では5つ目の輪として加わるまでに強調されて

いる．胸骨圧迫のみの心肺蘇生やPCPS，低体温療法などは，これから次のガイドライン2015をにらみ，世界に向けて日本がリードしていく分野と考えられる．さらにその他の分野でも，日本から多くのエビデンスが発信されることが期待される．

日本麻酔科学会専門医認定試験受験に伴う"AHA-ACLS修了"必須化について

　冒頭からの記述にあるように，世界そしてわが国における救急蘇生科学，救急蘇生教育とその世界標準化の流れをくみ，日本麻酔科学会においても新規の麻酔科専門医認定試験受験に伴う"AHA-ACLS修了"必須化を2010年の受験者より施行した．最後に，この部分につき簡明に解説を加えておく．

　2004年から導入された新臨床研修医制度において"ACLSを行い，BLSを指導できること"という到達目標が掲げられており，麻酔科学会認定病院の麻酔科専門医は新臨床研修医に標準化されたBLS，ACLSを指導する重要な立場となっている．しかし，急速に進歩した麻酔技術や薬物，革新的モニターのおかげで術中の麻酔管理が極めて安全なものとなっており，逆に麻酔中の"心肺停止""心肺蘇生"という危機管理の生身の実体験がますます困難になっている．つまり，"心肺蘇生といえば麻酔科医"と自負してきたわれわれ麻酔科医の心肺蘇生教育の実力に大きな疑問符がついており，このことは麻酔科専門医試験における実技試験不合格者の多くが，正しい緊急時の標準的対応としてACLS，BLSが行えなかったという教育委員会の驚愕すべき報告からも明らかである．個々の麻酔科学会会員の，現在の主たる活動領域にかかわらず，"麻酔科専門医"としてのminimal requirementを担保できる現時点で最も実効性のある制度として麻酔科専門医へのAHA-ACLS修了が義務化された．受講要領は麻酔科学会ホームページを参照していただきたい．

■参考文献
1) 総務省報道資料．心肺機能停止傷病者の救命率の状況．平成21（2009）年1月22日．
2) Safar P. Cardiopulmonary resuscitation prepared for World Federation of Societies of Anesthesiologists. 1st ed. Stavanger：Laerdal；1968.
3) Standards for cardiopulmonary resuscitation（CPR）and emergency cardiac care（ECC）. JAMA 1974；227：833-68.
4) Standards and guidelines for cardiopulmonary resuscitation（CPR）and emergency cardiac care（ECC）. JAMA 1980；244：453-509.
5) Standards and guidelines for cardiopulmonary resuscitation（CPR）and emergency cardiac care（ECC）. National Academy of Sciences-National Research Council. JAMA 1986；255：2905-89.
6) American Heart Association. Guidelines for cardiopulmonary resuscitation and emergency cardiac care. JAMA 1992；268：2212-302.
7) American Heart Association in collaborations with International Liaison Committee on Resuscitation. Guidelines 2000 for cardiopulmonary resuscitation and emergency cardiovascu-

lar care. Circulation 2000；102 Suppl：Ⅰ1-Ⅰ384.
8) International Liaison Committee on Resuscitation：2005 International consensus on cardiopulmonary resuscitation and emergency cardiovascular care science with treatment recommendations. Resuscitation 2005；67：157-341.
9) 2005 American Heart Association Guidelines for cardiopulmonary resuscitation and emergency cardiovascular care. Circulation 2005；112：Ⅳ-1-Ⅳ-211.
10) Baskett P, Nolan JP, Handley A, et al. European Resuscitation Council Guidelines for resuscitation 2005. Resuscitation 2005；67（Suppl）：S181-9.
11) 日本蘇生協議会. AHA心肺蘇生と救急心血管治療のためのガイドライン2005. 東京：中山書店；2006.
12) American Heart Association. 2010 American Heart Association guidelines for cardiopulmonary resuscitation and emergency cardiovascular care science. Circulation 2010；122：S640.
13) European Resuscitation Council. European Resuscitation Council guidelines for resuscitation 2010. ERC guidelines writing group. Resuscitation. 2010；81：1219.
14) SOS-KANTO study group：Cardiopulmonary resuscitation by bystanders with chest compression only（SOS-KANTO）an observational study. Lancet 2007；369：92-6.
15) Iwami T, Kawamura T, Hiraide A, et al. Effectiveness of bystander-initiated cardiac-only resuscitation for patients with out-of-hospital cardiac arrest. Circulation 2007；25：2900-7.
16) Nagao K, Kikushima K, Watanabe K, et al. Emergency cardiopulmonary bypass in the treatment of patients with out-of-hospital cardiac arrest. Circulation 2006；114：Ⅱ-347.

（多田　恵一，石川　雅巳）

II

成人のBLSとACLS

心肺停止の概要

　アメリカ，カナダでは，突然の心肺停止（cardiopulmonary arrest：CPA）が多い。北アメリカの突然の心停止の年間発生率は，人口1,000人あたり約0.55人であり，年間30万人から40万人が突然死するとされている[1]。その原因の大半は，虚血性心疾患である。院外で突然死を発症した例の約40％に，初回の心リズム解析で心室細動（ventricular fibrillation：VF）が認められている[2,3]。一方で，日本の統計においては，正確な実態は不明ではあるが，年間の突然死は約3万人と推定されている[4]。しかし，米国とは異なり，その原因は虚血性心疾患だけでなく多彩である。日本のSOS-KANTOの多施設研究によると，院外心停止で目撃者のいた症例の中で，バイスタンダーCPRを試行された例の中では，初期心電図においてVF/心室頻拍（ventricular tachycardia：VT）である確率は32％であり，生存退院率も高かったと報告している[5]。

　心電図上VFになると，心臓が秩序のない速い脱分極と再分極を繰り返し，血液の拍出ができなくなる。突然の心停止でも，傷病者にVFが続いている間にバイスタンダーが迅速な胸骨圧迫と自動体外式除細動器（automated external defibrillator：AED）を使用し，除細動を行うことができれば，生存の可能性があるが，そのまま心静止に至れば，蘇生の可能性は低くなる[6]。

　一方で，薬物中毒，窒息，溺水，多くの小児心肺停止の場合などでは，呼吸のトラブルが心停止の原因であることが多く，人工呼吸が重要となる。

　高い生存率と良好な予後を得るために，質の高いCPRが重要となってくる。成人の一次救命処置（basic life support：BLS）とは，①心肺蘇生，②AED，③窒息に対する処置の3つが含まれる[7]。

　米国心臓協会（American Heart Association：AHA）は成人の突然死に対する最も有効な治療アプローチを救命の連鎖として提唱している（図1）。一刻を争う重要な行動を以下に示す[8]。

1. 心停止の即時の認識と救急対応
    システムへの迅速な出動要請
2. 胸骨圧迫に重点を置いた迅速なCPR

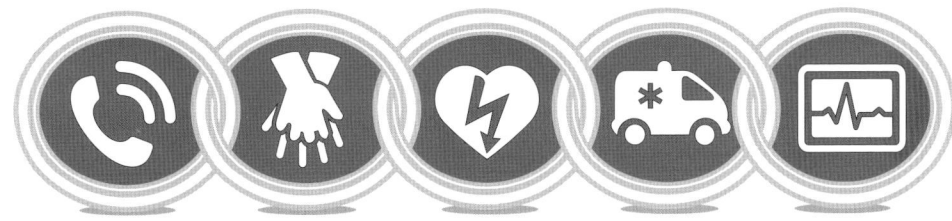

図1　AHAの救命の連鎖

〔American Heart Association."アメリカ心臓協会　心肺蘇生と救急心血管治療のためのガイドライン2010（2010 American Heart Association Guidelines of CPR and ECC）"のハイライト. Dallas：American Heart Association；2010. p.2より引用〕

3. 迅速な除細動
4. 効果的な二次救命処置
5. 心停止後ケアの統合

AHA CPRとECCのためのガイドライン2010では，蘇生後ケアと教育，実施，チームの2つの部分が新たに追加されている．5つめの鎖として心停止後ケアが新たに追加されたことにより，その重要性が強調されている．

一般の救助者でも，1〜3までは実施することが可能である．

成人へのBLS手順

ガイドライン2010ではBLSの手順を今までのA（airway：気道）-B（breathing：呼吸）-C（chest compression：胸骨圧迫）からC-A-Bへと変更した．

2回の換気ではなく，30回の胸骨圧迫からCPRを開始することにより転帰が改善するというエビデンスは現在のところはない．しかし，バイスタンダーが胸骨圧迫を行わなかった場合に比べて，行ったほうが生存率が高いことや，動物実験のデータで胸骨圧迫の遅れや中断が生存率を低下させることより，胸骨圧迫の遅れや中断は最低限にすべきであることが分かっている．今までのA-B-Cの手順では，気道の確保や，感染防護器具の準備，換気器具を組み立てたりしている間に，胸骨圧迫の開始が遅れることが多い．

心停止を発症するのは，成人がほとんどであり，またもっとも高い生存率を示すものは，目撃者のいる，初期リズムがVF/無脈性心室頻拍（pulseless ventricular tachycardia：pulseless VT）の心停止である．BLSの重要な要素は胸骨圧迫と迅速な除細動ということになる．手順をC-A-Bへ変更することにより，胸骨圧迫が早く開始されて，換気の遅れも最小限にすることができる．

成人のBLSのアルゴリズムを図2に示した．以下に解説する．

1 意識と呼吸の確認

救助者はその現場が安全であることを確認し，大丈夫ですかなどと声をかけたり，肩を叩いたりして意識の有無と胸の動きを短時間で確認する．意識がなく呼吸をしていなかったり，正常な呼吸でなく，喘ぎ様の呼吸であったりしたら，心肺停止の可能性が高いと判断しなければならない．

2 救急システムへの通報

救助者が一人で意識のない成人を発見した場合，または突然倒れた人を目撃した場合は，まず119番に通報し，AEDを取って来て傷病者の元に戻り，CPRとAEDの使用を行う．これは，成人が突然倒れた場合，心原性によるものが多く，除細動が必要だからである．しかし，溺水などの呼吸原性心停止を起こしていると考えられた場合，救助者は5

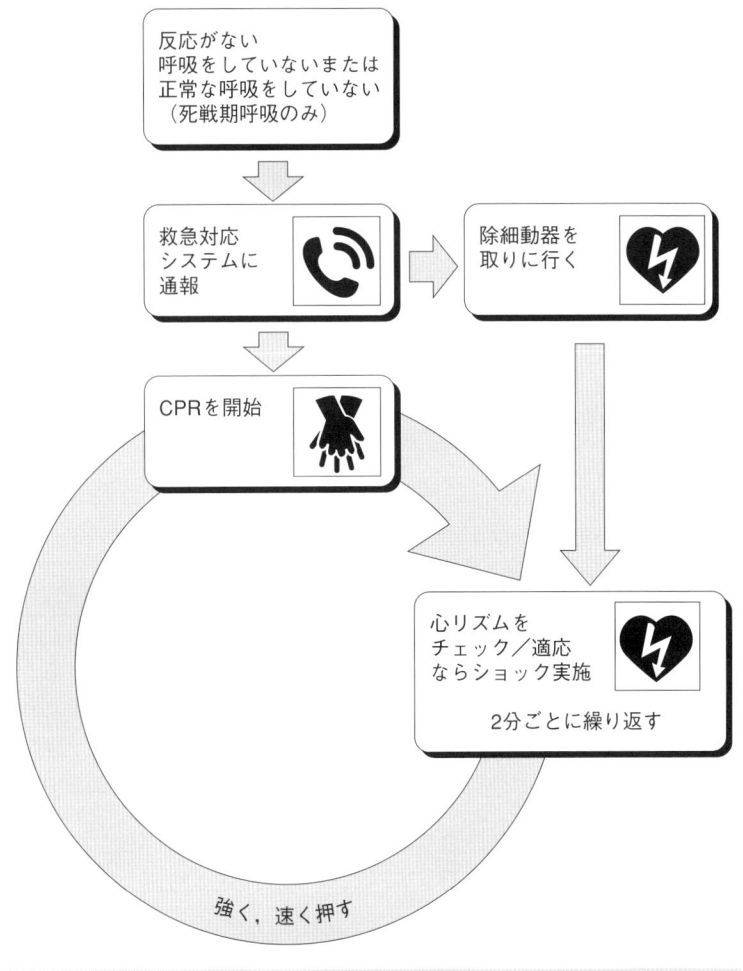

```
                                    反応がない
                                 呼吸をしていないまたは
                                  正常な呼吸をしていない
                                    （死戦期呼吸のみ）
                                         ↓
                          救急対応                    除細動器を
                          システムに      →            取りに行く
                          通報
                            ↓                            ↓
                          CPRを開始

                                                    心リズムを
                                                    チェック／適応
                                                    ならショック実施

                                                    2分ごとに繰り返す

                                    強く，速く押す
```

図2　成人のBLSアルゴリズム

〔American Heart Association. "アメリカ心臓協会　心肺蘇生と救急心血管治療のためのガイドライン2010（2010 American Heart Association Guidelines of CPR and ECC）"のハイライト. Dallas：American Heart Association；2010. p.3 より引用〕

サイクル，または2分間のCPRを施行後119番に通報する。

　救助者が2人以上の場合は，1人が119番通報しAEDを持ってくる。もう1人はCPRを開始する。

3　脈の確認

　一般救助者であっても，訓練を受けた救助者でも，脈があるか触知することは難しい[9)10)]。
　ガイドライン2000では，一般の救助者の場合，脈の触知は感度，特異度ともに低いため，息，咳，体動などの循環のサインを用いていた。医療従事者にとっても，脈拍の触知は時間がかかり，判断に迷うことが少なくない。しかし，息，咳，体動が循環の検出

に優れているというエビデンスも乏しく，ガイドライン2005では，医療従事者は5秒以上10秒以内で脈の確認を行うよう推奨していた。

ガイドライン2010でも，医療従事者は引き続き脈の確認に10秒以上かけてはならないが，脈がないか不明の場合，胸骨圧迫を始めるべきであるとされている。

これに対して一般救助者は脈の確認は行わず，突然倒れたことや，意識や呼吸がないこと（正常な呼吸ではないことも含む）のみで心停止と判断するようになった。

4 早期CPR，胸骨圧迫

胸骨圧迫は，力強く，リズミカルに胸骨の中央を押すことで，胸腔内圧の増加や直接心臓を圧迫することにより血流を生み出す。そして心筋や脳へと酸素供給を行う。

くしくも，2010年はKouwenhovenら[11]が心停止に対する閉胸式心圧迫法実施後の生存に関する論文を最初に公表してから50周年にあたる。

a．方法

傷病者の横に位置し，胸をはだけさせ，胸の中央で胸骨の下半分に片方の手の付け根を当て，その手にもう片方の手のひらを重ねて，腕を伸ばし両肩が手の真上にくる体勢をとる。1分間に少なくとも100回のテンポで，少なくとも5cm（2インチ）胸骨が沈み込む程度に，強く，遅くならないように圧迫する。圧迫と圧迫の間は胸骨が完全に元に戻るように注意する[12]。胸骨圧迫30回，人工呼吸2回の割合で継続する（図3）。

b．ガイドラインの変更点

ガイドライン2010は，ガイドライン2005に引き続いて胸骨圧迫の重要性を強調している。

圧迫がもたらす胸腔内圧の変化と心臓への直接の圧迫によって血流が生じるが，胸骨圧迫中の最大収縮期大動脈圧は60〜80mmHg程度で，拡張期圧は低く，平均動脈圧が40mmHgを超えることはあまりない[13]。しかし，その血流は少量ながらも脳，冠動脈に血流を与え，酸素を供給する。

ブタを用いた実験によると，胸骨圧迫を中断すると冠動脈灌流圧（coronary perfusion pressure：CPP）は低下し，中断回数が増えたり，中断時間が長引いたりするにつれて，CPPは低下することが分かっている[14]。CPPを高く保つことで，蘇生率と24時間後の生存率を上昇させる。

また，胸骨圧迫の中断が頻回であったり，長時間になったりすると，自己心拍再開率と生存率が低下し，生存例においても蘇生後の心筋機能が低下することが動物実験で報告されている[15]。

ヒトのデータで胸骨圧迫が1分間に80回よりも遅いと心拍再開率が低下するという報告がある[16]。また，院外の観察研究では，1分間に120回の速さの胸骨圧迫で生存率が改善したという報告もある[17]。ゆえに，ガイドライン2010では，胸骨圧迫を1分間に少なくとも100回行うことを推奨している。

II. 成人のBLSとACLS

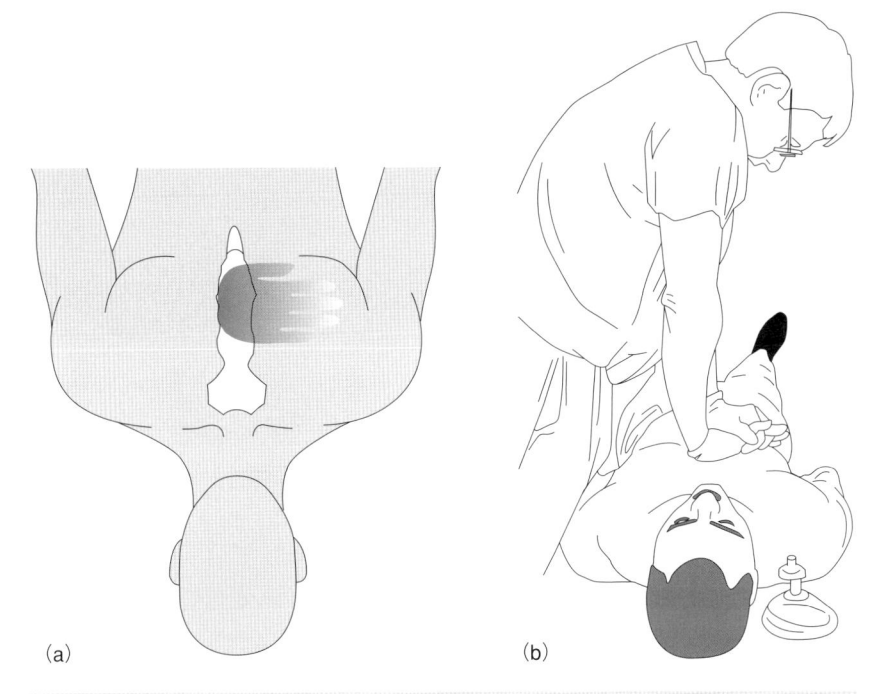

(a)　　　　　　　　　　　　(b)

図3　胸骨圧迫
(a) 胸の中央，胸骨下半分に両手を置く。(b) 胸骨圧迫中の救助者の体勢
(American Heart Association. BLS for healthcare providers/Student manual. Dallas：American Heart Association；2011. p.11 より改変引用)

　圧迫と圧迫の間には，胸郭が完全に戻らないと，胸腔内圧の上昇，CPPの減少，静脈灌流圧の低下をもたらす[18]。救助者の疲労がたまってくると，胸郭の戻りが悪くなるというデータもある。

　ガイドライン2010の強調点は，1分間に少なくとも100回の胸骨圧迫のテンポを継続すること，成人の胸骨を少なくとも2インチ（5cm）押すこと，胸郭が完全に戻るようにして，圧迫と解除の時間を同じくらいにすること，脈拍の確認，心リズム解析，人工呼吸などを行う際，胸骨圧迫の中断時間を最小限にすることである。胸骨圧迫中断時間は10秒以内にすることが推奨されている。

c. 胸骨圧迫，人工呼吸の比率

　胸骨圧迫と人工呼吸の比率は30対2が推奨されているが，これには明らかなエビデンスはない。動物実験により胸骨圧迫・換気比が30対2で自己心拍の再開率が高かったこと[19]，神経学的予後が良好であったものは100対2であったこと[20]，CPRの比──数学的モデルにおいては，50対2がベストであったこと[21] などから，専門家のコンセンサスに基づいて30対2の比率となった。ゆえにさらなる研究が必要である。

(a)　　　　　　　　　　　　　　　(b)

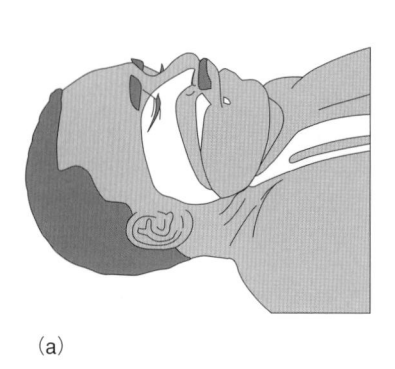

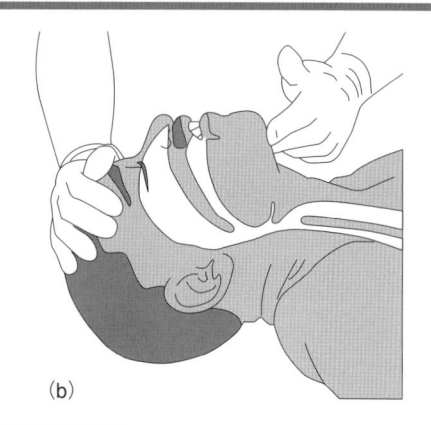

図4　頭部後屈-あご先挙上法
反応のない傷病者の気道閉塞が解除される
（a）舌による閉塞。反応のない傷病者では，舌が上気道を塞ぐことがある。
（b）頭部後屈-あご先挙上法で舌が持ち上がり，気道閉塞が解除される。
（American Heart Association. BLS for healthcare providers/Student manual. Dallas：American Heart Association；2011. p.12より改変引用）

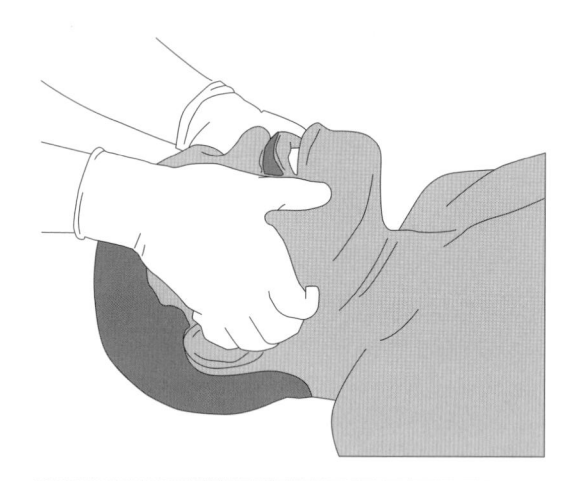

図5　下顎挙上法
頭部を後屈させずに下顎を引き上げる。これは，頸椎損傷が疑われる場合の気道確保法である。
（American Heart Association. BLS for healthcare providers/Student manual. Dallas：American Heart Association；2011. p.17より改変引用）

5 気道確保

　　ガイドライン2010への変更で，大きな点は，人工呼吸の前に胸骨圧迫を開始するところである（A-B-CからC-A-Bへの変更）。成人のBLSにおいて，優先順位が高いものは胸骨圧迫であり，人工呼吸は胸骨圧迫の中断を短くするように，素早く，確実に行う。
　　頭部後屈，あご先挙上法で気道を確保する（図4）。外傷による頸椎損傷が疑われる場合は，頸部を後屈させない下顎挙上法で気道を確保する（図5）。鈍的外傷，頭蓋顔面外

傷，Glasgow coma scale（GCS）で8点以下では，脊椎損傷のリスクは3倍に上昇する[22)23)]。外傷初期診療ガイドラインによると，脊椎損傷は外傷患者の約6％に発生し，鈍的頭部外傷全体の約2～5％，重症頭部外傷（GCS10点以下）の7.5～9％は頸椎頸髄損傷を伴う[24)]。頸椎は，用手的に頸椎を正中固定するstabilization maneuverを用いて保護する[25)]。下顎挙上法で気道確保ができない場合は，頸椎を保護するよりも，気道を開通させて，十分な換気を行うことが優先されるため，頭部後屈，あご先挙上法で行う。

　訓練を受けている市民救助者は，すべての症例で頭部後屈，あご先挙上法で行う。これは，下顎挙上法は市民救助者が覚えるには困難であり，またこの方法であっても脊髄に影響を及ぼすおそれもあり勧められないためである[26)]。

　胸骨圧迫のみのCPRを行う場合には，エビデンスはあまりないが，頸部を進展させ，受動的な換気をすることが勧められる。

6 人工呼吸

　ガイドライン2005で行われていた，見て，聞いて，感じる呼吸の確認は，ガイドライン2010のCPRの手順からは削除された。30回の胸骨圧迫を行ったのち，気道を確保して2回の人工呼吸を行う。CPRの手順は，C－B－Aの順番で，呼吸の確認は意識の確認の一部として手短に行われる。つまり，反応のない成人が呼吸をしていないか，喘ぎ様呼吸のみの場合はCPRを行う。

　胸骨圧迫の中断は蘇生率を低下させるため，最小限にとどめることが重要で，CPRを呼吸の確認とrescue breathingから開始するのでなく，胸骨圧迫から行うことで，胸骨圧迫の遅れを最小限にできる。

　突然の心停止直後の数分間には喘ぎ様呼吸が見られることがある。Bentleyら[27)]のデータでは，1,218例の目撃者のあった心停止において，喘ぎ様呼吸があった191例はその28.3％が生存し，なかったものに比べて有意に生存率が高かった。喘ぎ様呼吸がある場合は，心肺停止直後の可能性があり，蘇生率が高いといえる。バイスタンダーや救急司令室では喘ぎ様呼吸を認識し，すぐにCPRを開始させることが必要である。

　呼吸がない，または喘ぎ様呼吸であった場合は，胸骨圧迫を30回行ったあとで人工呼吸を行う。人工呼吸についての注意点はガイドライン2005と同様である。つまり1呼吸を1秒かけて，2回行い，胸の上がりが確認できるくらいの量で実施する。過換気に注意する。

　CPR中の心拍出量は，正常値のほぼ25～33％であり[13)]，酸素の取り込みと，二酸化炭素の排出も減少する。そのため，換気血流比を適正にするためには，分時換気量が正常より低くてよい[28)]。また，過剰な換気を行うことによって，胸腔内圧を上昇させ，心臓への静脈還流を減少させ，さらにはCPPを低下させ，それに伴って心拍出量も減少し，生存率を低下させるため有害である[29)]。

　麻酔下で気管挿管された患者では，1回換気量が8～10ml/kgで，酸素化と二酸化炭素値が適正となる。CPR中は前述のとおり，少ない換気量で酸素化と換気は維持される。ゆえに，CPR中の1回換気量は，6～7ml/kgで十分である。また，ガイドラインでは，

胸の上がりが確認できる程度が適正な換気量としている。

　高度な気道確保をしていない状態で，換気が強すぎたり，速すぎたりすると胃に空気が流入し，胃の膨満を引き起こす。食道内圧が下部食道括約筋の開口圧を超えると，人工呼吸によって空気が送り込まれるたびに胃は開口する。気道内圧の上昇と下部食道括約筋開口圧の低下[30]によって胃膨満のリスクは上昇する。胃膨満からの逆流によって，誤嚥，肺炎といった重篤な合併症を引き起こす。胃膨満を引き起こす原因には，吸気時間が長い，1回換気量が多い，高い最大吸入圧，気道確保不十分などがある。1回の吹き込みは1秒にすること，過度な吸気量を吹き込まないことが，胃膨満の予防になる。

　また輪状軟骨に圧力を加え，気管が後方に押されて，食道が頸椎に押し付けられるため胃の膨満を防ぐとされた輪状軟骨圧迫法（Sellick法）は，ガイドライン2010ではルーチンの使用は施行しないことになった。これはバッグマスク換気中の胃内容物の逆流と誤嚥のリスクは低下するが，換気が妨げられる可能性があり，無作為試験では，輪状軟骨圧迫法が高度な気道確保の挿入を遅らせたり，妨げたりする可能性が示唆されたためである。また輪状軟骨圧迫法を施行しても，ある程度は誤嚥が発生することが示されている[31]。また，マネキンを使用した研究では，救助者にこの方法の訓練をするのは困難であったとの報告もある。

a. 口対口人工呼吸

　口対口人工呼吸では，呼気には酸素が約17％，二酸化炭素が約4％含まれており，傷病者に酸素と換気を供給できる。口対口人工呼吸を行うには，傷病者の鼻をつまみ，覆うように口と口を密着させる。1秒かけて人工呼吸を2回行う。口を介して人工呼吸ができない場合は，口対鼻人工呼吸法が勧められる。気管切開口がある場合は，口対気管切開口人工呼吸を行う。気管切開口を円形小児用フェイスマスクで密封する方法もある。

b. 口対フェイスマスクによる人工呼吸

　フェイスマスクに一方向弁がついている簡単な器具であるが，これを使用することでCPRによる感染を防ぐことができるうえに，口対口よりも簡単に人工呼吸が施行できる。コンパクトな器具であるため，携帯も可能である。

　救助者が1人の場合は，救助者は患者の横に位置し，両手で患者の顔にマスクを密着させたまま，頭部後屈-あご先挙上法を用いて気道を確保する。1秒かけて呼気を吹き込む。吹き込む量は胸の上がりが確認できればよい。

c. バックバルブマスクによる換気

　バックバルブマスク（bag-valve-mask：BVM）は，フェイスマスクと自己膨張型の一方向弁付きバッグとを組み合わせた人工呼吸器具で，病院，救急車内などで汎用されている。リザーバーを付けて高流量の酸素を供給すれば，酸素濃度を100％に近くすることも可能である。

　救助者が1人でBVMを使用するときには，マスクを片手で保持し，患者の顔面に密着させる。中指，環指，小指の3本指で患者のあご先を挙上し，気道を確保して，母指と示

指でマスクを押さえて鼻と口を覆う。中指，環指，小指の3本指がアルファベットのEの形，母指と示指がCの形になるため，EC法と呼ばれている。EC法でマスクを密着させ，もう片方の手で1秒かけてバックを押し，胸郭が挙上するくらいの量で換気をする。

2人でBVMを使用すれば，もっと効率的に換気ができる。1人はマスクを保持する。両手でEC法でマスク保持を行い，もう1人はバッグを押し，2人で胸の上がりを確認する。

d. 高度な気道確保器具の挿入による換気

CPR中に，気管挿管のような高度な気道確保器具が挿入された場合は，胸骨圧迫：換気の比率を30：2にする必要はなく，胸骨圧迫は換気の間の中断なしで，1分間に少なくとも100回のペースで行う。換気は6から8秒に1回の割合（1分間に8から10回）のペースで行う。これは，気管挿管されているとBVM換気よりは確実に換気ができるため，過換気になるのを防ぐためである。

e. 受動的酸素投与（passive oxygen）

胸骨圧迫のみのCPRの場合，酸素化と換気をより改善させる方法が提案されている。CPR中に経口エアウェイを挿入し，マスクで換気を行う群と酸素投与のみを行う群（受動的酸素投与）とで比較した2つの比較研究がある。予後に差はなかったが，サブグループ解析では目撃者のあるVFの患者で受動的酸素投与のほうが生存率は高かった[32)33)]。しかし，エビデンスとして十分なものではなく，さらなる研究が必要である。

7 除細動

突然の心停止のもっとも多い原因は，VFであり，治療は電気的除細動が有効である。心停止からの蘇生を左右する重要な要因のひとつは，突然の心停止から除細動までの時間である。除細動が早ければ早いほど生存率は高くなる。ワシントン州とアリゾナ州のデータによると，突然の心停止からCPR開始までの時間，また除細動までの時間が早いほど生存退院率が高い[34)]（図6）。ゆえに，突然の心停止には，CPRと除細動器の使用を組み合わせて行うべきである。

AEDは体に貼ったパッドから得られる心電図を自動解析し，除細動の適応があるかどうかを判定する機器である。除細動が必要かを判断する精度は非常に高く，一般救助者も使用できるようになっている。しかし，その精度は100％ではないので，AEDは意識，呼吸，脈がない傷病者にのみ使用する原則を守るべきである。

救助者は，AEDが到着したら，CPRを継続しながら速やかに装着する。AEDの電源を入れ，パッドを傷病者の裸の胸に，心臓を挟み込むように貼る。傷病者から離れて，AEDで心リズムの解析を実施する。ショックが必要な場合には傷病者から離れるように伝えて，ショックボタンを押す。ショックの後は（ショックが不要というメッセージが出ても），ただちに胸骨圧迫を開始することが重要である。

院外心肺停止での除細動後のリズムは，VFの継続が19％，VF以外のリズムが81％で，循環のあるリズムを生じたものは全くなかった。除細動後，胸骨圧迫をただちに始める

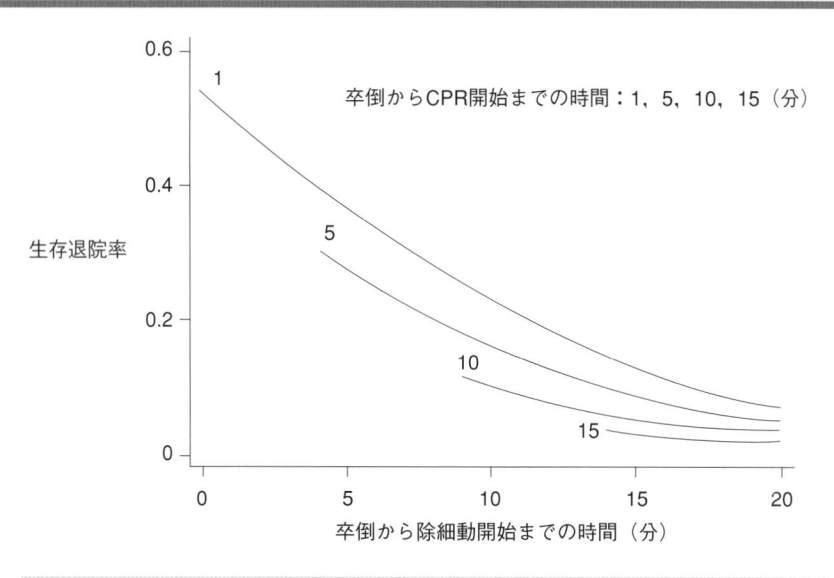

図6 卒倒からCPR開始までの時間および卒倒から除細動開始までの時間が生存退院率に及ぼす影響

卒倒からCPR開始までの時間（1，5，10，15分）と卒倒から除細動開始までの時間（5，10，15，20分）によって生存退院率が変化する様子を示している。一人の傷病者について生存の可能性をみるには，卒倒からCPR開始までの時間にあてはまる曲線を見つけ，あてはまる卒倒から除細動開始までの時間（X軸）上に引いた垂線とその曲線との交点の値を調べる。その点に対応するY軸の値が傷病者に予想される生存率である。図はワシントン州キング郡でのデータ（目撃されたVT/VF心停止1,667例）と，アリゾナ州ツーソンでのデータ（目撃されたVT/VF心停止205例）に基づく。

（American Heart Association. Part 6 自動体外式除細動器. BLSヘルスケアプロバイダーマニュアル. 東京：シナジー；2008. p.30より引用）

ことで，心拍再開率，48時間生存率，神経学的予後ともに上昇したという報告がある[35]。

目撃者のない心肺停止の場合は，救助者はAEDを使用する前にCPRを5サイクル行ってもよいとされている。その理由として，VFの3層モデルが提唱されており，心停止より時間経過とともに，electrical phase，hemodynamic phase，metabolic phaseと変化していく病態による。electrical phaseは，VFが起こった初めの4〜5分間で，迅速に除細動することによって生存が得られる時期である。次にhemodynamic phaseまたはcirculatory phaseは，electrical phaseに引き続いて，4〜10分ぐらいの時期で，心筋のアデノシン三リン酸（adenosine triphosphate：ATP）は枯渇し，除細動を行っても，自己リズムは生み出せず，電気的に静止した状態になる。この時期には，CPRを行うことで，脳血流，冠動脈血流を生じることが重要となる[36]。その後がmetabolic phaseとなる。

病院外でVF，VTを起こした成人のデータによると，救急車が到着までに4〜5分以上かかった場合，除細動前の短時間（1.5〜3分）のCPRにより心拍再開率，生存率が高くなったことが示されている[37)38]。VFが2〜3分以上持続すると，心筋内の酸素とATPが枯渇するため，胸骨圧迫をすることにより，それらを供給でき，除細動後に心拍再開する可能性が高まる。

除細動については第Ⅳ章で詳しく述べる。

8 回復体位

　反応のない傷病者が適切な呼吸をしている場合には回復体位にする。回復体位とは，変則腹臥位で，脊椎をまっすぐに保ち，救助者が傷病者の観察を容易に行えるようにする。反応のない傷病者は自発呼吸中に舌，粘液，吐物による気道閉塞を起こすおそれがあるため，口腔外に流出するようにして，救助者が傷病者の観察を容易にできるようにする体位である。

特殊な蘇生状況

1 異物による気道閉塞

　成人に起こった気道閉塞（foreign-body airway obstruction：FBAO）は，食物を喉に詰まらせることが原因の場合が多い。気道閉塞を早期に認識することが，良好な予後につながる。FBAOの重篤な症状として，呼吸ができない，咳が弱い，またはできない，吸気時喘鳴，チアノーゼ，話すことができないなどがある。特に，喉を鷲づかみにするしぐさを万国共通の窒息サインと呼び，重篤な窒息に陥っている可能性がある。
　窒息の解除について成人の場合の方法を以下に述べる。
　自分で力強い咳ができる場合は，それを妨げないようにする。咳が弱まり，重篤な窒息のサインが出現した場合，窒息の解除を試みる。喉が詰まったかどうかを尋ね，傷病者の背後に立ち，腹部突き上げ法（Heimlich法）を行う。肥満，または妊娠後期の妊婦の場合は，胸部突き上げ法を行う。
　腹部突き上げ法を実施しても異物が排出せず，意識を失った場合は，ただちに救急コールとAEDを持ってきてもらうように頼みCPRを行う。この際，気道確保時に口腔内に異物が見えた場合のみ，指で異物をかき出す。胸骨圧迫をすることにより異物が動き，換気が可能になることがあるので，CPRを実施することが重要である。

2 溺　水

　溺水は，予防することが一番重要である。
　溺水した傷病者を発見したら，救助者は一刻も早く水中から引き上げ，ただちにCPR，人工呼吸を行う。救助者が1人の場合は，2分間または5サイクルのCPRを施行してから，救急通報を行う。

胸骨圧迫のみのCPR

ガイドライン2010においても，心停止の成人における胸骨圧迫のみのCPRは推奨されている。それは，動物実験などで，VFによる突然の心停止の場合，最初の5分間は人工呼吸が必ずしも必要ないことが示唆されていることによる。

バイスタンダーは，見知らぬ人に口対口人工呼吸を施行することにためらいがあることが多い。しかしCPRが全くされないと生存率は非常に低い。いくつかのデータによると，バイスタンダーCPRの施行率は，約30％と依然として低い数値であり，改善の余地がある[39]。

アリゾナ大学による975人に対するアンケート結果によると，傷病者が見知らぬ人であっても，胸骨圧迫のみのCPRであれば，78％が必ず行う，またはたぶん行うと答えている[40]。

最近のSOS-KANTO[41]の研究，Iwamiら[42]の研究，Bohmら[43]の研究によると，胸骨圧迫のみのCPRと従来の人工呼吸-胸骨圧迫を組み合わせたCPRとでは，目撃者のあるCPRの生存率に差はなかったと相次いで報告されている。そこで，AHAは2008年にhands only CPRとして胸骨圧迫のみのCRPを推奨する勧告を出している[44]。推奨される状況としては，院外であること，市民救助者が施行する場合であること，（医療従事者に対しての勧告は変更なし。どちらか自信のある方法で行うこと），成人であること，目撃のある突然の心停止であることが挙げられている。小児症例，溺水，外傷，気道閉塞，急性呼吸器疾患，薬物加療などによる無呼吸などの呼吸原性のCPAの場合は適応がない。

成人のACLS（二次救命処置，advanced cardiopulmonary life support）

ここでは，心停止の管理を中心に述べる。

心停止前の生命を脅かす状態，徐脈，頻脈については後章に譲る。

心停止の心電図リズムには4種類あり，VF，pulseless VT，無脈性電気活動（pulseless electrical activity：PEA），心静止（asystole）がある。AHAガイドライン2010での無脈性心停止のアルゴリズムは，図7のとおりである。以下，図のボックスに従って解説していく。

なお，ACLSの基本となるのは，質の高いBLSであり，特にバイスタンダーによるBLSと除細動である。オンタリオプレホスピタル二次救命処置研究において，院外心肺停止5,638例を多重解析し，プレホスピタルの段階で二次救命処置を行っても，生存入院率は上昇するが，救命率は上昇しないことが報告されている[45]。

II. 成人のBLSとACLS

大声で助けを呼ぶ/救急対応システムの出動を要請する

↓

- CPRを開始
- 酸素を投与
- モニター/除細動器を装着

↓

2分間 ← 自己心拍再開（ROSC） → 心停止後のケア

リズムをチェック

VF/VTであればショックを実施 → CPRを続行

薬物療法
静脈路/骨髄路を確保
アドレナリンを3～5分ごとに反復投与
難治性VF/VTの場合はアミオダロンを投与

高度な気道確保器具を考慮
定量波形によるカプノグラフィ

治療可能な原因を治療

CPRの質をモニタリング

CPRの質
- 強く（少なくとも2インチ［5cm］）速く（少なくとも100回/分）押し、胸壁が完全にもとに戻るまで待つ
- 胸骨圧迫の中断を最小限にする
- 過剰な換気を避ける
- 2分ごとに圧迫担当を交代する
- 高度な気道確保器具を使用しない場合は、30：2の圧迫・換気比
- 定量波形によるカプノグラフィ
  - PETCO₂が10mmHg未満の場合は、CPRの質の向上を試みる
- 動脈内圧
  - 弛緩期（拡張期）圧が20mmHg未満の場合は、CPRの質の向上を試みる

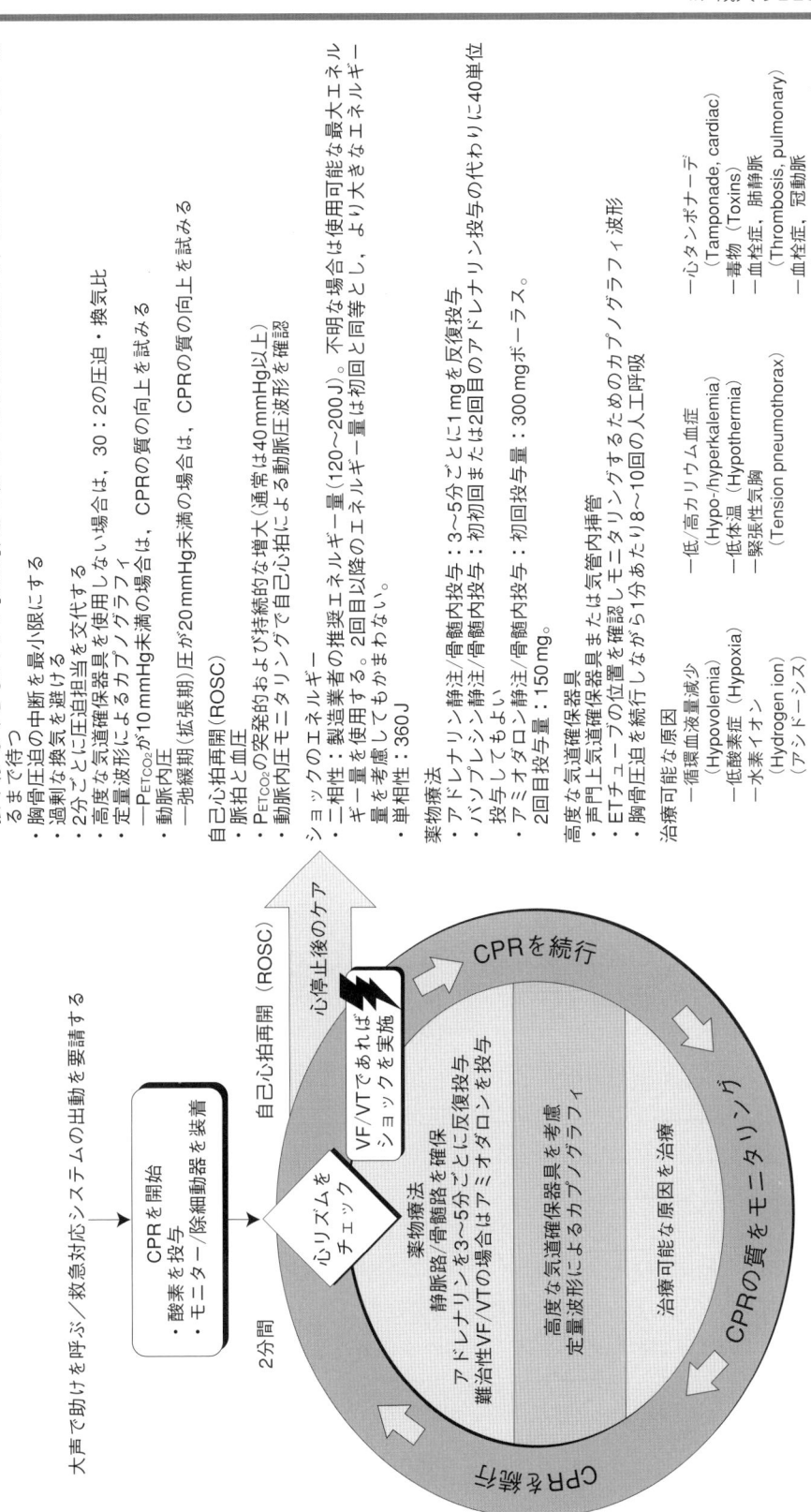

自己心拍再開（ROSC）
- 脈拍と血圧
- PETCO₂の突発的おおよび持続的な増大（通常は40mmHg以上）
- 動脈内圧モニタリングで自己心拍による動脈圧波形を確認

ショックのエネルギー
- 二相性：製造業者の推奨エネルギー量（120～200J）。不明な場合は使用可能な最大エネルギー量を使用する。2回目以降のエネルギー量は初回と同等とし、より大きなエネルギー量を考慮してもかまわない。
- 単相性：360J

薬物療法
- アドレナリン静注/骨髄内投与：3～5分ごとに1mgを反復投与
- バソプレシン静注/骨髄内投与：初回または2回目のアドレナリン投与の代わりに40単位投与してもよい
- アミオダロン静注/骨髄内投与：初回投与量：300mgボーラス。2回目投与量：150mg。

高度な気道確保器具
- 声門上気道確保器具または気管内挿管
- ETチューブの位置を確認しモニタリングするためのカプノグラフィ波形
- 胸骨圧迫を続行しながら1分あたり8～10回の人工呼吸

治療可能な原因
- 循環血液量減少（Hypovolemia）
- 低酸素症（Hypoxia）
- 水素イオン（Hydrogen ion）（アシドーシス）
- 低/高カリウム血症（Hypo-/hyperkalemia）
- 低体温（Hypothermia）
- 緊張性気胸（Tension pneumothorax）
- 心タンポナーデ（Tamponade, cardiac）
- 毒物（Toxins）
- 血栓症、肺動脈（Thrombosis, pulmonary）
- 血栓症、冠動脈（Thrombosis, coronary）

図7 ACLSアルゴリズム

〔American Heart Association. "アメリカ心臓協会 心肺蘇生と救急心血管治療のためのガイドライン2010（2010 American Heart Association Guidelines of CPR and ECC）"のハイライト. Dallas：American Heart Association：2010. p.14より改変引用〕

1 VF/pulseless VT

　無脈性心停止の傷病者には，まずBLSを行い，胸骨圧迫と人工呼吸を適切に施行する。モニター上VF/pulseless VTであれば，除細動の適応であるので，AEDや除細動器で除細動を行う。ガイドライン2000では，3回連続の除細動を行うよう推奨されていたが，二相性除細動器の初回の除細動の成功率が高く，90％を超えること，胸骨圧迫の長時間，または頻回の中断によって生存率が低下することより，1回の除細動ですぐ胸骨圧迫を再開するように2005年ガイドラインより変更された。ガイドライン2010でも変更はない。

　2005年，市販のAEDを用いて3連続除細動のリズム解析を行った研究によると，初回ショックから胸骨圧迫までに最大37秒の遅れを生じていた[46]。また，除細動後に胸骨圧迫を開始すると，従来のCPR群より心拍再開率，48時間生存率，神経学的予後ともに改善していた[47]。

　単相性除細動器の場合は360J，二相性除細動器の場合は装置特異的であるが，通常120〜200Jで，その装置の推奨量が不明の場合は，使用可能な最大エネルギー量を使用する。AEDは装置特異的で除細動を行う。除細動で胸骨圧迫を中断する時間は10秒を超えないようにする。除細動後はただちにCPRを開始することが重要である。続けて，2分間のCPR（約5サイクル）を施行後に心リズムチェックを行う。脈拍のチェックは，除細動直後には脈が触れることは少ないため推奨されていない。

　胸骨圧迫の中断は，換気，リズムチェック，ショック施行時のみに限って行い，それも可能なかぎり短時間にするべきである。

a. 高度な気道確保

　心停止の最初の数分間を過ぎると，組織が低酸素状態になる。CPRで正常の心拍出量の約3割程度の循環は供給できるが，組織の低酸素改善のため，CPR中の換気は100％酸素で換気を行うことは合理的である。動脈血酸素飽和度，動脈血酸素含有量が高くなり，低心拍出量での酸素運搬能を改善させる。100％酸素吸入が長時間になると酸素の毒性が問題となるが，短い成人のCPR中に問題となるかは，明確なエビデンスはない。蘇生後の酸素投与については，酸素による障害を考慮し，酸素飽和度94％以上を保つための最低限の酸素を投与する。

　胸骨圧迫の中断は生存率を低下させるので，10秒以内に制限されている。CPR中に高度な気道確保器具を挿入するには最低限の時間で行える技術が必要である。

　25,006例の院外心肺停止患者の研究によると，より早期の5分未満の高度気道確保は自己心拍再開率に影響を与えないが，24時間生存率を改善させた。また，気管挿管が12分未満で行われた場合，13分以上で行われた場合より生存率が改善したという報告もある。

　院外心肺停止症例で，蘇生処置中に気管挿管された群は，挿管されなかった群より生存率が改善したというデータもあるが，院内心肺停止症例では，生存率が悪くなったというデータもある。もし，高度な気道確保が胸骨圧迫を妨げるのならば，自己心拍が再開するまで，マスク換気さえできていれば，高度な気道確保器具の挿入を待ったほうが

よいかもしれない。

　高度な気道確保には，気管挿管，食道気管コンビチューブ，ラリンジアルマスクエアウェイ（laryngeal mask airway：LMA），ラリンジアルチューブなどがある。

　気管挿管の後ろ向き研究において，プレホスピタルではチューブの誤挿入や位置異常が6[48]〜14%[49]に発生したという報告がある。それらの合併症を引き起こすリスクを減少させるため，チューブの位置は慎重に確認すべきである。確認に絶対なものはなく，臨床症状（5点聴診，視診），チューブ内の水蒸気の動き，呼気二酸化炭素検知器，食道挿管検知器，呼気終末二酸化炭素モニターなどを活用し確実に気管にチューブが挿入されていること，位置が正しいことを確認する。

　食道気管コンビチューブ，LMAについてはCPR中にも気管挿管と同様の換気を行えることが示されている。

　救助者は，自分の経験や技術に見合った換気方法を選択するべきである。

b. 静脈路確保

　CPRを開始して，除細動を施行したのちに静脈路を確保し，薬物の投与を考慮する。心停止の治療に用いられる薬物はエビデンスのあるものはほとんどない。CPRと除細動がもっとも重要である。

　中心静脈路は末梢静脈路よりも薬物は早く到達し最高濃度に達する時間も短くなるが，挿入するのに手間がかかり，胸骨圧迫を中断しなければならないため，CPR中には第一選択とはならない。末梢静脈路を第一選択とすべきである。末梢静脈からの薬物投与には，20mlをボーラスで後押しして，上肢を10〜20秒挙上し中心循環へと薬物を到達させることが推奨されている。

　骨髄路は，中心静脈路と同様の薬物投与ルートとなる。成人を対象とした前向きの研究でも，急速輸液，薬物投与，採血には，安全かつ有効に使用できることが示された[50]。静脈路に次いで骨髄路が推奨されている。

　骨髄路の穿刺位置は脛骨前面や胸骨などが使用されている。

　静脈路，骨髄路ともに確保できない場合は，特定の薬物のみ気管投与が可能である。薬物としては，アドレナリン，バソプレシン，アトロピン，リドカイン，ナロキソンが投与可能である。しかし，他の薬物投与ルートと比較して血中濃度は低くなり，薬物動態が予測不能である。特に，低濃度のアドレナリンはβ作用を生じ，低血圧，冠灌流圧の低下，自己心拍再開の減少を招き有害であることが動物実験で示されている[51]。成人における院外心肺停止の検討でも，静脈路からのアドレナリンとアトロピン投与のほうが，気管投与よりも高い自己心拍再開率と生存入院率が得られた[52]。

　気管投与量は成人の場合，静脈投与量の2〜2.5倍を5〜10mlの蒸留水または生理食塩液で希釈し，気管チューブへ注入することが推奨されている。

c. CPR-心リズムチェック-除細動-血管収縮薬の投与

　ガイドライン2010のアルゴリズムでは，1回目の除細動のあとに2分間（約5サイクル）のCPRを施行し，2回目のリズムチェック後にVF/pulseless VTが続いていたら，除細動

後，薬物を投与する。薬物は除細動の前後に投与すると，その後のCPRによって体内を循環する。2回目の除細動前後に使用すべき薬物は血管収縮薬である。血管収縮薬は生存退院率，神経学的予後の改善はしないが，自己心拍再開率を上昇させる。

《血管収縮薬》

推奨される血管収縮薬には，アドレナリン，バソプレシンがある。アドレナリンは交感神経のαアドレナリン受容体刺激作用により，冠動脈圧，脳灌流圧を上昇させ，CPR中に有利に働く。しかし，アドレナリンは，心筋仕事量を増加させ，心内膜下の灌流を減少させるため，有毒性も報告されている。高用量のアドレナリンについては，8つの無作為臨床試験があり，標準量のアドレナリンと比較して，生存退院率，神経学的予後を改善させないことが報告されている。推奨されるアドレナリンの投与量は，3～5分ごとに静脈路または骨髄路より1mg，気管投与は成人の場合2～2.5mgである。

バソプレシンは，脳下垂体後葉から分泌されるペプチドホルモンであり，冠動脈と腎臓の血管収縮を引き起こす非アドレナリン作動性血管収縮薬である。心停止におけるバソプレシンの使用には2つの無作為大規模研究があり[53]，心停止の治療においてバソプレシンはアドレナリンと同等に使用できることが報告されている。院外心肺停止のヨーロッパにおける大規模無作為研究では，バソプレシンの効果はVF，pulseless VT，PEAでは，アドレナリンと比較して入院率に有意差がなかったが，心静止の場合はアドレナリンよりも入院率が有意に上昇した。初回の投与薬としてバソプレシンを使用すると生存率，退院率を改善させたが，神経学的障害のない生存については有意差がなかったことが示された[54]。

また5つの無作為試験のメタアナリシスでは，自己心拍再開，24時間生存率，生存退院率において，バソプレシンとアドレナリンには差がないことが示された[55]。

バソプレシンとアドレナリンの併用については，プレホスピタルのCPAにおいて，アドレナリン1mg＋バソプレシン40IUを投与する群と，アドレナリン1mg＋プラセボを投与する群で比較した研究で，生存入院率に差がなかったと報告されている[56]。

ガイドライン2010でも，アドレナリンの初回または2回目の投与の代わりに，バソプレシンを40単位静脈路または骨髄路より投与することが推奨されている。

d. CPR-再心リズムチェック-除細動-抗不整脈薬の投与

再度2分間（約5サイクル）のCPRを施行し，再度心リズムチェックを行い，VF/pulseless VTならば除細動を再施行する。除細動後はただちにCPRを再開する。ショックの前後で薬物（抗不整脈薬）を使用する。

抗不整脈薬についても，生存退院率を増加させるというエビデンスはないが，アミオダロンは入院までの短期生存を増加させることが示されている。

《抗不整脈薬》
1）アミオダロン

アミオダロンはVaughan-Williams分類でⅢ群に分類される抗不整脈薬で，活動電位持

続時間を延長させる．α・βアドレナリン遮断作用，ナトリウム，カリウム，カルシウムチャネルをブロックするマルチチャネルブロッカーである．

プレホスピタルの無作為試験において，3回の除細動でもVF，pulseless VTが継続する患者，または除細動成功後に再度VF，pulseless VTとなった難治性，再発性のVF，pulseless VTに対してアミオダロンとプラセボ[57]，またはリドカイン[58]と比較すると，生存入院率が上昇したことが示されている．しかし，生存退院率については検討されていない．

ガイドラインでは，CPR，除細動，血管収縮薬に反応しないVF，pulseless VTに対しては，抗不整脈薬としてアミオダロン300mgを静脈路または骨髄路より投与し，2回目では150mgを投与することを推奨している．

 2）リドカイン

Vaughan-Williams分類でⅠb群に分類される抗不整脈薬で，活動電位の最大立上り速度を減少させ，活動電位持続時間を減少させるNaチャネル遮断薬である．他の抗不整脈薬と比較し副作用が少なく，心停止の治療において歴史的に使用されてきた．しかし，有効性については証明されておらず，比較研究では，アミオダロンのほうが有効であることが示されている．アミオダロンの代替薬として使用可能である．使用量は，初回投与1〜1.5mg/kgを静脈内投与，2回目はその半量を投与する．最大3mg/kgまで投与可能で，5〜10分間隔で投与する．

 3）マグネシウム

多型性VTの治療に用いられる．マグネシウムの静脈内投与が多型性VTの治療に有効であることが示されているが，それと関連しない無脈性心停止に有効であるというエビデンスはない．

ガイドラインでは，VF，pulseless VTが多型性VTに関連している場合，1〜2gの硫酸マグネシウムを10mlのブドウ糖溶液に希釈し，静脈路または骨髄路より5〜10分かけて投与することが推奨されている．

2 心静止（asystole），無脈性電気活動（pulseless electorical activity：PEA）

心静止，PEAは原因を治療できれば，蘇生の可能性はあるが，VF，pulseless VTより生存率は低い．心静止は，心リズムの終末期像であり，心臓の動きが停止した状態である．PEAはさまざまな無脈性心停止のリズムを包括する言葉であり，その中には，偽性電気収縮解離，心室固有調律，心室補充調律，徐脈性心停止調律などが含まれる．臨床的には心リズムは認められるが，脈が触れない状態である．

除細動は無効であるので，蘇生法の焦点は，CPRの中断を最小限にして，質の高いCPRを行いながら，治療可能な原因を探すこととなる．心静止，PEAを引き起こす代表的な原因を図7に示す．記憶法として6H5Tなどと呼ばれる．

BLSに引き続き，心リズムチェックを行って，心静止，PEAであれば，ただちにCPRを開始する。血管収縮薬（アドレナリン，バソプレシン）を続いて投与する。アドレナリンは3〜5分ごとに投与する。初回，2回目のアドレナリンの代わりにバソプレシンを投与してもよい。もっとも有効な治療はCPRであるため，静脈，骨髄路の確保，薬物投与などでCPRを中断してはならない。

CPRを5サイクル，または2分間行ったのち，心リズムを再確認する。VF, pulseless VTであれば，除細動を行う。心静止，PEAであればCPRを継続する。

1）アトロピン

アトロピンは抗コリン作用を有し，ムスカリン性アセチルコリン受容体を競合的に阻害することにより，副交感神経の作用を抑制する。心静止は過度の迷走神経緊張により悪化することがあるため，アトロピンの投与は心静止，徐拍性PEAの治療に2005年のガイドラインまでは使用されてきていた。しかし，生存率や心拍再開率を改善させたというエビデンスはなかった。

2010ガイドラインでは，心静止，徐拍性PEAに対して有効であるエビデンスはないことから，アルゴリズムから除かれた。

2）重炭酸ナトリウム

重炭酸ナトリウムの心停止の使用を支持する研究データはほとんどないため，心停止に対するルーチン投与は推奨されない。末梢血管抵抗を低下させることにより，CPPを低下させ，細胞外をアルカローシスにすることにより，酸素解離曲線をシフトさせ，組織への酸素の放出を阻害する。高ナトリウム血症にすることで，高浸透圧となる。過剰な二酸化炭素が心筋や脳へ拡散し，細胞内は逆にアシドーシスとなる。

重炭酸ナトリウムは，あらかじめ存在する代謝性アシドーシス，高カリウム血症，三環系抗うつ薬過量といった特殊な状況にのみ有効な可能性がある。その場合，初回量は1mEq/kgを投与する。

3 心リズムの変化，脈拍チェック

心リズムが変化したら，そのアルゴリズムに従う。リズムチェックのときに，適切なリズム（QRSの幅が狭い，規則的な，いわゆるorganized rhythmであったとき）の場合にかぎって10秒以内で脈拍のチェックを試みてもよい。それ以外ではCPRを継続する。

4 CPR中の監視

呼気終末二酸化炭素（end-tidal CO$_2$：ETCO$_2$）

動物や人での研究データによると，ETCO$_2$はCPR中のCPPや脳還流圧に相関する[59,60]。気管挿管させた患者で，ETCO$_2$が持続的に低い場合（＜10mmHg），自己心拍再開が起こる可能性は低いと報告されている[61〜63]。そのため，ETCO$_2$＞10mmHgを目標に胸骨圧

迫を適切に施行しなければならない。しかし，自己心拍再開を起こす最適なETCO$_2$の値は確立していない。ETCO$_2$が急激に正常化した場合は（35～40mmHg），自己心拍再開の指標であると考えられる。

　ETCO$_2$と適切なCPRの相関関係は，声門上器具やBVM換気では評価するのに適当でない。CPRの質を監視したり，最適かどうかを判断したり，自己心拍再開の判断をしたりしてよいかは，気管挿管の場合のみである。

徐脈，頻脈

　不整脈は生命を脅かす原因として一般的であり，CPAにならないように，迅速な治療が必要である。しかし，心リズムのみで評価し，治療を行うと誤りが生じやすく，臨床的な症状，徴候を総合的に評価し治療していく必要がある。ガイドライン2010の徐脈，頻脈のアルゴリズムでは，臨床的な症状，徴候の評価に焦点を置いたものとなっている。図8，図9に徐脈，頻脈のアルゴリズムを示す。

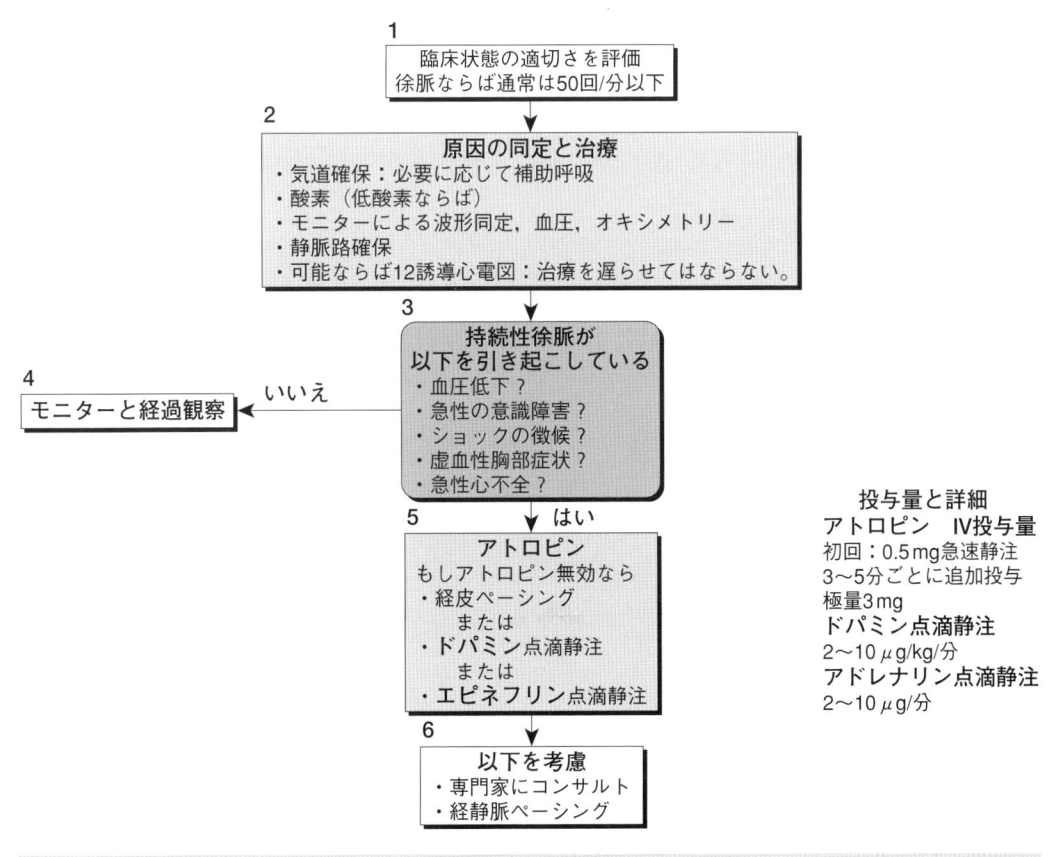

図8　成人徐脈アルゴリズム（脈あり）
（American Heart Association. Advanced cardiovascular life support/Provider manual. Dallas：American Heart Association；2011. p.109より改変引用）

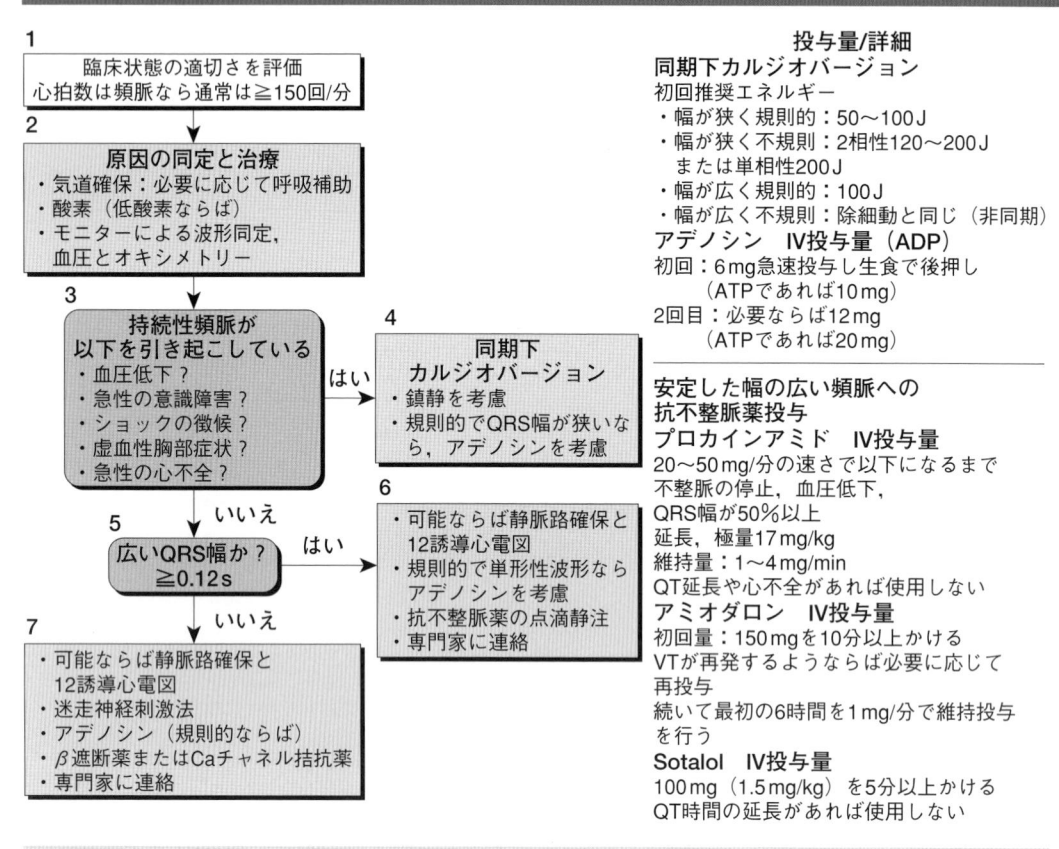

```
1  臨床状態の適切さを評価
   心拍数は頻脈なら通常は≧150回/分
2  原因の同定と治療
   ・気道確保：必要に応じて呼吸補助
   ・酸素（低酸素ならば）
   ・モニターによる波形同定，
    血圧とオキシメトリー
3  持続性頻脈が
   以下を引き起こしている
   ・血圧低下？
   ・急性の意識障害？          はい → 4 同期下
   ・ショックの徴候？                カルジオバージョン
   ・虚血性胸部症状？                ・鎮静を考慮
   ・急性の心不全？                  ・規則的でQRS幅が狭いな
         ↓ いいえ                    ら，アデノシンを考慮
5  広いQRS幅か？    はい → 6 ・可能ならば静脈路確保と
   ≧0.12s                        12誘導心電図
         ↓ いいえ                ・規則的で単形性波形なら
7  ・可能ならば静脈路確保と        アデノシンを考慮
    12誘導心電図                 ・抗不整脈薬の点滴静注
   ・迷走神経刺激法              ・専門家に連絡
   ・アデノシン（規則的ならば）
   ・β遮断薬またはCaチャネル拮抗薬
   ・専門家に連絡
```

投与量/詳細
同期下カルジオバージョン
初回推奨エネルギー
・幅が狭く規則的：50〜100J
・幅が狭く不規則：2相性120〜200J
 または単相性200J
・幅が広く規則的：100J
・幅が広く不規則：除細動と同じ（非同期）
アデノシン　IV投与量（ADP）
初回：6mg急速投与し生食で後押し
　　（ATPであれば10mg）
2回目：必要ならば12mg
　　（ATPであれば20mg）

安定した幅の広い頻脈への
抗不整脈薬投与
プロカインアミド　IV投与量
20〜50mg/分の速さで以下になるまで
不整脈の停止，血圧低下，
QRS幅が50％以上
延長，極量17mg/kg
維持量：1〜4mg/min
QT延長や心不全があれば使用しない
アミオダロン　IV投与量
初回量：150mgを10分以上かける
VTが再発するようならば必要に応じて
再投与
続いて最初の6時間を1mg/分で維持投与
を行う
Sotalol　IV投与量
100mg（1.5mg/kg）を5分以上かける
QT時間の延長があれば使用しない

図9　成人頻脈のアルゴリズム（脈あり）

（American Heart Association. Advanced cardiovascular life support/Provider manual. Dallas：American Heart Association；2011. p.119 より改変引用）

1 徐脈の管理 （図8）

　徐脈は定義では心拍数60以下であるが，症候性徐脈とは，遅い心拍数によって，血行動態が破綻し，臓器の虚血症状，徴候が出現したものをいう。徐脈で治療が必要になってくるのは症候性徐脈の患者である。ゆえに，徐脈の治療では，それらの症状，徴候が徐脈により引き起こされたかどうかを判断しなければならない。

《治療》

　アトロピンは房室結節レベルのブロックには有効であり，第一選択の薬物である。高度ブロック（モービッツⅡ型，完全房室ブロック）では，アトロピンは無効であることが多い。かつ虚血性心疾患が原因の高度ブロックに対するアトロピンの使用は，虚血を増悪させる可能性がある。

　経皮ペーシングは，症候性徐脈の患者すべてに適応があり，大変有効な治療である。アトロピンに対する反応がない，または反応が悪い場合，高度ブロックで重篤な症状を呈する場合は，迅速に経皮ペーシングを施行する。ベッドサイドで簡便に行えるが，痛みを伴うので，血行動態に余裕があれば，鎮静薬，鎮痛薬を使用する。

2 頻脈の管理（図9）

　頻脈の管理は，患者の状態の評価から始まる．気道，呼吸，循環を評価し，酸素投与，心電図による心リズムのチェック，バイタルサインの測定を行い，静脈路を確保，頻脈の治療可能な原因を特定する．酸素投与を行っても症状が改善しない場合は，その頻脈が不安定な状態であるかどうか，不整脈によるものかどうかを診断する．意識障害や，胸痛，呼吸困難，低血圧など，重篤な症状，徴候が認められ，それが不整脈に起因している場合は，迅速に同期下カルディオバージョンを行う．

　頻脈患者が安定している場合，つまり頻脈による自覚症状，徴候がない場合は，12誘導心電図で心リズムを評価し，治療法を検討する．抗不整脈薬は，催不整脈薬でもあるので，薬物治療が血行動態を悪くする可能性がある．状態が安定していれば，治療は専門家へのコンサルトを待ってもよい．詳細は後章へ譲る．

まとめ

　AHAガイドライン2010をもとにBLS，ACLSを解説した．心肺蘇生の基礎となる治療はBLSで，質の高いCPRとVFに対する除細動である．特に，バイスタンダーからの治療の継続が重要である．

　医療に従事していて，心肺停止患者に全くかかわらないということはないであろう．しかも，全く予期せぬときに心肺停止患者と出会い，CPRの技術を必要とされることも少なくはない．医療従事者は，常にCPRの技術を身につけておくべきであり，そのために，日本でもさまざまな形で開催されているACLSコースなどに参加し，トレーニングを積んでおくべきである．

■参考文献

1) Rea TD, Eisenberg MS, Sinibaldi G, et al. Incidence of EMS -treated out-of-hospital cardiac arrest in the United States. Resuscitation 2004；63：17-24.
2) Swor RA, Jackson RE, Cynar M, et al. Bystander CPR, ventricular fibrillation and survival in witnessed, unmonitored out-ofhospitalcardiac arrest. Ann Emreg Med 1995；25：780-4.
3) Wik L,Hansen TB, Fylling F, et al. Delaying defibrillation to give basic cardiopulmonary resuscitation to patient with out-of hospital ventricular fibrillation：A randomized trial. JAMA 2003；289：1389-95.
4) 2003-2004年度合同研究班報告．心臓突然死の予知と予防法のガイドライン．
5) 北村伸哉（SOS-KANTO委員会），鈴木宏昌，八木正晴ほか．関東地方におけるbystander CPRの現状と救命効果．日本救急医学会関東地方会雑誌 2004；25：28-33.
6) Larsen MP, Eisenberg MS, Cummins RO. et al. Predicting survival from out-of-hospital cardiac arrest：A graphic model. Ann Eerg Med 1993：22：1652-8.
7) American Heart Association. Part 10　全体像．BLSヘルスケアプロバイダーマニュアル．東京：シナジー；2008. p.71-4.
8) Berg RA, Hemphill R, Abella BS, et al. Part 5：Adult basic life support：2010 American Heart Association guidelines for cardiopulmonary resuscitation and emergency cardiovascu-

lar care. Circulation 2010；122：S685-705.
9) Eberle B, Dick WF, Schneider T, et al. Checking the carotid pulse check：Diagnostic accuracy of first responders in patients with and without a pulse. Resuscitation 1996；33：107-16.
10) Moule P. Checking the carotid pulse：Diagnostic accuracy in students of the healthcare professions. Resuscitation 2000；44：195-201.
11) KouwenhovenWB, Jude JR, Knickenbocker GG. Closed-chest cardiac massage. JAMA 1960；173：1064-7.
12) American Heart Association. Part 2　成人に対するCPR. 日本蘇生協議会. BLSプロバイダーマニュアル. 東京：中山書店；2007. p.3-15.
13) Paradis NA, Martin GB, Goetting MG, et al. Simultaneous aortic, jugular bulb, and right atrial pressures during cardiopulmonary resuscitation in humans：Insights into mechanisms. Circulation 1989；80：361-8.
14) Berg RA, Sanders AB, Kern KB, et al. Adverse hemodynamic effects of interrupting chest compressions for rescue Breathing during cardiopulmonary resuscitation for ventricular fibrilloation cardiac arrest. Circulation 2001；104：2465-70.
15) Ting Yu, Weil MH, Tang W, et al. Adverse outcomes of interrupted precordial compression during automated defibrillation. Circulation 2002；106：368-72.
16) Abella BS, Sandbo N, Vassilatos P, et al. Chest compression rates during cardiopulmonary resuscitation are suboptimal：A prospective study during in-hospital cardiac arrest. Circulation 2005；111：428-34.
17) Christenson J, Andrusiek D, Everson-Stewart S. Chest compression fraction determines survival in patients with out-of-hospital ventricular fibrillation. Circulation 2009；120：1241-7.
18) Yannnopoulos D, McKnites S, Aufderheide TP, et al. Effects of incomplete chest wall decompression during cardiopulmonary resuscitation on coronary and cerebral perfusion pressures in a porcine model of cardiac arrest. Resuscitation 2005 64：363-72.
19) Dorph E, Wik L, Strømme TA, et al. Oxygen delivery and return of spontaneous circulation with ventilation：Compression ratio 2：30 versus chest compressions only CPR in pigs. Resuscitation 2004；60：309-18.
20) Sanders AB, Kern KB, Robert A, et al. Survival and neurologic outcome after cardiopulmonary resuscitation with four different chest compression-ventilation ratios. Ann Emerg Med 2002；40：553-62.
21) Babbs CF, Nadkarni V. Optimizing chest compression to rescue ventilation ratios during one-rescuer CPR by professionals and lay persons：Children are not just little adults. Resuscitation 2004；6；173-81.
22) Hackl W, Hauseberger K, Sailer R, et al. Prevalence of cervical spine injuries in patients with facial trauma. Oral Surg Oral Med Oral Pathol Oral Radiol Endod 2001；92：370-6.
23) Demetriades D, Charalambides K, Chahwan S, et al. Nonskelton cervical spine injuries：Epidemiology and diagnostic pitfalls. J Trauma 2000；48：724-7.
24) 第10章 脊椎・脊髄外傷. 日本外傷学会, 日本救急医学会監. 外傷初期診療ガイドライン. 東京：へるす出版；2008. p.161-78.
25) Lennarson PJ, Smith DW, Sawin PD, et al. Cervical spinal motion during intubation：Efficacy of stabilization maneuver in the setting of complete segmental instability. J Neurosurg Spine 2001；94：265-70.
26) 成人の一次救命処置. 武田純三, 境田康二, 多田恵一編. AHA心肺蘇生と救急血管治療のためのガイドライン2005. 東京：中山書店；2006. p.23-42.
27) Bobrow BJ, Zuercher M, Ewy GA, et al. Gasping during cardiac arrest in humans is frequent and associated with improved survival. Circulation 2008；118：2550-4.
28) Baskett P, Nolan J, Parr M. Tidal volumes which are perceived to be adequate for resuscita-

tion. Resuscitation 1996 ; 31 : 231-4.
29) Aufderheide TP, Sigurdsson G, Pirrallo RG, et al. Hyerventilation-induced hypotension during cardiopulmonary resuscitation. Circulation 2004 ; 109 : 1960-5.
30) Bowman FP, Menegazzi JJ, Check BD, et al. Lower esophageal sphincter pressure during prolonged cardiac arrest and resuscitation. Ann Emerg Med 1995 ; 26 : 216-9.
31) McNeils U, Syndercrombe A, Harper I, et al. The effect of cricoids pressure on intubation facilitated by the gum elastic bougie. Anaesthesia 2007 ; 62 ; 456-9.
32) Kellum MJ, Kennedy KW, Ewy GA. Cardiocerebral resuscitation improves survival of patients with out-of-hospital cardiac arrest. Am J Med 2006 ; 119 : 335-40.
33) Bobrow BJ, Ewy GA, Clark L, et al. Passive oxygen insufflations is superior to bag-valve-mask ventilation for witnessed ventricular fibrillation out-of-hospital cardiac arrest. Ann Emerg Med 2009 ; 54 : 656-62.
34) American Heart Association. Part 6　自動体外除細動器. 日本蘇生協議会. BLSプロバイダーマニュアル. 東京：中山書店；2007. p.3-15.
35) Berg RA, Hilwing RW, Berg MD, et al. Immediate post-shock compressions imprave outcome from prolonged ventricular fibrillation. Resuscitation 2008 ; 78 ; 71-6.
36) Weisfeldt ML, Becker LB. Resuscitation after cardiac arrest : A 3-phase time-sensitive model. JAMA 2002 ; 288 : 3035-8.
37) Wil L, Hansen TB, Fylling F, et al. Delaying defibrillation to give basic cardiopulmonary resuscitation to patients with out-of-hospital ventricular fibrillation : A randomized trial. JAMA 2003 ; 289 : 1389-95.
38) Cobb LA, Fahrenbruch CE, Walsh TR, et al. Influence of cardiopulmonary resuscitation prior to defibrillation in patients with out-of-hospital ventricular fibrillation. JAMA 1999 ; 281 : 1182-8.
39) Sayre MR, Berg RA, Cave DM. Hands-only cardiopulmonary resuscitation : A call to action for bystander response to adults who experience out-of-hospital sudden cardiac arrest : A science advisory for the public from the american heart association emergency cardiovascular care committee. Circulation 2008 ; 117 ; 2162-7.
40) Locke CJ, Berg RA, Sanders AB, et al. Bystander cardiopulmonary resuscitation. Concerns about mouth-to-mouth contact. Arch Intern Med 1995 ; 155 : 938-43.
41) Cardiopulmonary Resuscitation by bystanders with chest compression only (SOS-KANTO) : An observation study. Lancet 2007 ; 369 ; 920-6.
42) Iwami T, Kawamura T, Hirada A. Effectiveness of bystander-initiated cardiac-only resuscitation for patients with out-of-hospital cardiac arrest. Circulation 2007 ; 116 : 2900-7.
43) Bohm K, Rosenqvist M, Herlitz J, et al. Survival is similar after standerd treatment and chest compression only in out-of-hospital bystander cardiopulmonary resuscitation. Circulation 2007 ; 116 ; 2908-12.
44) Sayre MR, Berg, RA Cave DM. Hands-only cardiopulmonary resuscitation : A call to action for bystander response to adults who experience out-of-hospital sudden cardiac arrest : A science advisory for the public from the American Heart Association emergency cardiovascular care committee. Circulation 2008 ; 117 ; 2162-7.
45) Stiell IG, Wells GA, Field B, et al. Advanced cardiac life support in out of hospital cardiac arrest. N Engl J Med 2004 ; 351 : 647-56.
46) Yu T, Weil MH, Tang W, et al. Adverse outcomes of interrupted precordial compression during automated defibrillation. Circulation 2002 ; 106 : 368-72.
47) Kern K, Hilwig R, Berb R, et al. Importance of continuous chest compressions during CPR. Circulation 2002 ; 105 : 645-9.
48) Sayre MR, Sakles JC, Mistler AF, et al. Field trial of endotracheal intubation by basic EMTs.

Ann Emerg Med 1998 ; 31 : 228-33.
49) Kats SH, Falk J. Misplaced endotracheal intubation by paramedics in an urban emergency medical services system. Ann Emerg Med 2001 ; 37 : 32-7.
50) Brickman KR, Krupp K, Rega P, et al. Typing and screening of blood from intraosseous access. Ann Emerg Med 1992 ; 21 : 414-7.
51) Efrati O, Ben-Abraham R, Barak A, et al. Endotracheal adrenaline : Should it be reconsidered? Dose response and hemodynamid effect in dog. Resuscitation 2003 ; 59 : 117-22.
52) Niemann JT, Stratton SJ, Cruz B, et al. Endotracheal drug administration during out-of-hospital resuscitation : Where are the survivors? Resuscitation 2002 ; 53 : 153-7.
53) Stiel IG, Hebert PC, Wells GA, et al. Vasopressin versus epinephrine for inhospital cardiac arrest. A randomized controlled trial. Lancet 2001 ; 538 : 105-9.
54) Wenzel V, Krismer AC, Arntz HR, et al. A comparison of vasopressin and epinephreine for out-of-hospital cardiopulmonary resuscitation. N Engl J Med 2004 ; 350 : 105-9.
55) Aung K, Hltay T. Vasopressin for cardiac arrest : A systematic review and meta-analysis. Arch Intern Med 2005 ; 165 : 17-24.
56) Guengniaud PY, David JS, Chnazy E, et al. Vasopressin and epinephrine vs epinephrine alone in cardiopulmonary resuscitation. N Engl J Med 2008 ; 359 : 21-30.
57) Kudenchuch CE, Cobb LA, Copass MK, et al. Amiodaron for resuscitation after out-of-hopital cardiac arrest due to ventricular fibrillation. N Engl J Med 1999 ; 341 : 871-8.
58) Dorian P, Cass D, Schwartz B, et al. Amiodarone as compared witrh Lidocaine for shock-resistant ventricular fibrillation. N Engl J Med 2002 ; 346 : 884-90.
59) Lewis LM, Stothert J, Standeven J, et al. Correlation of end-tidal CO_2 to cerebral perfusion during CPR. Ann Emerg Med 1992 ; 21 : 1131-4.
60) Sanders A, Atlas M, Ewy G, et al. Expired pCO_2 as an index of coronary perfusion pressure. Am J Emerg Med 1985 ; 3 : 47-149.
61) Levine RL, Wayne MA, Miller CC. End-tidal carbon dioxide and outcome of out-of-hospital cardiac arrest. N Engl J Med 1997 ; 337 : 301-6.
62) Ahrens T, Schallom L, Bettorf K, et al. End-tidal carbon dioxide measurements as a prognostic indicator of outcome in cardiac arrest. Am J Crit Care 2001 ; 10 : 391-8.
63) Sanders AB, Kern KB, Otto CW, et al. End-tidal carbon dioxide monitoring during cardiopulmonary resuscitation : A prognostic indicator for survival. JAMA 1989 ; 262 : 1347-51.

(武光　美香子，境田　康二)

III

小児のBLSとACLS

はじめに

　小児の心肺停止は，成人のそれとは異なり呼吸不全や循環不全の終末相に見られることが多い[1)2)]。しかし"小児"と一口に言っても，その対象は1歳未満の乳児から思春期までと幅広いため解剖学的あるいは生理学的特徴のバリエーションに富んでおり，心肺停止の原因は年齢や基礎疾患などによりさまざまである。また，小児の死亡原因のほとんどが不慮の事故であること[3)]からも分かるように（表1），小児の心肺停止では成人のそれとは異なり心停止が一次的な原因となることは少なく呼吸原性心停止が多い。

　救命の連鎖（図1）[4)]に示されているように，成人では心室細動（ventricular fibrillation：VF）や心室頻拍（ventricular tachycardia：VT）に対して速やかに除細動を施行することが重要視されているのに対し，小児では不慮の事故の予防という予防医学の重要性が強調されている。また成人では"まず通報する（call first）"ことが推奨されているが，呼吸原性心停止が多い小児ではただちに人工呼吸と胸骨圧迫心臓マッサージによる心肺蘇生（cardiopulmonary resuscitation：CPR）を施行しながら，"急いで通報する（call fast）"ことが推奨されている。心停止に陥ると一般的には予後は不良であるが，呼吸停止のみで発見されれば救命率は70％以上にもなるともいわれている[5)]。1人のバイスタンダーによりCPRを施行された院外心停止の小児の神経学的予後は，CPRを施行されていない小児よりも有意に予後が良好であったり[6)]，適切にCPRが施行されれば院内停止後の生存率は成人よりも小児のほうが良好であることも報告[2)]されている。

　したがって，小児においてはいかに不慮の事故を予防するかということがきわめて重要であるとともに，呼吸不全や循環不全のサインを見逃さずに迅速な救命処置がなされることが小児の救命率向上には必須である。そのためには，小児の一次救命処置（basic life support：BLS）[4)]や二次救命処置（pediatric advanced life support：PALS）[7)]に代表される小児に対する救命処置法に習熟しておく必要がある。

一次救命処置（basic life support：BLS）[4)]

　小児におけるCPRのアルゴリズムを図2に示す。ただし，2010 American Heart Association Guidelines for CPR and ECCでは"人工呼吸を行う前に胸骨圧迫を開始する。CPRの開始時に，2回の人工呼吸から始めるのではなく，先に胸骨圧迫を行うことで，最初の胸骨圧迫までの遅延を短縮できる"と変更された。

1 反応の確認

　周囲の安全を確認後，大声で呼びかける。乳児では足底刺激を行う。反応がなければ，その場で大声で周囲からの助けを求める。院内であれば緊急コールを発令する。救助者自身はその場を離れずにただちにCPRを開始するが，救助者が複数人であったり応援が

表1 年齢階級別死因順位（平成20年）

	第1位	第2位	第3位	第4位	第5位
総数	悪性新生物 342,963 (272.3)	心疾患 181,928 (144.4)	脳血管疾患 127,023 (100.9)	肺炎 115,317 (91.6)	不慮の事故 38,153 (30.3)
0歳	先天奇形, 染色体異常等 999 (91.6)	周産期呼吸障害 379 (34.7)	乳幼児突然死症候群 153 (14.0)	不慮の事故 144 (13.2)	胎児・新生児出血性障害等 128 (11.7)
1～4歳	不慮の事故 163 (3.8)	先天奇形, 染色体異常等 160 (3.8)	悪性新生物 95 (2.2)	肺炎 54 (1.3)	心疾患 52 (1.2)
5～9歳	不慮の事故 128 (2.2)	悪性新生物 106 (1.8)	その他の新生物 39 (0.7)	心疾患 38 (0.7)	先天奇形, 染色体異常等 36 (0.6)
10～14歳	不慮の事故 114 (1.9)	悪性新生物 109 (1.8)	自殺 58 (1.0)	心疾患 23 (0.4)	その他の新生物 20 (0.3)
15～19歳	自殺 507 (8.3)	不慮の事故 468 (7.7)	悪性新生物 169 (2.8)	心疾患 80 (1.3)	先天奇形, 染色体異常等 39 (0.6)

数字は死亡者数（人口10万対死亡率）
(厚生労働省：統計調査結果．http://www.dbtk.mhlw.go.jp/toukei/index.html より引用)

来たりした場合には，さらなる応援要請と救命救急資機材の準備を依頼する。1人のみであったり応援が来なかったりする場合には，5サイクルのCPR後にいったんその場を離れ

成人

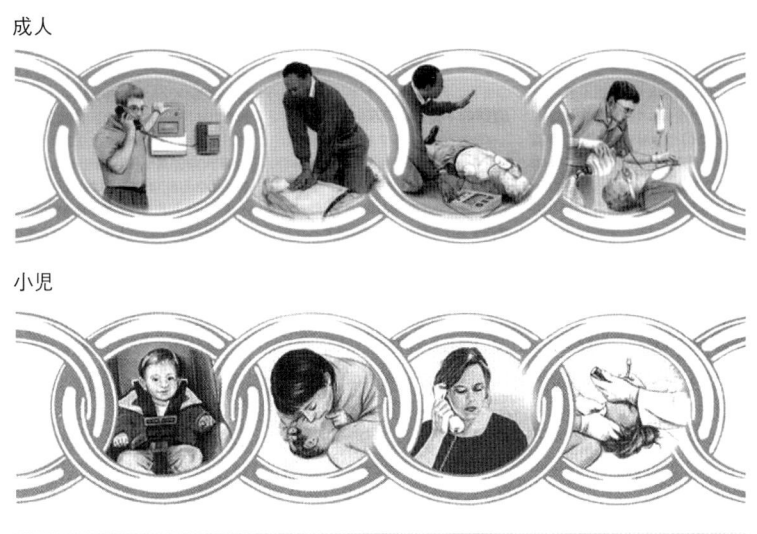

小児

図1 救命の連鎖
(Hazinski MF, Gonzales L, O'Neil L, et al. BLS for healthcare providers：Student manual. Dallas：American Heart Association；2006. p.71-2より引用)

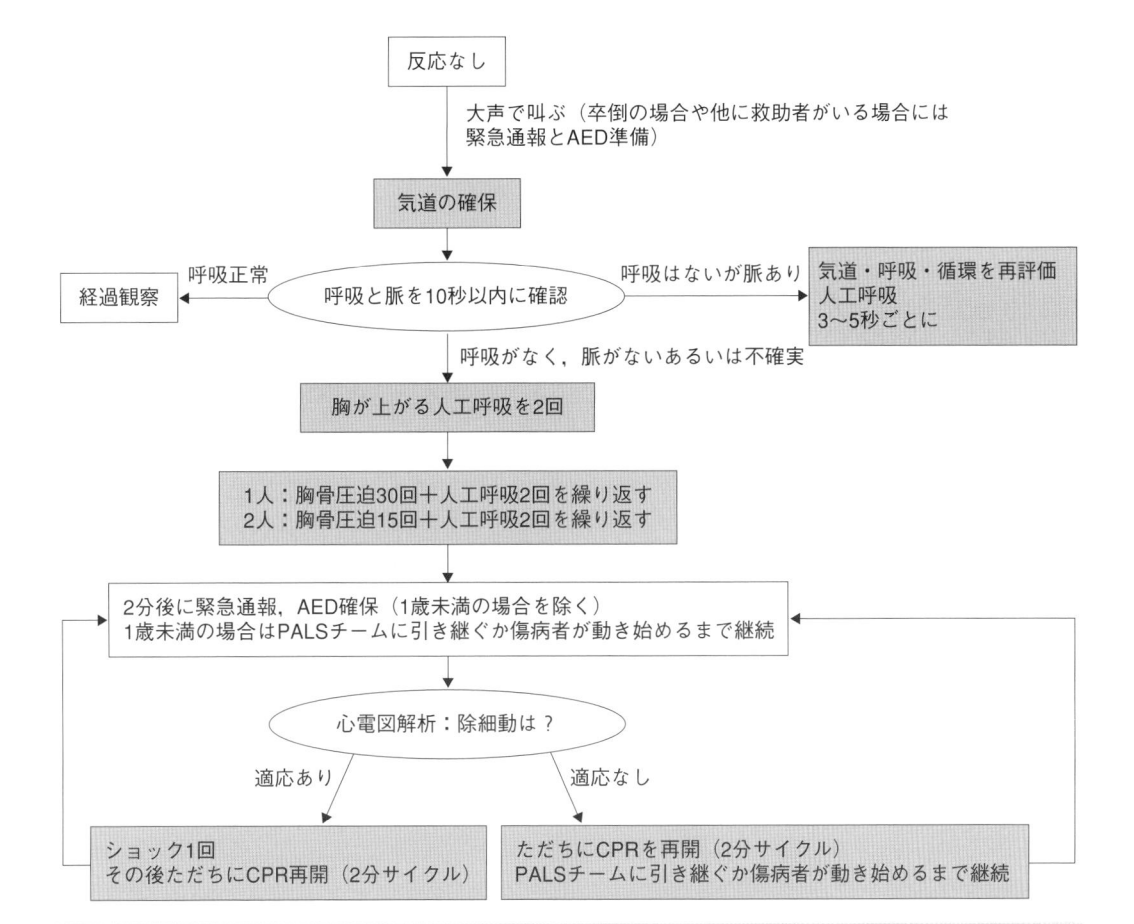

```
           ┌──────────┐
           │  反応なし │
           └────┬─────┘
                │ 大声で叫ぶ（卒倒の場合や他に救助者がいる場合には
                │ 緊急通報とAED準備）
           ┌────┴─────┐
           │ 気道の確保│
           └────┬─────┘
                │
   呼吸正常  ┌──┴───────────────┐  呼吸はないが脈あり   ┌──────────────────┐
  ┌─────┐◄─┤呼吸と脈を10秒以内に確認├──────────────────►│気道・呼吸・循環を再評価│
  │経過観察│  └──┬───────────────┘                      │人工呼吸            │
  └─────┘     │                                         │3～5秒ごとに        │
                │ 呼吸がなく，脈がないあるいは不確実        └──────────────────┘
      ┌─────────┴─────────┐
      │ 胸が上がる人工呼吸を2回 │
      └─────────┬─────────┘
      ┌─────────┴──────────────────────┐
      │ 1人：胸骨圧迫30回＋人工呼吸2回を繰り返す │
      │ 2人：胸骨圧迫15回＋人工呼吸2回を繰り返す │
      └─────────┬──────────────────────┘
                │
  ┌─────────────┴──────────────────────────────┐
  │ 2分後に緊急通報，AED確保（1歳未満の場合を除く）        │
  │ 1歳未満の場合はPALSチームに引き継ぐか傷病者が動き始めるまで継続 │
  └─────────────┬──────────────────────────────┘
          ┌─────┴─────┐
          │心電図解析：除細動は？│
          └──┬──────┬──┘
       適応あり     適応なし
          │          │
  ┌───────┴──┐  ┌───┴───────────────────┐
  │ショック1回  │  │ただちにCPRを再開（2分サイクル）│
  │その後ただちに│  │PALSチームに引き継ぐか傷病者が  │
  │CPR再開（2分 │  │動き始めるまで継続            │
  │サイクル）   │  │                            │
  └─────────┘  └────────────────────────┘
```

図2 小児における心肺蘇生のアルゴリズム
(Hazinski MF, Gonzales L, O'Neil L, et al. BLS for healthcare providers：Student manual. Dallas：American Heart Association；2006. p.10より引用)

て応援要請と救命救急資機材の手配を行う。ただし卒倒の場合には心原性心停止の可能性が高いため，1人のみであってもまず応援要請と救命救急資機材の手配を行い，迅速に除細動を行えるようにする。もちろん除細動が施行できるようになるまではCPRを行う。

2 気道の確保

　呼びかけや刺激に対して反応がない場合には，頭部後屈顎先挙上法により気道確保を行う。頭部の大きい乳幼児では肩の下にタオルのようなものを敷くと気道を確保しやすくなる。外傷機転が疑われる場合には頸椎固定を忘れずに下顎挙上法のみ試みるが，気道確保が困難であれば頭部後屈顎先挙上法を行う。
　突然の呼吸窮迫や咳嗽，空嘔吐，喘鳴などでは異物による気道閉塞を疑うが，まず重症度を判断する。声を出せているのであれば軽度と判断し慌てずに様子を見る。声を出すことができない場合には重度と判断し，反応がある場合には1歳未満であれば背部叩打と胸部突き上げ（それぞれ5回ずつ），1歳以上であれば腹部圧迫（ハイムリック法）により気道閉塞の解除を行い，反応がない場合にはただちにCPRを行うとともに呼気吹き込み時に口腔内異物の確認を行う。

3 呼吸と脈拍の確認

　気道確保後，傷病者の口元近くに自分の顔を近づけて胸郭の動きを見て，呼吸音を聴き，呼気を感じて呼吸の有無を確認する。5～10秒の観察の間に無呼吸あるいはあえぎ呼吸である場合には呼吸停止と判断し，2回ゆっくりと息を吹き込んで人工呼吸を開始し，循環のサインとしての呼吸の再開や咳あるいは体動の出現を見る。人工呼吸が的確になされていれば十分な胸の上がりを確認できるとともに，救助者の呼気にも16～17％の酸素が含まれているため傷病者の肺胞酸素分圧が80mmHgになりチアノーゼの軽減が認められる。
　また医療従事者は呼吸の評価と同時に脈拍の有無を確認する。1歳未満では上腕動脈を，1歳以上であれば成人と同様に頸動脈または大腿動脈を触知する。呼吸を確認している間に脈拍を確認できなければ心肺停止と判断する。最大10秒間の脈拍の触知を試み，10秒以内に脈拍が触知されないか，脈拍の触知に確信が持てない場合は，速やかに胸骨圧迫心臓マッサージを開始する。1歳未満では両側乳頭を結ぶ線より少し足側の胸骨下半を，1歳以上では胸骨の真ん中あるいは両側乳頭の真ん中を1分間に100回以上の速さで圧迫する。圧迫の目安は胸郭前後径の約1/3以上である。1回の圧迫ごとにしっかりと胸の高さが戻るようにする。1歳未満では2本指法により圧迫するが，救助者が2人以上の場合には胸郭を包み込み両母指圧迫法により圧迫する。
　1人でCPRを行う場合には胸骨圧迫心臓マッサージと人工呼吸の回数比は30：2とし，5サイクルを目安とする。2人以上で行う場合にはその比を15：2とし，10サイクルを目安とする。2人で行う場合にはおよそ2分間のCPRごとに胸骨圧迫心臓マッサージと人工呼吸の役割を交代する。なお胸骨圧迫心臓マッサージの中断は最小限とする。

反応はないが有効な自発呼吸と十分な脈拍がある場合には傷病者を回復体位にし，応援や救命救急機材の到着を待つ．呼吸は停止しているが十分な脈拍がある場合には3～5秒ごとに人工呼吸を行い，2分ごとに脈拍を確認する．

バイスタンダーによるCPRでは人工呼吸と胸骨圧迫心臓マッサージを組み合わせることが主であるが，人工呼吸は口対口式換気がほとんどであり感染の危険にさらされるうえ，CPR技術そのものが複雑になっていることもある．近年，成人では従来の人工呼吸と胸骨圧迫心臓マッサージの組み合わせによるCPRよりも胸骨圧迫心臓マッサージ単独によるCPRの有用性を示す研究が散見されている[8)～10)]．しかし非心臓疾患による院外心停止の子どもにおいて胸骨圧迫心臓マッサージ単独よりも従来の方法によるCPRのほうが良好な神経学的予後であったことも示されており[6)]，呼吸原性の心停止が多い小児では従来のCPRを変更することは望ましいことでない[11)]．ただし，新しいガイドラインでは，"見て，聞いて，感じる"という文言が削除され，呼吸をしていないか死戦期呼吸のみであれば胸骨圧迫から開始するCPRを行う，と変更された．

4 自動体外式除細動器（automated external defibrillator：AED）

8歳以上においては上記の流れにAEDが組み込まれる．1歳未満の乳児の除細動には，AEDよりも手動式除細動器の使用が望ましい．手動式除細動器を使用できない場合は，小児用エネルギー減衰システムを搭載したAEDの使用が望ましい．どちらも使用できない場合は，小児用エネルギー減衰システムを搭載していないAEDを使用してもよい．AEDを使用する場合には8歳未満あるいは25kg以下であれば小児用パッドを用いる．小児用パッドがなければ成人用でも構わない．しかし8歳以上では成人用パッドを用い，小児用パッドは用いてはいけない．卒倒の場合には速やかにAEDを使用するが，それ以外では原則は2分間のCPRを行うことである．

二次救命処置（pediatric advanced life support：PALS）[7)]

米国心臓協会（American Heart Association：AHA）と米国小児科学会（American Academy of Pediatrics：AAP）が協力して提唱しているPALSは，小児における二次救命処置（advanced cardiovascular life support：ACLS）であり，北米で小児科研修を行うには必須カリキュラムである．

患者の評価

小児の救命処置では小児評価トライアングル（pediatric assessment triangle：PAT）と呼ばれる初期評価，ABCDEアプローチからなる一次評価，二次評価，三次評価が重要である．呼吸窮迫や代償性ショックの段階において病態を早期に認識し，適切かつ迅速に救命処置を行うことにより心停止に急速に陥ることを防ぐことができる．

表2　バイタルサインの年齢別標準値

年齢	呼吸数（回/分）	心拍数（回/分）	血圧（mmHg）
未熟児	40〜70	120〜170	55〜 75/35〜45
〜3カ月	35〜55	100〜150	65〜 85/45〜55
〜6カ月	30〜45	90〜120	70〜 90/50〜65
〜1歳	25〜40	80〜120	80〜100/55〜65
〜3歳	20〜30	70〜110	90〜105/55〜70
〜6歳	20〜25	65〜110	95〜110/60〜75
〜12歳	14〜22	60〜95	100〜120/60〜75
12歳〜	12〜18	55〜85	110〜135/65〜85

（Mathers LH, Frankel LR. Pediatric emergencies and resuscitation. In：Behrman RE, Kliegman RM Jenson HB, editors. Nelson textbook of pediatrics. 17th ed. Philadelphia：WB Saunders；2004. p.279-96 より引用）

a. 初期評価PAT

まず傷病者に接し，五感を駆使して数秒で，①外観（筋緊張，精神的安定度，視線，泣き声など），②呼吸仕事量（鼻翼呼吸，陥没呼吸，喘鳴，呼吸数など），③循環，皮膚色（チアノーゼ，出血など）を評価し患者の重症度を判断する。生命を脅かすような重篤な状態であれば速やかにCPRを開始する。

b. 一次評価（ABCDEアプローチ）

A：気道（airway），B：呼吸（breathing），C：循環（circulation），D：神経学的所見（disability），E：全身所見（exposure）を速やかに評価する。なお血圧や心拍数測定，酸素飽和度の測定などの評価もここに含まれる（表2)[12]。この一次評価により生命を脅かすような危機的な状態であると判断された場合には，速やかに救命処置やCPRを行う。生命を脅かすような状態ではないと判断された場合には，二次評価・三次評価へと進む。

A：気道（airway）

上気道が開通しているのか，閉塞しているのかの判断をする。閉塞しているのであれば，その程度に応じて体位変換やエアウェイの挿入，肩枕の挿入，吸引，異物除去などを行い，気道の確保に努める。外傷機転が疑われる場合には頸椎固定も心掛ける。エアウェイは小さすぎるものでは気道閉塞を解除することができず，また大きすぎるものではエアウェイ自体が気道閉塞を来しうるため，適切なサイズを選択することが重要である。また乳幼児では，分泌物によりエアウェイそのものが閉塞しやすいため注意を要する。気道確保が困難な場合には気管挿管や外科的気道確保などの二次的な介入を考慮する。

B：呼吸（breathing）

呼吸数や呼吸様式，呼吸音，酸素飽和度を評価する。頻呼吸や鼻翼呼吸，陥没呼吸などの呼吸努力の増大といったいわゆる呼吸窮迫状態に対して迅速に対応する。呼吸窮迫では喘鳴や呻吟，チアノーゼなどを伴うこともあり，適切な介入がなければ短期間に呼吸不全に陥り，最終的には心肺停止に至る。呼吸窮迫や呼吸不全は上気道閉塞（喉頭蓋

表3 小児の喉頭鏡と気管チューブの選択

年齢	ブレードサイズ	気管チューブ	気管チューブ固定長（cm）
早産児	Miller 0	2.5, 3.0 カフなし	8
満期産児	Miller 0-1	3.0, 3.5 カフなし	9〜10
6カ月	Wis-Hipple 1 Robertshaw 0	3.5, 4.0 カフなし	10.5〜12
1歳	Miller 1 Wis-Hipple 1$_{1/2}$ Robertshaw 1	4.0, 4.5 カフなし	12〜13.5
2歳	Miller 2 Macintosh 2 Flagg 2	4.5 カフなし 4.0 カフ付き	13.5
4歳		5.0, 5.5 カフなし 4.5 カフ付き	15
6歳		5.5 カフなし 5.0 カフ付き	16.5
8歳	Miller 2	6.0 カフ付き	18
10歳	Macintosh 2	6.5 カフ付き	19.5
12歳	Macintosh 3	7.0 カフ付き	21
青年期	Macintosh 3 Miller 3	7.0, 8.0 カフ付き	21

気管チューブ（カフなし）サイズ内径（mm）＝4＋（年齢（歳）/4）（カフ付きを選択する場合には1サイズ下げる），気管チューブ固定長（cm）＝気管チューブサイズ内径（mm）×3などの簡易式も参考となる．

〔Ralston M, Hazinski MF, Zaritsky AL, et al. ed. Pediatric advanced life support：Provider manual. Dallas：American Heart Association；2007（付録のStudent CD内のRespiratory management. p.34より引用〕

炎，異物誤飲など），下気道閉塞（異物誤飲，外傷など），肺実質病変（肺炎など），呼吸調節（中枢神経系）障害（外傷など）のいずれかが原因となる．呼吸不全の前段階である呼吸窮迫状態をできるだけ早期に認識し，原因に応じた適正な対応により病態の進行を防ぐことが重要となる．

　気道確保に引き続いて，バッグ＆マスクによる適切な換気も必要である．1歳未満の乳児から思春期まで幅広い年齢層が対象であるため，各年齢に適したサイズのマスクやバッグ（アンビューバッグ，ジャクソンリース）を準備し，換気を行う．バッグ＆マスクを適正に行うことができれば，気道確保の二次的な介入を必要としないことも多いことに注意する．また換気の際には胃が膨張し誤嚥しないように，気道がしっかりと開通するようなマスク保持をして十分に呼気時間を確保した換気を行うべきであり，過換気を避けるようにする．気管挿管が必要であると判断された場合には，適正な喉頭鏡のブレードと気管チューブを選択し気管挿管する．気管チューブのサイズや固定長にはさまざまな計算式が考案されているが，代表的な目安を表3に示す．また気管挿管後は，7〜

表4　DOPE

D : displacement	抜管や食道挿管などの気管チューブの位置の異常
O : obstruction	分泌物などによる閉塞
P : pneumothorax	気胸
E : equipment failure	器機材の不備

10ml/kgの1回換気量で胸骨圧迫心臓マッサージとは非同期におよそ10回/分，循環がある場合には12〜20回/分の換気を行う。なお，気道確保後は臨床的評価に加えて，呼気二酸化炭素検知（カプノグラフィまたは比色法）が推奨される。また連続カプノグラフィモニタリングまたはカプノメトリモニタリングは，使用できるのであれば，CPR中の胸骨圧迫の質の評価と最適化に有用である。

　気道が完全に閉塞され気管挿管が成功しなかった場合には輪状甲状間膜切開（気管切開）の適応となる。頸部を過伸展し，輪状甲状間膜を同定する。シリンジを付けた14G針の留置針を頭側に45度傾けて穿刺・挿入し，空気が吸引されたら内筒を引き抜き，外筒を留置する。これにより気道は確保されるが，換気を必要とする場合には外筒に内径3.0または3.5の気管チューブのスリップジョイントを接続するとアンビューバッグやジャクソンリースにより換気ができるようになる。ただし，留置針は細いためあくまでも低酸素状態の遷延を回避させるだけであるということに注意し，次の気道確保の準備も行う。また本手技は外科的トレーニングを積んだうえで行われることが望ましい。

　小児では機能的残気量が小さいことや体重あたりの酸素消費量が大きいことなどから，気道確保や換気が不十分であると容易に酸素飽和度が低下しやすい。しかし吸入酸素濃度が高ければ酸素飽和度の低下を緩徐なものとすることができる。したがって小児のCPRにおいては，十分な酸素を投与しながら気道確保と換気の状態を繰り返し評価することが重要である。気管挿管後の急激な呼吸状態の悪化には，まずDOPE（表4）を考慮すると対応しやすいことが多い。また，循環が回復したら，動脈血酸素飽和度をモニタリングする。適切な機器が使用できる場合には酸素量を調節するために94％以上の動脈血酸素飽和度を維持することがよく，高酸素血症のリスクを抑制するために，動脈血酸素飽和度が94％以上になるために必要な最小濃度のF_{IO_2}に調節する。

　C：循環（circulation）

　心拍数や心リズム，血圧，皮膚色，体温，毛細血管再充満時間などにより循環状態を評価し，意識状態や尿量から脳や腎臓などの各種臓器機能も評価する。その際に酸素の需要供給バランスが破綻したいわゆる"ショック"の状態を見逃さないことが重要である。ショックには，循環血液量減少性ショック（出血，広範囲の熱傷，腸炎，副腎不全など），血液分布異常性ショック（敗血症，アナフィラキシー，毒物，神経原性障害など），心原性ショック（先天性心疾患*，心筋症，虚血障害など），閉塞性ショック（緊張性気胸，心タンポナーデなど）が含まれ，収縮期血圧が正常範囲内にとどまっているいわゆる"代償性ショック"の状態で速やかに対応できることが重要である。血圧は年齢や体格によりさまざまであるが，収縮期血圧下限のおおよその目安は70＋（年齢×2）mmHg（10歳以上では90mmHg）である。（*：単心室患者，姑息手術後の単心室患者お

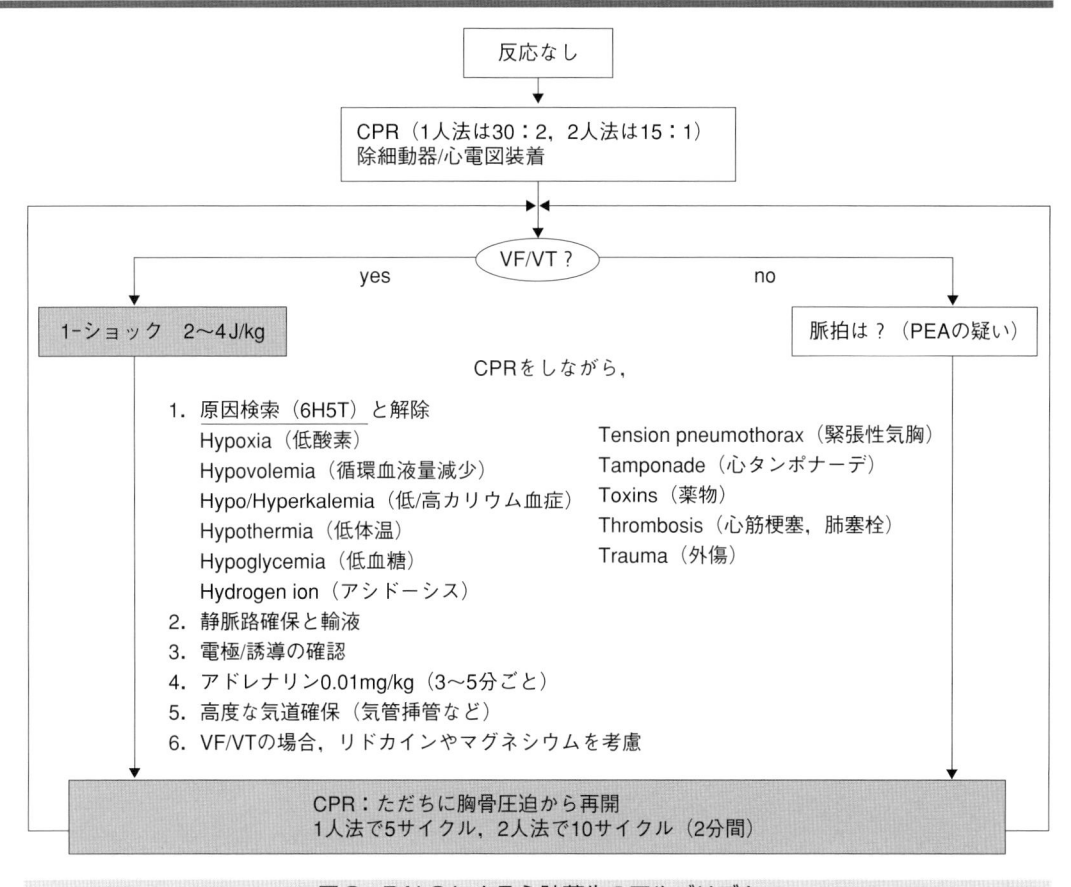

図3 PALSによる心肺蘇生のアルゴリズム

```
            反応なし
              │
              ▼
   CPR（1人法は30：2，2人法は15：1）
        除細動器/心電図装着
              │
    ┌─────────┴─────────┐
    │       VF/VT？      │
    │  yes         no    │
    ▼                    ▼
1-ショック 2～4J/kg    脈拍は？（PEAの疑い）
```

CPRをしながら，

1. 原因検索（6H5T）と解除
    - Hypoxia（低酸素）
    - Hypovolemia（循環血液量減少）
    - Hypo/Hyperkalemia（低/高カリウム血症）
    - Hypothermia（低体温）
    - Hypoglycemia（低血糖）
    - Hydrogen ion（アシドーシス）
    - Tension pneumothorax（緊張性気胸）
    - Tamponade（心タンポナーデ）
    - Toxins（薬物）
    - Thrombosis（心筋梗塞，肺塞栓）
    - Trauma（外傷）
2. 静脈路確保と輸液
3. 電極/誘導の確認
4. アドレナリン0.01mg/kg（3～5分ごと）
5. 高度な気道確保（気管挿管など）
6. VF/VTの場合，リドカインやマグネシウムを考慮

CPR：ただちに胸骨圧迫から再開
1人法で5サイクル，2人法で10サイクル（2分間）

（Ralston M, Hazinski MF, Zaritsky AL, et al. ed. Pediatric advanced life support：Provider manual. Dallas：American Heart Association；2007. p.168より引用）

および肺高血圧患者である乳児および小児の心停止の管理に関する特定の蘇生ガイダンスが2010の新しいガイドラインでは追加されている。）

次に必要に応じて血管確保を行う。通常の血管確保が困難な場合には肘静脈や伏在静脈が選択されることが多い。それでも困難な場合には骨髄路の確保を選択するが，小児科医でなくとも迷わず選択するべき手技である。骨髄路の確保は小児では通常は脛骨内側を選択し，脛骨結節から1～2cm遠位で内側の平坦な部分に専用の骨髄針（骨髄針がない場合には18G針で代用することもできる）を穿刺する。輸液経路の確保後は生理食塩液や乳酸リンゲル液による等張晶質液による輸液を行う。初期投与量は20ml/kgであり，循環状態を繰り返し評価しながら適宜輸液量を調節する。

心停止におけるアルゴリズムを図3に示す。小児でも成人でも心停止では心静止（asystole）や無脈性電気活動（pulseless electrical activity：PEA）が典型的だが，VFやVTは成人のほうが多い[2]。したがってPEAを見誤らないように，モニターによる確認だけでなく傷病者の脈を直接触れ，的確な判断に基づきCPRが遅れないようにすることが重要である。またVFやVTでは単相性・二相性を問わずに2～4J/kgにより除細動を施行するが，除細動後には速やかに胸骨圧迫心臓マッサージを開始することが重要である。1歳未

表5　AVPU小児反応スケール

A：意識；alert	覚醒していて活動的で，親や周囲の刺激に対して適切に反応する（年齢や状況に応じて予想される反応）。
V：声に反応；voice	親や医療従事者が名前を呼んだり大声で声をかけたときのみ反応する。
P：痛みに反応；pain	痛み刺激にのみ反応する。
U：無反応；unresponsive	あらゆる刺激にも反応しない。

満の乳児（10kg未満）には小児用パドルを使用する。初回の通電から2分間のCPR完了後にリズムチェックを行い，VFやVTが継続していれば4J/kgで除細動を再度施行する。同時にアドレナリン0.01mg/kgを投与し（気管投与の場合には0.1mg/kg），2分間のCPR後にリズムチェックを行い，VFやVTが継続していれば4J/kgの除細動を繰り返し，リドカイン1mg/kgを投与する。なお，治療不応性のVFでは，エネルギー量を増加させることが妥当であり，10J/kgまたは成人の最大エネルギー量を超えない範囲でより高いエネルギーレベルを考慮できる。また，VFやVTが継続する場合や，多形性心室頻拍（torsade de pointes）にはマグネシウム25〜50mg/kgやプロカインアミド15mg/kg（30〜60分かけて），アミオダロン5mg/kg（20〜60分かけて）の投与も考慮する。AHAのガイドラインではアミオダロンの投与が推奨されているが，日本における小児の投与量は確定していない。また心停止の蘇生中には同時に原因検索を進めることも重要である。

　小児の徐脈は基本的には病的であると判断する。もっとも多い原因は低酸素であり，呼吸不全やショックの終末相に心停止に陥る直前の状態として認められる。十分な酸素投与や人工呼吸にもかかわらず60回/分未満の徐脈を認め，なおかつ循環不全の徴候が認められる場合には速やかにCPRを開始する。同時にアドレナリン0.01mg/kg（10倍に希釈したものを0.1ml/kg）の投与を行う（3〜5分ごと）が，アトロピンが第一選択ではないことに注意する。迷走神経反射や2度または3度の房室ブロックではアトロピン0.02mg/kgの投与を行う。反応不良の場合には心臓ペーシングも考慮する。

　小児の病的頻脈でもっとも多いのは上室性頻拍（supraventricular tachycardia：SVT）である。発熱や脱水，外傷による疼痛などの洞性頻脈を疑わせる病歴がなく，1歳未満で220回/分以上，1歳以上で180回/分以上の心拍数の場合にはSVTを念頭に置く。心電図上は洞性頻脈もSVTもQRS幅が0.09秒以下であるが，洞性頻脈ではⅠ・aVF誘導で上向きのP波が存在しRR間隔が変動性であるのに対してSVTではP波が不在あるいはⅡ・Ⅲ・aVF誘導で陰性でRR間隔が不動である。循環不全の徴候が認められる場合にはアデノシンの急速投与（0.1mg/kg）を行う。薬物投与ができない場合には0.5〜1J/kgにて同期下にカルディオバージョンを施行する。循環不全の徴候がない場合にはアイスバック法やバルサルバ法による迷走神経刺激を施行してもよい。また心電図でQRS幅が0.09秒以上と幅の広い場合は心室頻拍を疑う。

　D：神経学的所見（disability）

　瞳孔径や対光反射の有無のほか，AVPU小児反応スケール（表5）や乳児・小児用に改良されたグラスゴー昏睡尺度（Glasgow coma scale：GCS）（表6），乳児用日本式昏睡尺度（Japan coma scale：JCS）（表7）による意識レベル評価により神経学的評価を行う。

表6 乳児・小児用グラスゴー昏睡尺度

反応	小児	乳児	点数
Eye 開眼	自発的に	自発的に	4
	呼びかけに応じて	声に応じて	3
	痛みに応じて	痛みに応じて	2
	開眼せず	開眼せず	1
Verbal 音声反応	見当識	適切な言語：笑う，落ち着く，理解する	5
	混乱	泣叫ぶがなだめられる	4
	不適切な発語	痛みに応じた啼泣	3
	理解不能な発語や非特異的発音	落ち着かない，動揺している	2
	発語発声なし	発語発声なし	1
Motor 運動反応	指示に従う	自発的，合目的的な動き	6
	疼痛部位を認識	触ると逃避	5
	痛みに逃避	痛みに逃避	4
	痛みで屈曲	痛みで除皮質体位（異常伸展）	3
	痛みで伸展	痛みで除脳体位（異常伸展）	2
	体動なし	体動なし	1
計			3～15

表7 乳児用日本式昏睡尺度

Ⅰ．刺激なしで覚醒（1桁）
　　0．正常
　　1．あやすと笑う，声はたてない
　　2．あやすと視線が合う
　　3．母親と視線が合わない
Ⅱ．刺激で覚醒（2桁）
　　10．飲物・乳房を見せると欲しがる
　　20．声掛けに開眼して向く
　　30．声掛けを繰り返すとかろうじて開眼
Ⅲ．痛み刺激にても覚醒しない（3桁）
　　100．払いのける
　　200．少し四肢を動かしたり顔をしかめたりする
　　300．反応なし

小児におけるGCSの予後スコアリングシステムとしての妥当性は確証されていないが，8点以下の患児には人工呼吸と頭蓋内圧モニタリングを含む積極的な管理が好ましい。

　E：全身状態（exposure）

　傷病者の衣類を脱がせ，全身を観察する。外傷機転が疑われる場合には頸椎固定を心掛ける。不自然な出血斑や打撲創を認めた場合には虐待も念頭に置く。

c．二次評価

　SAMPLE（表8）を利用した病歴聴取を行う。

表8 SAMPLE

S：自他覚症状； signs and syndrome	呼吸状態（頻呼吸，鼻翼呼吸，あえぎ呼吸，咳，喘鳴など） 意識状態（興奮，不安など） 体温（発熱，低温） 経口摂取の程度 消化器症状の有無（嘔気嘔吐，下痢） 出血の有無 症状出現からの経過時間
A：アレルギー； allergy	食物や薬物 ラテックス 喘息
M：薬物； medication	内服薬の種類 最終内服の量と時間
P：既往歴； past medical history	出生状況 基礎疾患の有無（心疾患，喘息，痙攣歴，神経筋疾患など） 手術歴・入院歴 予防接種歴 最終月経・妊娠歴
L：最終経口摂取； last meal	最終経口摂取の時間・内容・量
E：イベント； event	現症状の発症状況 現症状発症からの治療経過

d. 三次評価

血液検査や画像検査（X線写真，CT，超音波検査など）などによる評価を行う。

e. 心臓突然死傷病者の評価

原因不明の心臓突然死が小児または若年成人に発生した場合，過去の完全な病歴および家族歴を取得して，過去の心電図をレビューする。乳児，小児，若年成人の突然の原因不明の死はすべて，できるかぎり剖検を行い，遺伝的分析のために組織を保存してチャネル病の有無を特定すべきである。

蘇生後管理

CPRが成功した場合には，継続的に小児集中治療施設で虚血後の臓器機能障害に対する集学的治療が行われるべきである。高体温の積極的な是正や過換気の回避，低血糖/高血糖の治療，電解質異常の補正，脳低体温療法などを行う。なお，低体温療法に関して公表された小児の前向き無作為試験の結果はないが，成人のエビデンスに基づいて，低体温療法が院外で目撃されたVFによる突然心停止からの蘇生後も，昏睡状態である青少

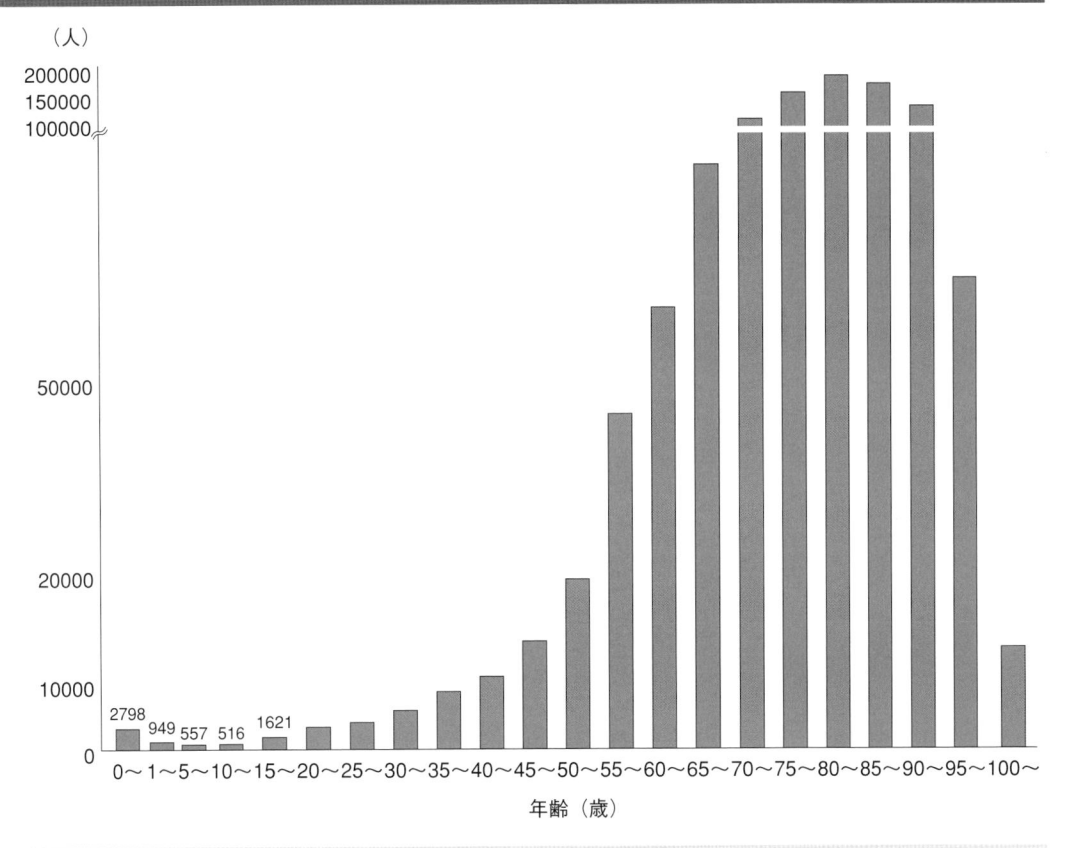

図4 年齢階級別死亡者数（平成20年）
（厚生労働省：統計調査結果．http：//www.dbtk.mhlw.go.jp/toukei/index.html より引用）

年患者に対して有用な場合がある。低体温療法は心停止からの蘇生後も昏睡状態である乳児および小児患者に対しても考慮できる。

　また蘇生中は家族が立ち会っていることも多く，適宜蘇生チームの1人が家族へ状況を説明し，直面している状況を家族が受け入れられるような配慮もなされなければならない。

最後に

　図4に示すように日本では小児の死亡者数は全体の中でもっとも少なく[7]，さらにCPRを必要とするような重症小児患者は1〜5%ときわめて少ない[13,14]ため，成人患者と比較すると小児のCPRにかかわる機会そのものが少ない。したがって小児のCPRについては成人以上にon-the-job trainingによるCPRの体得は難しく，BLSやPALSのようなoff-the-job trainingが小児の急性期医療に対する考え方を身に付け，小児の急性期医療のレベルを向上させるためには不可欠なトレーニングプログラムであるといえる[15,16]。しかしPALS単独では十分なCPRの知識や技術の向上あるいは維持が得られない可能性もあり[17,18]，近年ケースシナリオや人形を用いたシミュレーション教育の有用性が報告さ

れ[19)～21)]，より効果的な蘇生トレーニング方法への発展が模索されている。

　また日本では，小児の死亡率は成人のそれと比較して非常に低いものの，1～4歳児の死亡率は他の先進14カ国よりも3割高くアメリカに次ぐが，アメリカでは他殺の占める割合が多いためこの分を除外すると日本がもっとも高いこととなる[22)]。日本における1～4歳の死因では不慮の事故がもっとも多いため，安全対策の普及とともに事故後の対応や救急体制の整備が必要であり，日本小児科学会では2005年よりPALS取得が専門医更新点数として認められるようになった。一方，小児専門施設に勤務する麻酔科医は限定されており，一般に麻酔科医が小児のCPRに遭遇することはきわめて少ないと思われる。成人と小児とではその概念が違うとはいえ，麻酔科医にとっては救急蘇生的な手技や知識は日常的なものであり，一般の麻酔科医にとっても小児のBLSやALS（PALS）は身に付けやすいものと思われる。したがって呼吸・循環管理や蘇生を専門とする麻酔科医もPALS取得をはじめとした小児の救命処置法を身に付け，小児救急医療体制の向上に協力していくことが今後は必要である。

■参考文献

1) European Resuscitation Council. Part 9. Pediatric basic life support. Resuscitation 2000；46：30-41.
2) Nadkarni VM, Larkin GL, Peberdy MA, et al. First documented rhythm and clinical outcome form in-hospital cardiac arrest among children and adults. JAMA 2006；295：50-7.
3) 厚生労働省：統計調査結果. http：//www.dbtk.mhlw.go.jp/toukei/index.html
4) Hazinski MF, Gonzales L, O'Neil L, et al. BLS for healthcare providers：Student manual. Dallas：American Heart Association；2006.
5) 上村克徳. 小児の蘇生の実際—成人とはこれだけ違う—. 臨床プラクティス 2005；2：32-40.
6) Kitamura T, Iwami T, Kawamura T, et al. Conventional and chest-compression-only cardiopulmonary resuscitation by bystanders for children who have out-of-hospital cardiac arrests：A prospective, nationwide, population-based cohort study. JAMA 2010；375：1347-54.
7) Ralston M, Hazinski MF, Zaritsky AL, et al. ed. Pediatric advanced life support：Provider manual. Dallas：American Heart Association；2007.
8) Rea TD, Fahrenbruch C, Culley L, et al. CPR with chest compression alone or with rescue breathing. N Engl J Med 2010；363：423-33.
9) SOS-KANTO study group. Cardiopulmonary resuscitation by bystanders with chest compression only（SOS-KANTO）：An observational study. Lancet 2007；369：920-6.
10) Hallstrom A, Cobb L, Johnson E, et al. Cardiopulmonary resuscitation by chest compression alone or with mouth-to-mouth ventilation. N Engl J Med 2000；342：1546-53.
11) Lopes-Herce J, Alvarez AC. Bystander CPR for paediatric out-of-hospital cardiac arrest. Lancet 2010；375：1321-2.
12) Mathers LH, Frankel LR. Pediatric emergencies and resuscitation. In：Behrman RE, Kliegman RM, Jenson HB, editors. Nelson textbook of pediatrics. 17th ed. Philadelphia：WB Saunders；2004. p.279-96.
13) McGillivray D, Nijssen-Jordan C, Kramer MS, et al. Critical pediatric equipment availability in Canadian hospital emergency departments. Ann Emerg Med 2001；37：371-6.
14) Schoenfeld PS, Baker MD. Management of cardiopulmonary and trauma resuscitation in the pediatric emergency department. Pediatrics 1993；91：726-9.

15) Quan L, Shugerman RP, Kunkel NC, et al. Evaluation of resuscitation skills in new residents before and after pediatric advanced life support course. Pediatrics 2001；108：E110.
16) Waisman Y, Amir L, Mimouni M. Dose the pediatric advanced life support course improve knowledge of pediatric resuscitation? Pediatr Emerg Care 2002；18：168-70.
17) Jabbour M, Osmond MH, Klassen TP. Life support courses：Are they effective? Ann Emerg Med 1996；28：690-8.
18) Grant EC, Marczinski CA, Menon K. Using pediatric advanced life support in pediatric residency training：Does the curriculum need resuscitation? Pediatr Crit Care Med 2007；8：433-9.
19) Toback SL, Fiedor M, Kilpela B, et al. Impact of a pediatric primary care office-based mock code program on physician and staff confidence to perform life-saving skills. Pediatr Emerg Care 2006；22：415-22.
20) van Schalk SM, von Kohom I, O'Sullivan P. Pediatric resident confidence in resuscitation skills relates to mock code experience. Clin Pediatr（Philla）2008；47：777-83.
21) Mikrogiannakis A, Osmond MH, Nuth JE, et al. Evaluation of a multidisciplinary pediatric mock trauma code educational initiative：A pilot study. J Trauma 2008；64：761-7.
22) 田中哲郎. 我が国の小児救急医療体制の現状と今後の整備. 周産期医学 2002；32：612-6.

（遠山　悟史）

IV

緊急事態に対する電気的治療

はじめに

　心肺蘇生における電気的治療の適応となる不整脈としては心室細動（ventricular fibrillation：VF），無脈性心室性頻拍（pulseless ventricular tachycardia：pulseless VT）が代表的なものである。これらをいかに早く診断し，除細動をかけるかが心肺蘇生の大きな鍵であり，特に2000年の米国心臓協会（American Heart Association：AHA）のガイドラインでは電気ショックを3回行うこととなっており，かなり重点が置かれていたが，2005年のガイドラインでは1ショックプロトコルとなり，既存のCPRに重点が再度戻された観がある。いずれにせよ，VF，pulseless VTへの対応，診断と治療は心肺蘇生に不可欠であり，緊急事態の中で優先的に行うべき治療を選択していく必要がある。
　成人のBLSとACLSに関しての詳細は他章の記述をご参照いただき，本章では電気的・化学的除細動をメインに概説する。

AED（自動体外式除細動器，automated external defibrillator）

　心臓突然死は米国においては大体年間30～35万件と考えられており，心臓突然死は全死亡の約1/8である。また，すべての冠動脈死の50％は突然の予期できないものであり，年間1,000人あたり1～2人であるが，これらを救命することが突然死だけでなく，全死亡数の低下にも影響を与えうるほどである。この心臓突然死のほとんどが致死性不整脈であり，この救命に最も貢献することが除細動であることが判明した。このため，一瞬でも早く除細動を施行できるように特別な訓練を受けた医師・看護師・救急救命士以外の一般人にも扱える除細動器の開発が行われ，AEDとして発売された。世界の潮流を受け，AEDを使用しての一般人による除細動が2004年7月に日本でも可能となった。一般人でも使用可能なように設計されており，使用方法は至って簡便となっている。現在日本では，カルジオライフ（日本光電），ライフパック（メドトロニック），ハートスタート（フィリップス/フクダ電子），パラメディック（大宇ジャパン）の4製品が広く普及しており，2007年12月の段階で約20万台が全国に設置されている。2000年前後に電気ショックの出力が二相性のほうが単相性のものよりも除細動率が高いことが判明し，現在のAEDは二相性波形で出力するものが主流となっている。
　具体的使用法としてはBLSのプロトコルどおり以下のように行う。
　1）声をかけ，反応を確かめる。
　2）気道を確保し，AEDを持ってくるよう要請する。
　3）人工呼吸が可能なら2回行う。
　4）AEDが来るまで，胸骨圧迫30回＋人工呼吸2回を繰り返す。胸骨圧迫は100回/minのペースで速く，強く圧迫する。
　5）AED装着し心電図自動解析後ショック1回，その後CPR 5サイクル（2分間）。

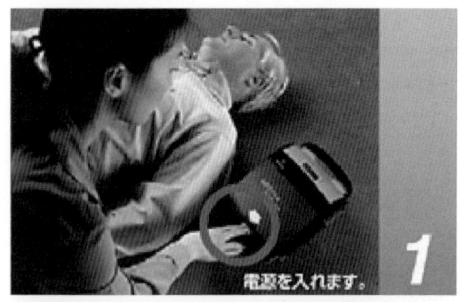

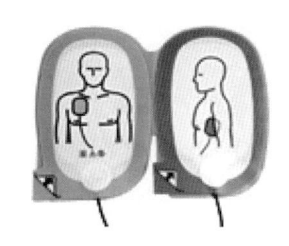

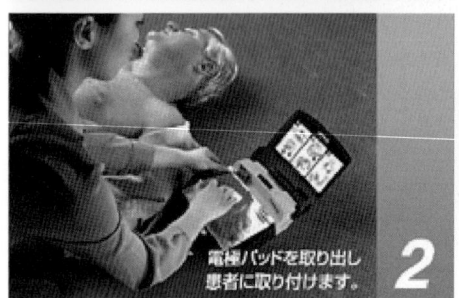

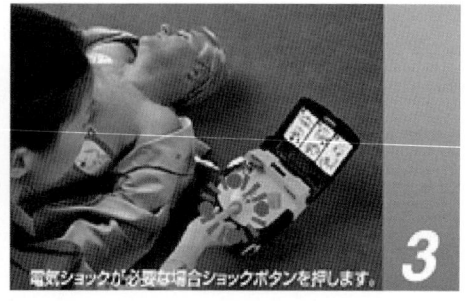

図1 AEDの使用法

大きな赤いハンドルが目立ち，音声ガイダンスに沿えば迷うことなく操作が可能である。
大きな赤いボタンが操作パネルには1つだけ付いている。必要時には明るく点滅するので，迷うことなくボタンを押せる。

【具体的な手技】

図1にライフパックCR Plus G2005（メドトロニック）の使用法を掲載する（メドトロニックホームページより転載）。

基本的には図1のように電極を貼り，音声ガイダンスに従ってボタンを押して除細動すればよく，AEDの適応か否かの判断さえ行えばよいと考えられる。

除細動器

筆者と同様，マニュアルの除細動器は認定医の取得にBLSなどが必須でなかったころの先生方には最もなじみ深いものと思われる。AEDとは異なり，経皮ペーシング機能と心電図への同期機能が付属しているものが多く出回っている。

VF，pulseless VTに対しての使用法はAEDと同様に電極を鎖骨下縁と心尖部に貼り，単相性なら200J〜360J，二相性矩形波では120J，二相性切断指数波では150〜200Jのエネルギー量で除細動を試みる。無効時は初回と同じまたは高いエネルギー量とする。経皮ペーシング機能がついているものであれば右冠動脈を責任病変とする急性心筋梗塞の治療時などは除細動とともに徐脈に対しての一時ペーシングも可能であり，大変便利である。

緊急時の一時ペーシングの適応となる疾患としては，以下のものが挙げられる。

1）高度徐脈

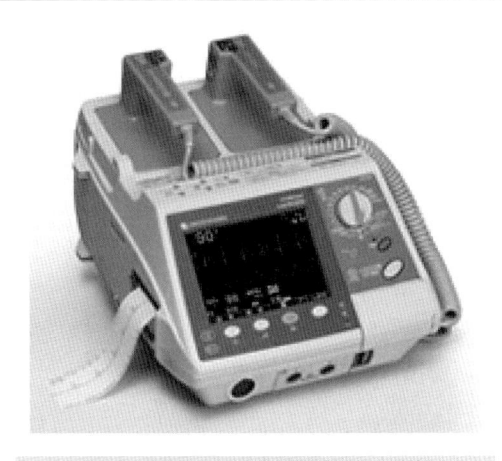

図2 マニュアル除細動器の一例
TEC-5500シリーズカルジオライフ
商品コード：TEC-5521・5531
（経皮ペーシング付き）
マニュアル除細動器の一例（日本光電ホームページより転載，機種はTEC-5531）

徐脈による症状を有するか血行動態悪化の原因となっている薬物抵抗性の洞機能不全，第二度・第三度の房室ブロック

2) 高度徐脈が出現する可能性の高い場合

急性心筋梗塞時の交代性脚ブロック，交代性束枝ブロック，2束ブロック＋第一度房室ブロック，モービッツⅡ型第二度房室ブロック，新たに出現した2束ブロック・左脚ブロック

3) 頻脈の治療

心房細動・発作性上室頻拍の停止，血行動態の安定した心室頻拍の停止，徐脈依存性に発症する心室頻拍の停止

このようなときは予防的に電極をAEDと同様に陰極パッチを心尖部に貼り，陽極パッチを右鎖骨直下もしくは椎骨棘突起と背部肩甲骨下極の間に貼っておくと機械をつなぐだけで除細動・ペーシング可能である。よく見られる日本光電のものを図2に示す。

AHA 2006年のガイドライン[1]では体外式直流通電の実施に必要な認知技能を下記のように設定しているので，確認していただきたい。

1) 直流通電の電気生理学的原理
2) 本手技の適応
3) 抗凝固療法の管理
4) 抗不整脈薬の適正使用と投与法
5) 鎮静薬の使用法と過量投与時の管理
6) 直流通電装置の知識，適切なエネルギーの選択と同期
7) 考慮される合併症の管理法：徐脈ペーシング，除細動，二次救命措置など
8) 体外式パドル・パッドの適切な設置
9) 直流通電前後の不整脈に対する適切なモニター表示と知識

10）心房細動に対する治療の失敗と治療直後の心房細動の再発の鑑別
11）ベースラインでの12誘導心電図の解析，急性変化の識別，薬物による毒性，直流通電の禁忌への知識

上室性頻拍への除細動

　VF, pulseless VTの治療は今まで述べてきたとおりであるが，術中などに発症した発作性心房細動，上室性頻拍の治療について付け加える。発作性心房細動，上室性頻拍は頻脈自体は一般的に生命にかかわらないが，高齢者などでは血行動態の破綻につながりうる。発作性心房細動に関しては48時間以上継続すると脳塞栓のリスクが高まるので48時間続くようなら薬物・電気的除細動を考慮する。上室性頻拍症においてもアデノシン三リン酸，ベラパミルなどが無効時には電気的除細動を試みる。心房細動を含む上室性頻拍の除細動で最も注意すべきは同期モードにしてから除細動を行うことである。除細動器のモニターを付け，R派をモニターが感知していることを確認してから50〜100Jの間でまず通電し，無効であれば150〜200Jまで出力を上げて再度施行する。またVF, pulseless VTとは異なり，意識がある状態での通電となるので，チオペンタールなどを使用して鎮静を行っておく。

　心房細動が48時間以上続いていると考えられるときは心房内に血栓がないことを経食道心エコーで確認してから除細動を行う。電極の貼る位置などは前述の部位と同様である。

経皮的ペーシング

　前項で記述したが，基本的に除細動器の一時ペースメーカ機能の付属しているものを使用して行う。経皮的ペーシングは出血性の合併症もなく，迅速にペーシングを開始できることから救急の現場では頻用される。使用法としては，除細動時と同じ部位に電極パッドを貼り，出力レートを40〜70回/min，刺激幅を20〜40msに設定して，出力を50mAくらいから漸増させていく。出力は最低の閾値＋5〜10mAとする。意識清明な患者だと疼痛を訴えることがあるので，そのようなときはback up rateを40回/min程度に低下させて対処する。

経静脈的ペーシング

　経皮的ペーシングは簡便なものの，ペーシングの確実性から考えると信頼性の面で不安が残り，経静脈的アプローチが最も確実にペーシングが可能である。穿刺部位は透視室が使えるか否かで大きく異なり，透視室に行くことができない状態であれば右内頸静脈が最も右室心尖部にペーシングカテーテルを挿入しやすい。ほかに鎖骨下静脈，大腿

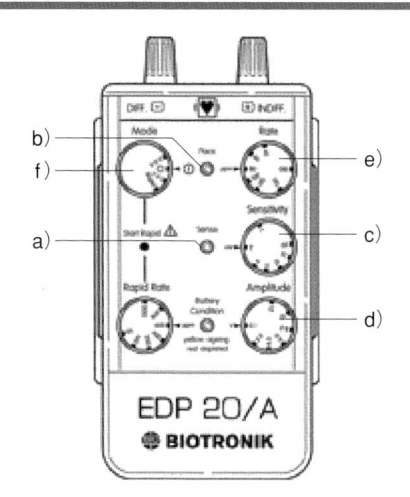

図3 本体の例
基本的に，a) 感知ランプ，b) 刺激ランプ，c) 感度設定つまみ，d) 出力設定つまみ，e) 刺激頻度設定つまみ，f) on, offモード設定つまみ，が存在することが多い。

静脈，前肘静脈などを用いる。

具体的施行法を以下に述べる。

1) 5～7 Frのシースを用意して，内頸静脈穿刺を行い，シースを挿入する。心電計の四肢誘導の電極を貼ってつなぐ。

2) ペーシングカテーテル（ペーシングのみのものとしては5 Frが一般的，7 Frと太くなるが，スワン・ガンツカテーテルの内腔から電極を通過させてペーシング可能なものもある）を挿入し，15 cmくらい進めた後，バルーンに空気を入れる。心電計の胸部誘導電極をカテーテルに付ける。四肢誘導の波形と比較しつつカテーテルを進めていくが，右房においてはP波が大きく記録される。そのまま進めると血流に沿って右心室にカテーテルが入りQRS波が大きく出てくる。この後バルーンを脱気し，進めるとカテーテル尖端の電極が心室壁に接触するためSTの上昇が認められる。

3) カテーテル先端部留置位置が動かないようにゆっくりとスタイレットを抜去する。

4) distal電極のプラグ（黒）を体外式ペースメーカのマイナス側の端子へつなぐ。同様に，proximal電極のプラグ（赤）をプラス側端子へ固定する。基本的に本体側の電極も赤と黒（もしくは青）に色分けされていることが多いので，同色のものをつなげばよい。

5) ペースメーカの設定

(a) VVI，VOOモードではレート設定ダイヤル（Rate），ラピッドペーシングモードではラピッドペーシングダイヤル（Rapid Rate）で設定する。基本的にVVIにすればよい。

(b) 感知ランプが点灯することを確認しつつ感度を最大値からゆっくりと下げていき，心室感知の閾値を測定する。感度は5 mV以上が望ましい。感度設定を閾値の1/4～1/2に設定する。

(c) レートを自己心拍から20回/分くらい上げて設定する。出力を最小値から徐々に大きくして心室が補捉されるとペーシング波形の後にwide QRS波を認めるので，この値を捕捉閾値とする。捕捉閾値は1V以下が望ましく，閾値の3～5倍程度に設定する。
　(d) レートを適当な値に再設定する。
　ただし，観血的手技であるため，合併症がどうしても存在する。主なものとしては，①VF，VTの誘発，②心室穿孔，③静脈血栓症・肺塞栓症，④菌血・敗血症，⑤動脈穿刺，⑥気胸，⑦横隔膜ペーシングが挙げられる。
　特に問題となるのは心室穿孔で，約1％が心タンポナーデになるといわれている。

ICD（植え込み型除細動器，implantable cardioverter defibrillator）

　さて，除細動によって急性期を乗り越えた後に，同様の発作に対して最も有効なものは抗不整脈薬よりもICDであることは諸文献によって既知のものとなっているが，ICDの適応などについても概説する。ICDは抗不整脈薬治療群と比較して25～55％死亡率を低下させる。ICDは従来のペースメーカの感知機能を応用したものであるが，誤作動のリスクが高いため，感知機能をより厳密なものとする必要がある。出現当初のICDは外観的にはどちらかというと除細動器に近いもので，開胸手術によって除細動パッチを心周囲に設置していた。心機能低下症例でもあり，周術期死亡率5％とかなり高率であったが，第三世代から心内膜電極となり，プログラム機能が進歩し，第四世代となるとAED同様二相性除細動刺激による出力の低下が実現し，ペースメーカ同様の大きさ，植え込みが可能となった。その後DDDもしくはDDD-Rペーシングが可能な第五世代となって現在に至っている。
　各種臨床試験の結果，適応が拡大し，現時点での適応はAHA 2002[2]のガイドラインをベースに2006[1]，2008[3]に小改訂が行われている。
　ICDの適応Class I（確実な適応）としては，以下が挙げられる。
　1）心室細動あるいは心室頻拍による心停止のうち一過性でないもの，あるいは可逆的な原因によらないもの。
　2）器質的心疾患に関連した自然発作の持続性心室頻拍。
　3）原因不明の失神があり，電気生理学的検査で臨床的に認められるものと同様で，かつ血行動態の破綻する持続性心室頻拍あるいは心室細動を伴うもの。
　4）急性心筋梗塞後40日以上経過し，左室機能がEF 35％以下で，かつNYHA IIもしくはIIIの心不全症状があるもの。
　5）非虚血性拡張型心筋症で，左室機能がEF 35％以下で，かつNYHA IIもしくはIIIの心不全症状があるもの。
　6）急性心筋梗塞後40日以上経過し，左室機能がEF 30％以下で，かつNYHA Iの心不全症状があるもの。
　7）陳旧性心筋梗塞で血行動態の破綻しない心室頻拍のある，EF 40％以下で，かつ電気生理学的検査で血行動態の破綻する心室頻拍もしくは心室細動が誘発されるもの。

このように適応が拡大してきているので，心肺蘇生後これらに当てはまる患者に対しては ICD の植え込みを考慮する。

麻酔科の先生方には，今後ペースメーカとともに ICD 植え込み後の患者に麻酔を行う機会が増えると考えられるので，AHA の勧告をご一読いただければ幸いである[4]。

CRT（心臓再同期療法，cardiac resynchronization therapy）

心不全の中でも，心電図上 wide QRS を呈し，心機能の重度低下症例は，心室の同期不良がポンプ機能低下につながっているため，両心室ペーシング（biventricular pacing）を行うと心機能が劇的に改善することがある。このため，左室機能の著明低下症例に両心室ペーシングを行うため CRT を挿入することがあるが，前述のように対象群が基本的に同じであるため，デバイスとして除細動機能の付属する CRT-D（defibrillation capacity）を植え込むことが多くなっている。CRT は wide QRS を呈する心不全の患者の生命予後を optimal な内服治療より 36％改善することができることが判明している。しかし，除細動機能の付いていない CRT との比較では有意差はなく，また不応症例も多いことから適応症例の選択の指標が各種提唱されているが決め手に欠けているのが現状である。

以上，除細動を含めた心肺蘇生に関係したデバイスについて簡単に解説させていただいたが，興味のある方は文献 3 を参照されたい。

■参考文献

1) ACC/AHA/ESC 2006 guidelines for management of patients with ventricular arrhythmias and the prevention of sudden cardiac death. A report of the American College of Cardiology/American Heart Association task force and the European Society of Cardiology committee for practice guidelines (Writing committee to develop guidelines for management of patients with ventricular arrhythmias and the prevention of sudden cardiac death): Developed in collaboration with the European Heart Rhythm Association and the Heart Rhythm Society. Circulation 2006; 114: e385-484.

2) ACC/AHA/NASPE 2002 guideline update for implantation of cardiac pacemakers and antiarrhythmia devices: Summary article. A report of the American College of Cardiology/American Heart Association task force on practice guidelines (ACC/AHA/NASPE committee to update the 1998 pacemaker guidelines). Circulation 2002; 106: 2145-61.

3) ACC/AHA/HRS 2008 guidelines for device-based therapy of cardiac rhythm abnormalities. A report of the American College of Cardiology/American Heart Association task force on practice guidelines (Writing committee to revise the ACC/AHA/NASPE 2002 guideline update for implantation of cardiac pacemakers and antiarrhythmia devices): Developed in collaboration with the American Association for Thoracic Surgery and Society of Thoracic Surgeons. Circulation 2008; 117: e350-408.

4) Clinical assessment and management of patients with implanted cardioverter-defibrillators presenting to nonelectrophysiologists. Circulation 2004; 110: 3866-9.

〈原口　剛，磯部　光章〉

V

新生児蘇生法

新生児蘇生法の対象

1 新生児蘇生法の対象

　新生児は医学的には出生後28日以内を指すが，新生児と乳児の救急蘇生法が異なるため生後1カ月未満の新生児に心肺蘇生を実施する際には混乱が生じる。新生児・小児・乳児の分類にこだわりすぎると心肺蘇生が手控えられたり，開始が遅れたりすることも起こりかねないため，日本救急医療財団心肺蘇生法委員会監修の救急蘇生法の指針《2005》医療従事者用（改訂3版）[1]（以下，日本版ガイドライン）では以下の原則を提示している。

- 分娩室，新生児室および新生児集中治療室（neonatal intensive care unit：NICU）における（修正月齢1カ月未満）児の蘇生は，新生児蘇生法で行う。
- 小児科外来，小児病棟および小児集中治療室（pediatric intensive care unit：PICU）で出生28日以内の児の蘇生を行う場合，乳児の蘇生法で行うのか，新生児の蘇生法で行うのかは，それぞれの施設であらかじめ決められた方針に従う。
- 分娩施設外での新生児仮死に対して，新生児の蘇生を専門としない救助者（救急隊員など）が蘇生を行う場合は，乳児の蘇生法で行ってもよい。

　本章では，この日本版ガイドラインに従って新生児蘇生に必要な知識を解説する。また，早産児や横隔膜ヘルニアなどハイリスクの分娩が予測された場合は，複数の新生児の専門家が立ち会うべきである。

2 どのような新生児が蘇生を必要とするか

　近年，わが国ではハイリスク分娩やハイリスク新生児が予想された母体は地域周産期センターや総合周産期母子医療センターに搬送され，小児科医が分娩に立ち会うシステムが確立しつつある。しかし全分娩の約半数は，産科診療所や助産施設で取り扱われているのが現状である[1]。また，すべてのハイリスク新生児の出生予知は困難であり，全く順調な妊娠経過の場合でも胎外環境への適応障害が突然出現することはまれではない。出生により，胎児は新生児として胎外環境に適応した呼吸・循環動態へ劇的な変化を遂げるが，約10％の新生児がこの変化に適応できず，なんらかの助けを必要とする。さらに全出生の1％が救命するために高度な蘇生手技を必要とする[1]。

　図1に新生児に必要な蘇生手技とそれが必要な新生児の数との関係を示した[2]。米国心臓協会（American Heart Association：AHA）や国際蘇生連絡協議会（International Liaison Committee on Resuscitation：ILCOR）は，すでに2000年の段階で，"新生児の蘇生を開始することのできる要員が少なくとも1人，すべての分娩に専任で立ち会うべきである。気管挿管と薬剤投与を含むすべての蘇生技術を備えている医療従事者が，いつでも手助けできるようにしておく"ことを推奨している。

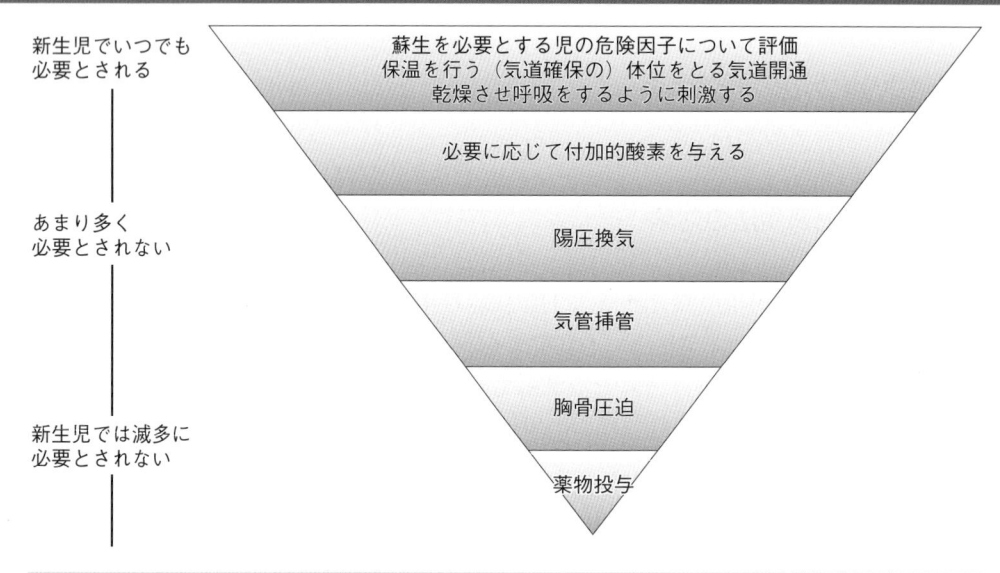

図1 新生児蘇生手技とそれが必要な新生児の数との関係
下段にいくほど，ごく一部の新生児が必要とする手技であることを示す。
（田村正徳監訳．AAP/AHA 新生児蘇生テキストブック．東京：医学書院；2006. p.1-2より改変引用）

新生児蘇生に必要な基礎知識

1 新生児の分類

a. 出生体重による分類

低出生体重児：出生体重2,500g未満
極低出生体重児：出生体重1,500g未満
超低出生体重児：出生体重1,000g未満

b. 在胎週数による分類

早（期）産児：在胎37週未満で出生した児
正期産児：在胎37週以上42週未満で出生した児
過期産児：在胎42週以上で出生した児

2 呼吸・循環の変化

a. 胎児循環

　出生前，胎内では児の肺胞は虚脱することなく肺液で満たされ拡張している。肺液は胃液に似てクロール濃度は高いが，タンパク濃度は極めて低い。出生後，第一呼吸以後の肺呼吸によるガス交換を開始するまでは，胎児は母親の子宮内で胎盤を通してすべて

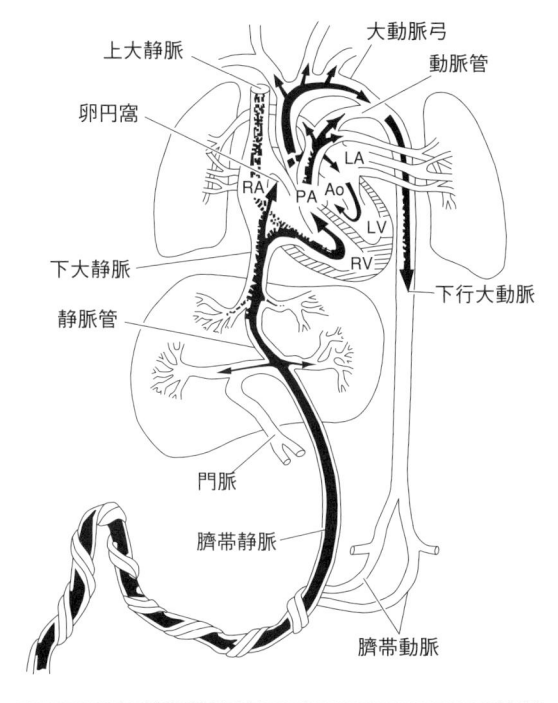

図2 胎児循環の図
(門間和夫. 胎児期の血行動態とその出生時変化. 高尾篤良, 門間和夫, 中澤 誠ほか編. 臨床発達心臓病学. 改訂3版. 東京：中外医学社；2001. p.59-65より引用)

の栄養をもらい，排泄を行い，ガス交換を行っている．したがって，胎児循環では肺・腎臓・消化管への血流はそれほど多くなく，以下の点で出生後の循環と異なっている[3]．

- 栄養，排泄，ガス交換を行う胎盤へ大量の血液が流れる（右室と左室の拍出量の約40％，図2）．
- 肺血管は強く収縮し，肺動脈圧は大動脈圧に等しい．また，肺血管抵抗は出生後の10倍以上であり，肺血流量は少ない．
- 太い動脈管が肺動脈と大動脈をつなぎ，右室の拍出する血液の大部分が大動脈へ流れる（胎児では右室も左室も並列で大動脈へ血液を送っている）．
- 卵円孔が右房と左房をつなぎ，胎盤からの酸素に富む血液が左室，大動脈へと流れる．
- 静脈管が臍静脈と下大静脈をつなぎ，胎盤からの血液が肝実質をバイパスして心臓へ流れ込む．
- 胎生期には自ら体温調節や運動をしないため，心臓の予備能がほとんどない．

胎児期は成人に比較してヘモグロビンの大部分が酸素との親和性が高いヘモグロビンFで構成されている．これによって母体血よりも低い酸素分圧でも，より高い酸素飽和度を得ることが可能となっている[4]（図3）．また，前述のように非常に高い肺血管抵抗のために肺へ流れる血液は，右室の拍出する血液の10％のみである．

以上のような胎児循環の動態から，心房，心室がおのおの単一であっても大きな循環障害は起こりにくい．

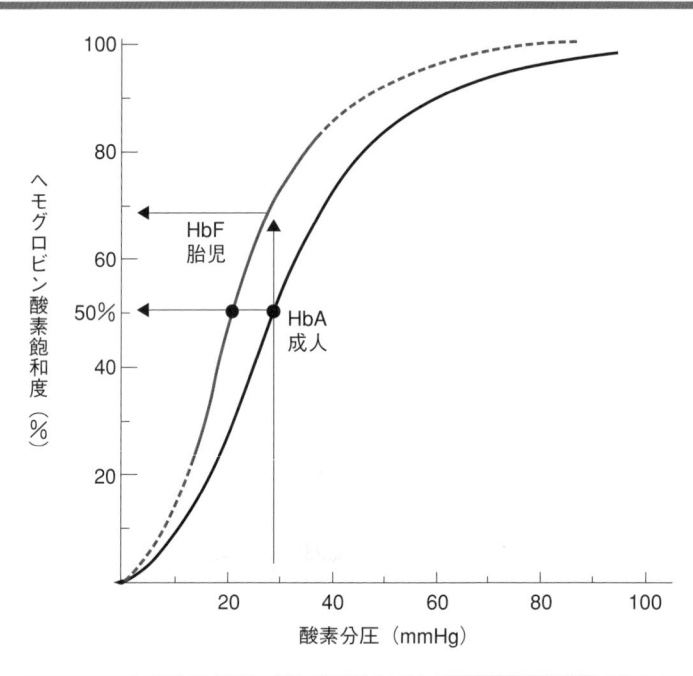

図3 成人血と胎児血の酸素解離曲線
(田村正徳監. 日本版救急蘇生ガイドラインに基づく新生児蘇生法テキスト. 東京:メジカルビュー社;2007. p.27 より引用)

b. 出生と第一呼吸に伴う変化

　第一呼吸がなぜ起こるのかはいまだ解決されていない[4]。肺での呼吸が始まると,胎盤への血流は不要となり,自分で体温を調節し,哺乳その他の仕事を行うため,体組織へ効率よく大量の酸素を供給することが必要となり,出生後ただちに以下の変化が起こる[2]。
　①臍帯動静脈は収縮し,結紮される。これにより低抵抗系の胎盤循環が除去され,体血圧が上昇する。
　②呼吸の開始により,以下の機序で,肺血管抵抗は胎生期の1/10まで急速に低下する。
　●肺胞内の液体は肺組織に吸収され,空気で置き換えられることにより,物理的に肺が拡張する。
　●拡張した肺に空気(酸素濃度21%)が流入することにより,肺の細動脈でのPo_2は上昇し,肺血管は弛緩する。酸素分圧の上昇により,胎生期のアシドーシスが改善することもこれに関与する。
　●リズミカルな肺胞の呼吸運動はその周囲の血管内皮のプロスタサイクリンの産生を増加させ,プロスタサイクリンが血管を拡張させる[5]。
　また,胎児通路(動脈管,静脈管,卵円孔)が閉鎖することにより肺循環と体循環が分離し,この2つの循環が直列に並ぶことになる。
　以上のような正常な移行における最初の段階は出生後数分以内に起こるが,すべての過程が完了するには出生後数時間から数日かかる。また,肺血管抵抗が完全に低下するには生後数カ月間を要する[2]。

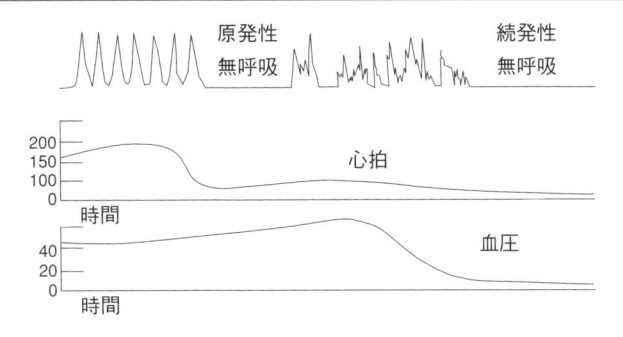

図4 無呼吸と血圧，脈拍

心拍は児が原発性無呼吸になると同時に低下し始める。血圧は通常，（失血により早期に低血圧が発生しないかぎり）続発性無呼吸まで維持される。

（田村正徳監訳. AAP/AHA新生児蘇生テキストブック. 東京：医学書院；2006. p.1-8より引用）

3 正常な移行が中断されたときの児の反応

　新生児の肺が液体に満たされた状態から，空気に置き換わり，肺血管抵抗が減少し，胎児循環から胎外循環に移行する一連の過程が中断されると，肺の小動脈は収縮したまま，肺胞は空気の代わりに液体で満たされ，体循環の血液は酸素化されないままとなる。

　酸素の供給が減少しても，心臓や脳といった重要臓器の血流は一時的に維持されるが，低酸素が継続すると心筋の機能や心拍出量は低下し，血圧が維持できなくなる。このような状態に陥った児は，下記のような臨床症状を1つまたはそれ以上示す[2]。

- 脳，筋肉，その他の臓器への不十分な酸素運搬による筋緊張低下
- 脳への不十分な酸素運搬による呼吸駆動の抑制
- 心臓の筋肉または脳幹への不十分な酸素運搬による徐脈
- 心筋への不十分な酸素運搬，失血，あるいは出生前，出生時の胎盤からの不十分な血液灌流による低血圧
- 胎児肺液の吸収不全による多呼吸
- 血液中の不十分な酸素によるチアノーゼ

　このような症状をたどるとき，注意すべき症状が無呼吸であり，原発性無呼吸と続発性無呼吸がある（図4）。原発性無呼吸は浅表性の速い呼吸の後に，無呼吸が見られるもので，刺激により呼吸を再開する。しかし，この状態を放置すると徐々に喘ぎ呼吸を呈するようになり，無呼吸を起こす（続発性無呼吸）。続発性無呼吸の時期には，刺激では呼吸は再開せず，それまでは維持されていた血圧が低下するようになる。続発性無呼吸は低酸素の持続時間がより長かったことを示し，補助呼吸が必要となる。しかし，いったん換気が確立されれば，このような状態にある新生児のほとんどが心拍の急激な改善を示す。有効な換気でも急激な心拍の上昇が見られなければ，障害された期間が長すぎた可能性があり，胸骨圧迫や薬剤投与が必要となる。

　また，同様の症状の多くは，感染や低血糖などの病態や出生前母体に投与された催眠

表1 新生児蘇生の必要性と関連のある危険因子（分娩前因子）

母体糖尿病	胎児水腫
妊娠高血圧症	過期産
慢性高血圧	多胎
胎児貧血または同種免疫	在胎週数-身体発育不一致
前回胎児または新生児死亡	マグネシウム，交感神経遮断薬
第二または第三期出血	母体薬物乱用
母体感染	胎児先天異常，奇形
母体心，腎，肺，甲状腺，神経疾患	胎児活動性低下
羊水過多・過少	未妊娠健診
前期破水	16歳未満または35歳以上の出産

（田村正徳監訳．AAP/AHA新生児蘇生テキストブック．東京：医学書院；2006. p.1-15より改変引用）

表2 新生児蘇生の必要性と関連のある危険因子（分娩時因子）

緊急帝王切開	持続性胎児徐脈
鉗子または吸引分娩	胎児機能不全症候群
骨盤位または他の異常胎位	胎児心拍パターンの異常
早期陣痛発来	全身麻酔の使用
堕落産	子宮収縮薬過剰
羊膜絨毛膜炎	分娩4時間以内の母体への麻酔薬投与
長期破水（分娩前18時間以上）	胎便による羊水混濁
遷延分娩陣痛（24時間以上）	臍帯脱出
第2期分娩陣痛の遷延（2時間以上）	胎盤早期剥離
巨大児	前置胎盤
	分娩時出血過多

（田村正徳監訳．AAP/AHA新生児蘇生テキストブック．東京：医学書院；2006. p.1-15より改変引用）

薬や全身麻酔薬のような薬物により児の呼吸努力が抑制された場合にも起こりうることを銘記すべきである．

4 危険因子の把握

蘇生の必要性は全く予期せぬ出来事として起こりうるため，すべての出生で新生児の蘇生ができるように備えるべきである．しかし，危険因子を十分に考慮すると，蘇生を必要とする新生児の半分以上を出生前に特定できる．

新生児蘇生の必要性と関連がある危険因子を，表1，表2[2]に列記した．新生児蘇生にかかわる可能性がある場合は各疾患の対応法について習熟しておく必要がある．麻酔科医としては，危険因子を十分に考慮し，新生児蘇生の必要性を予測したら，立ち会いのできる熟練した新生児科医を確保し，十分に連携を図ることが重要である．各危険因子についての詳しい解説は成書[6,7]を参照されたい．

V. 新生児蘇生法

新生児蘇生法

1 アルゴリズム

　図5に日本救急医療財団心肺蘇生法委員会日本版救急蘇生ガイドライン策定小委員会[1]作成の新生児の蘇生アルゴリズムを示す。新生児の蘇生アルゴリズムでは，胸骨圧迫による心補助を主眼とした成人の心肺蘇生法と異なり，呼吸補助・自発呼吸の確立を主眼としている。

　アルゴリズムは胎便による羊水混濁の有無により，出生直後（初期評価），胎便による羊水混濁があると判断した後，蘇生の初期処置後の3つのステージに分けられ（表3），ステージごとに"評価"を行い，評価に基づき"介入"し30秒ごとに"再評価"と"介入"を繰り返す構成になっている。なお，蘇生に先立ち表4に示した物品が準備されていることを確認する。

2 初期評価

　出生した児に蘇生が必要かどうかは，表5に挙げた4項目を評価する。いずれかに問題があれば後述の"蘇生の初期処置"を開始する。

　羊水が胎便で汚れている場合，子宮内で胎児が強いストレスを受けたことを示唆する。迅速に気管内吸引の必要性を判断する必要がある。

　90％以上の児は子宮内環境から速やかに胎外環境へ移行することができる[2]。その大多数は満期で出生した児である。早産児であれば，なんらかの蘇生処置が必要になる可能性が有意に高くなる。在胎満37週以前に出生した早産児は，正期産児と全く異なる解剖学的・生理学的特徴を有する（表6）。

　有効な呼吸をしているかどうかを確認する。元気のよい啼泣も児が呼吸していることを意味する。喘ぎ呼吸では有効な換気は得られないうえ，重篤な神経学的また呼吸抑制状態を意味している。喘ぎ呼吸は全く呼吸をしていない無呼吸と同様の介入が必要となる。

　新生児がぐったりしていないかを確認する。新生児期は伸筋に比べ，屈筋のトーヌスが亢進しており，健康な満期産児は四肢を屈曲させ，活発に動かしているはずである。

　アプガー採点法（表7）に代表されるように，従来，出生直後に皮膚色を評価すると教えられてきた。しかし，いくつかの研究では，満期の新生児が正常に胎外環境に適応した場合でも酸素飽和度が90％以上になるのに10分以上かかることが示されており[2]，出生直後の児に全身チアノーゼがあっても急いで酸素投与する必要はないとの考えが主流となってきている。このため出生時蘇生処置が必要かどうかを判定するための評価から，皮膚色が除外された。また，アプガー採点法は新生児の全身状態や蘇生への反応に関する情報を伝えるには有用であるが，蘇生は1分値をつける前に始められるべきであり，ア

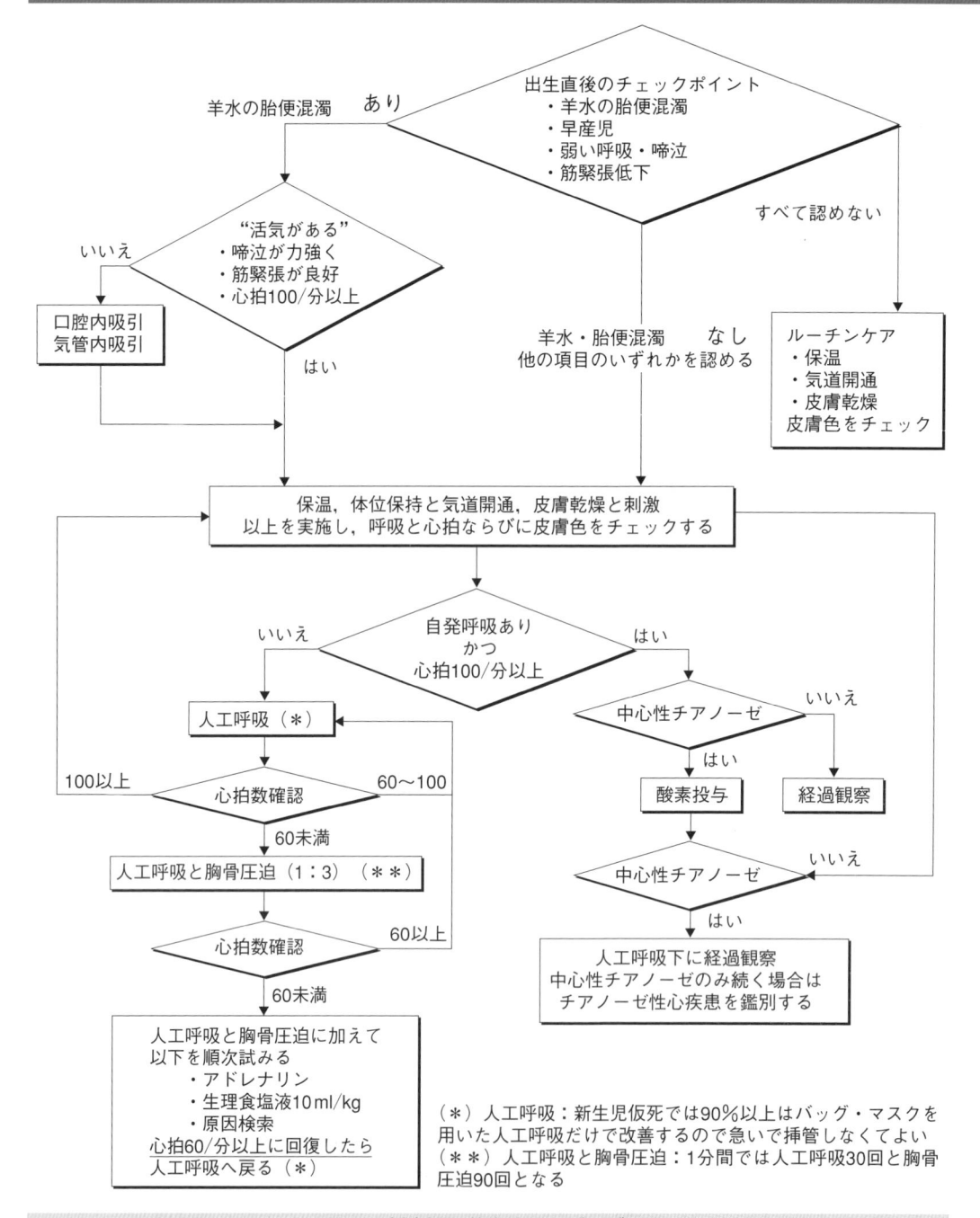

図5　新生児の蘇生法アルゴリズム
(日本救急医療財団心肺蘇生法委員会監. 日本版救急蘇生ガイドライン策定小委員会編著. 救急蘇生法の指針
《2005》医療従事者用. 改訂3版. 東京：へるす出版；2007. p.129より引用)

　アプガー採点法は蘇生の必要性やどのような蘇生処置が必要か, あるいはいつ蘇生を始めるかを判断するために使用することはできない[2]。
　通常の妊婦検診を受けている場合, 在胎週数はあらかじめ計算されているはずであり, 蘇生に当たる前に必ず確認をする。また, 胎便による羊水混濁の有無は, 経腟分娩, 帝

表3 蘇生のステージと評価項目

蘇生のステージ	評価項目
初期評価	羊水の胎便混濁・出生週数・呼吸/啼泣・筋緊張
胎便混濁がある場合	活気があるかどうか（啼泣・筋緊張・心拍）
初期処置後	呼吸・心拍・皮膚色

王切開にかかわらず，助産師・産科医と連携することで，児が蘇生に当たる者の手元に来る前に分かることが多い。蘇生に当たる前に，できるだけ多くの情報を集め，必要な人員を確保しておく（表1，表2）。

3 ルーチンケア

出生直後のチェックポイントに特に問題がない場合は，表8に示したルーチンケアを行った後，皮膚色を評価する。これらの児では，処置のために母親から分離される必要はなく，児を直接母親の胸に置いて，乾燥させ，乾いたリネンで覆うことにより，体温調節を行うことができる。早期の母子接触は愛着形成にも有用であるとされる[4]。必要なら，児の口と鼻を拭くことで気道を開通させることができる。乱暴な吸引により，喉頭痙攣や迷走神経反射による徐脈，自発呼吸の開始の遅延をもたらすことがある。吸引が必要な場合，8〜10 Frの吸引チューブを使用する。さらなる処置が必要かどうかを判断するために，引き続き呼吸，体動，皮膚色を観察する。

4 初期処置

出生直後のチェックポイントのいずれか1つでも異常がある場合は，初期処置を行う。胎便による羊水混濁がある場合は胎便吸引症候群（meconium aspiration syndrome：MAS）を防止するために，初期処置の前に気道から胎便を除去する必要がある。

a. 羊水の胎便混濁がある場合の初期処置

羊水が胎便で混濁している場合は，ラジアントウォーマで体温を維持しつつ，気道の胎便を除去する。どこまで積極的に胎便を除去するかは"児に活気があるか否か"で決まり，羊水混濁の程度は問わない。表9の条件をすべて満たすとき，"児に活気がある"と判断する。児に活気がないと判断された場合，ただちに喉頭鏡直視下に気管内吸引を行うか，気管挿管を行って気管内の吸引を行う。児に活気がある場合は，太めの吸引カテーテル（12〜14 Fr）で口腔および鼻腔内を吸引して，必要に応じて次の蘇生処置に進む。この場合，鼻腔内吸引よりも，口腔内吸引を優先する。児に活気がある場合は，気管内吸引を行っても予後の改善につながらず，かえって気管内吸引や気管挿管による合併症のほうが問題となるので推奨されない。胎便を十分に除去した後，蘇生の初期処置（①保温，②体位保持と気道開通，③皮膚乾燥と刺激）を行う。

表4	新生児蘇生用備品および用具
吸引装置	バルブシリンジ 機械式吸引器とチューブ 吸引カテーテル 5, 6, 8, 10, 12, 14 Fr 8 Fr 栄養チューブと 20 ml シリンジ 胎便吸引器
バッグ&マスク装置	90〜100％酸素を供給できる陽圧換気を行う道具（流量膨張式バッグ，リザーバー付き自己膨張式バッグ） フェイスマスク 流量計付き酸素源
挿管用装置	直ブレードの喉頭鏡 No.0（早産児）と No.1（正期産児） 喉頭鏡用の予備電球と電池 気管チューブ内径 2.5〜4.0 mm の間で 5 mm 刻み スタイレット ハサミ テープまたは気管チューブを固定するもの CO_2 検出器またはカプノグラフ ラリンジアルマスク
医薬品	アドレナリン 血漿増量用の等張晶質液（生理食塩液または乳酸リンゲル） 重炭酸ナトリウム 塩酸ナロキソン 10％デキストロース液 フラッシュ用生理食塩液 臍帯血管カテーテル用具 滅菌手袋 外科用メスまたはハサミ 消毒液 臍帯テープ 臍帯カテーテル 3.5 Fr, 5 Fr 三方活栓 注射器 1, 3, 5, 10, 20, 50 ml 針 25, 21, 18 G
その他	手袋および適当な個人用保護具 ラジアントウォーマまたは他の熱源 硬いパット付き蘇生板 秒針付き時計 温めたリネン 聴診器（新生児用のものが望ましい） テープ 1/2 または 3/4 インチ 心電図モニターと電極またはパルスオキシメータとプローブ 口腔エアウェイ（長さ 30, 40, 50 mm）

b. 羊水の胎便混濁がない場合の初期処置

初期評価の4項目のうち，羊水混濁以外の項目のいずれかに問題がある場合は，保温し

表5　出生直後のチェックポイント

・羊水の胎便混濁がないか？
・成熟児か？
・呼吸または啼泣は良好か？
・筋緊張は良好か？

表6　早産児の特徴

・換気が困難となるサーファクタントの欠乏した肺
・呼吸駆動を減少させる未熟な脳発達
・自発呼吸をさらに困難にする弱い筋肉
・急速な体温喪失の原因となる薄い皮膚，大きな体表面積，少ない脂肪
・感染を合併して出生することの高い確率
・ストレス時に出血しやすいかなり脆弱な脳内の血管
・失血による血漿量減少を来しやすい少ない循環血液量
・過剰な酸素で容易に傷害される未熟な組織

表7　アプガー採点法

徴候	0点	1点	2点
皮膚色	青色か蒼白	四肢チアノーゼ	全身ピンク
心拍数（回/分）	なし	＜100	＞100
反射性・易刺激性	反応なし	顔をしかめる	泣く，元気に引っこめる
筋緊張	ぐったりした	やや屈曲	活発な運動
呼吸	なし	弱い鳴き声　低換気	良好　啼泣

　5つの徴候を評価する。それぞれの項目について0～2点の点数をつけ5つの徴候の合計点がアプガー採点法となる。蘇生による介入処置は採点法の構成要素に影響を与えるため，行われている蘇生手段も同時に記録する。

表8　ルーチンケア

・保温に配慮する
・気道を確保する体位をとらせる
・皮膚の羊水を拭き取る

表9　羊水に胎便混濁がある場合の"活気のある児"の条件

・力強い啼泣あるいは呼吸
・良好な筋緊張
・心拍数が100回/分以上

表10　バッグマスクが効果的でない場合

・マスクが顔に密着していない
・気道閉塞
・換気圧が低い
・流量調節弁が過度に解放している
・酸素濃度が低い

ながら自発呼吸の誘発を目指すことになる。

1）保温

新生児は体温低下を来しやすく，低体温によるシバリングは酸素消費量を著しく増大させ，低酸素症，アシドーシス，肺血管抵抗増大，循環不全を増悪させて悪循環に陥らせる。以下の処置を行う。

- 分娩室や新生児蘇生室の室温が低くなりすぎないようにする。
- 蘇生は新生児の体を乾いたタオルでよく拭きながら，インファントラジアントウォーマの上で行う。
- 濡れたリネンはこまめに交換する。
- 極低出生体重児の場合，出生直後につま先から肩までプラスチックバッグや，サランラップ®などで覆うことも推奨されている。

2）気道確保

仮死の徴候のある新生児は，ただちに仰臥位でsniffing positionをとらせる。新生児は後頭部が大きいので，肩の下に巻いたハンドタオルやおむつを敷き，肩枕とすると気道確保がしやすい。吸引が必要な場合には，ゴム式吸引器または吸引カテーテルを用いて，口腔から鼻腔の順（Mouth→Nose）の順に吸引する。鼻腔吸引は口腔内吸引に比して自発呼吸を誘発しやすいので，先に吸引すると口腔内分泌物を誤嚥する危険性があるからである。吸引カテーテルは成熟児で10 Fr，低出生体重児では児の大きさに応じて6〜8 Frを用いる。吸引圧は100 mmHg（13 kPa）を超えないようにする。呼吸に問題がなければ，ルーチンに吸引する必要はない。

3）皮膚刺激

保温，気道確保を行った後，まだ自発呼吸が確立しなければ，皮膚刺激を行う。乾いたタオルを用いて，児の背部，体幹，あるいは四肢を優しくこする。自発呼吸が誘発されなければ，児の足底を平手で2〜3回叩いたり，指先ではじいたりする。背部をこすってもよい。その後，再度気道確保の体位をとらせる。以上により自発呼吸が誘発されなければ，刺激に時間をかけすぎることなく人工呼吸に進む。

5 初期処置後の評価と次の処置

蘇生の初期処置（①保温，②体位保持と気道確保，③皮膚乾燥と刺激）施行後，その効果を判定するために呼吸・心拍数・皮膚色をチェックする（表3）。

呼　吸：自発呼吸が十分にあるかどうか（胸壁の動き，速さ）を判断する。
　　　　喘ぎ呼吸は換気効果がほとんどないので，無呼吸と判断する。
心拍数：100回/分以上ない場合は異常と判断する。
　　　　臍帯の付け根をつまんで臍帯動脈の拍動を触知する。触知できない場合は，胸部の聴診で行う。計測は6秒間行って，10倍し，1分あたりの心拍数を判断

する。

皮膚色：顔面色で中心性チアノーゼの有無を判断する。

3項目すべてに異常がなければ，慎重にモニタリングを続行し異常の発見に努める。いずれか1つでも異常があれば以下の処置を行う。

a. 酸素投与

自発呼吸があり，心拍数が100回/分以上であるが，中心性チアノーゼがある場合，フリーフローによる酸素投与を行う。フリーフロー酸素は，児の鼻の上に吹き付けられる酸素のことを示しており，児は酸素に富んだ空気を呼吸することになる（通常5l/分程度）。酸素はチューブを持つ手で作るカップ状のくぼみ，酸素マスク，流量膨張式バッグなどを用いて投与する。閉鎖式のリザーバのない自己膨張式バッグでは高濃度酸素が投与できない。

近年，新生児仮死に対する100％酸素投与の是非が盛んに議論されているが，100％酸素投与を避けることは科学的根拠になお乏しい。現段階では，蘇生の初期にもかかわらず中心性チアノーゼを認める場合や，人工呼吸を開始するときには100％酸素を使用することが推奨されている[1]。早産児は高酸素血症の悪影響を受けやすいので，動脈血酸素飽和度が85〜95％の範囲になるように，パルスオキメータとブレンダを用いて酸素濃度を必要最小限に調整する。

中心性チアノーゼが消失すれば，児の皮膚がピンクであり続けるかぎり徐々に付加酸素量を減らしていく。フリーフロー酸素を投与してもチアノーゼが持続する場合，児は重大な呼吸器疾患に罹患している可能性があり，陽圧換気の適応がある。もし換気が適切に行われても児のチアノーゼが持続する場合は，チアノーゼ性先天性心疾患か新生児遷延性肺高血圧症の診断も考慮されるべきである。

b. 人工呼吸

無呼吸，喘ぎ呼吸，徐脈（100回/分以下）のいずれかを認める場合，あるいは100％酸素投与によっても中心性チアノーゼが続く場合，ただちに人工呼吸を開始する。

1）バッグの選択

熟練者は流量膨張式バッグを用いたほうがより効果的な換気ができ，100％酸素投与も容易であるが，必ず圧力計に接続し換気圧をチェックする。熟練者でない場合は，自己膨張式バッグのほうが扱いやすい。ただし，閉鎖式酸素リザーバーを付けないかぎり，高濃度酸素やフリーフローの酸素は投与できないことは成人の場合と同様である。自己膨張式バッグを用いる場合，容量は最低400〜500ml，吸気時間を少なくとも1秒以上続けられるものを選ぶ。また，過剰加圧防止弁は30〜35cmH$_2$Oで作動するように設定する。

2）マスクの選択と保持

マスクは，児の鼻と口を覆うが，目にはかからないサイズを選択する。眼球を圧迫すると，迷走神経反射により徐脈を来すだけでなく，眼球損傷のおそれがある。

片手で児の下顎とマスクとを固定し，他方の手でバッグを加圧する。親指と人差し指でCの字を作り，マスクを顔に密着させ，中指で下顎を軽く持ち上げるようにする（ICクランプ法）。肩枕を入れると，下顎を意識的に持ち上げなくともsniffing positionを保ちやすい。

3）換気圧と回数

出生直後の呼吸開始時には，30〜40cmH$_2$Oあるいはそれ以上の気道内圧と長めの吸気時間が必要である。児の胸部が十分に膨らむ程度の圧が適切である。人工呼吸の回数は40〜60回/分（胸骨圧迫を併用する場合は30回/分）が必要である。バッグ・マスクを長時間使用するときは，6〜10Frのカテーテルを胃内に留置し胃膨満を防止する。カテーテルの挿入長は新生児の鼻の付け根−外耳孔−剣状突起と臍の中間の距離の総和を目安とする。

4）バッグ・マスクが効果的でない場合

仮死児の90％はバッグ・マスクを用いた人工呼吸までの蘇生処置で回復する。しかし，100％酸素でバッグ・マスクを用いた人工呼吸を30秒間行っても自発呼吸が十分でなく，かつ心拍数が100回/分未満のときは気管挿管を考慮する。気管挿管する前に，表10に挙げた項目をチェックする。気管挿管の具体的方法は後述する。

6 人工呼吸の評価と次の処置

バッグ・マスクを用いた人工呼吸が適切に行われれば，通常，心拍数は速やかに増加し，それに引き続き，皮膚色・筋緊張・自発呼吸の改善が認められる。

30秒間陽圧換気をした後，心拍数が100回/分以上で自発呼吸が認められれば人工呼吸は中止してよい。しかし，心拍数が60回/分未満であれば，ただちに胸骨圧迫を開始する。心拍数が60〜100回/分の場合は，陽圧換気を続け，30秒ごとに心拍数・皮膚色・筋緊張・自発呼吸の有無を評価する。

心拍数が回復するように，40〜60回/分のペースで人工呼吸を続ける。心拍数が安定して100回/分以上となれば，有効な自発呼吸となるまで補助換気の割合と圧を減らす。皮膚色が改善してきたら，耐えられるようであれば酸素投与も中止する。

a. 胸骨圧迫の方法

胸骨圧迫は胸骨上で両側乳頭を結ぶ線のすぐ下方の部分を圧迫する。胸壁の厚さの1/3が十分にへこむ程度の強さで圧迫する。圧迫解除は十分に行うが，指は胸壁から離してはならない。圧迫のテンポは小児・成人と異なり，120回/分のテンポとする。人工呼吸と胸骨圧迫の回数比は1：3で行い，1分間におよそ人工呼吸30回，胸骨圧迫90回になる。胸骨圧迫の施行者が，"1，2，3，バッグ，1，2，3，バッグ……"と声を出してペースメーカの役割をする。約30秒ごとに6秒以内に心拍をチェックし（6秒間の心拍数を10倍すると1分間の心拍数となる），心拍60回/分を保持できるまで胸骨圧迫を続ける。

図6 臍帯動静脈の解剖

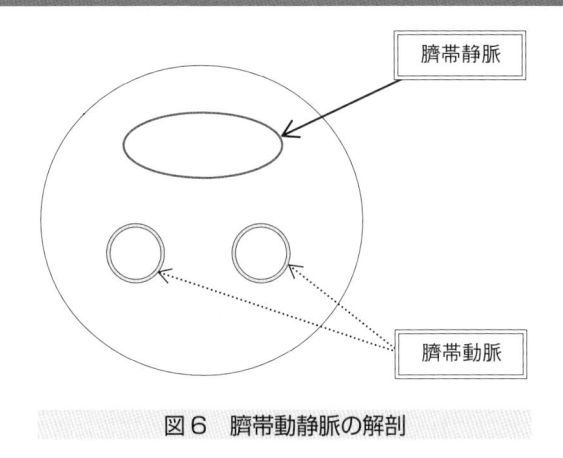

　確実な気道確保のために気管挿管を行った場合も，1：3の圧迫と換気の比は同期したまま施行する。
　胸骨圧迫の方法には，胸骨包み込み両母指圧迫法（サム法）と2本指圧迫法（ツーフィンガー法）がある。いずれも圧迫部位，圧迫換気比は前述のとおりである。
　胸骨包み込み両母指圧迫法（サム法）：両手で児の胸郭を包み込むように保持し，両母指で両側乳頭を結ぶ線のすぐ下方の部位を圧迫する。2本指圧迫法より効果的であり術者の疲労も少ないので通常こちらが推奨される。
　2本指圧迫法（ツーフィンガー法）：圧迫部位は胸骨包み込み両母指圧迫法（サム法）と同じだが，人差し指と中指，もしくは中指と薬指の2本で圧迫する。児を寝かせた台がやわらかい場合は，他方の手を児の背部に差し込む。患児に対して術者の手が小さい場合，蘇生施行者が1人で人工呼吸と胸骨圧迫を行わなければならない場合，静脈路確保のために臍処置をする場合には2本指圧迫法が推奨される。

7 薬剤投与

　陽圧換気による肺の換気と胸骨圧迫によってほとんどの症例では心拍数が改善するが，少数の新生児（1,000出生に対し2以下）では心拍数が改善せず，薬剤投与が必要となる。

a. 薬剤投与経路

1）臍帯静脈
　出生直後の児の緊急薬剤投与経路としては，臍帯静脈が推奨される（図6）。臍帯静脈は通常11〜12時の方向に位置し，臍帯の3本の血管の中でより大きな薄い壁構造を呈する。臍帯静脈確保には3.5あるいは5Frの臍帯カテーテルを用いる。挿入は清潔操作で行い，理想的にはカテーテル先端位置を胸腹部単純X線写真で確認すべきであるが，蘇生時には余裕はない。したがって，カテーテルの肝静脈への迷入を避けるため，腹壁皮膚直下でカテーテルからの血液の逆流が確認されれば，それ以上は挿入せず，浅めに固定して薬剤投与を開始する。

表11 蘇生時に必要となる薬剤

薬剤	投与量	溶解方法	実際の溶解方法	シリンジ	実際の投与量
ボスミン®（0.1％アドレナリン）（1 mg/ml）	静脈内投与 0.01〜0.03 mg/kg	生理食塩液で10倍稀釈	ボスミン® 1 ml ＋ 生理食塩液 9 ml （0.1 mg/kg）	1 ml	静脈内投与：0.1〜0.3 ml/kg
	気管内投与：0.03〜0.1 mg/kg			10 ml	気管内投与：0.3〜1.0 ml/kg
生理食塩液	10 ml/kg/dose	原液	原液	30 ml	10 ml/kg/dose
メイロン®（8.4％炭酸水素ナトリウム）	1〜2 mEq/kg/dose	蒸留水で2倍稀釈	メイロン® 5 ml ＋ 蒸留水 5 ml （0.5 mEq/ml）	10 ml	2〜4 ml/kg/dose

2）気管チューブ

　気管挿管はほかの静脈路確保に比べて，比較的短時間に確保できる利点はあるが，薬剤投与の信頼度においては静脈経路に劣るうえ，投与できる薬剤に限りがある．このため，あくまでも静脈路が確保できるまでの"つなぎ"として使用する．

3）骨髄針

　小児・成人の蘇生時に推奨されているが，新生児では病院外などの状況下で，臍帯静脈挿入の経験が少なく，骨髄針の経験が十分にある場合には考慮してもよい．

4）末梢静脈

　臨床の場では頻用されるが，循環が悪く末梢確保が困難と判断されれば，速やかにほかの方法に切り替える．

b．蘇生に用いられる薬剤

　日本版ガイドラインでは，新生児の蘇生時に使用する薬剤として，①アドレナリン，②循環血液増加薬，③炭酸水素ナトリウムの3薬について言及している．それぞれの投与方法，投与量を表11に示した．

1）アドレナリン

　アドレナリンは，心臓の収縮力を高め，心拍数を増加させ，末梢血管を収縮させるために冠血流や脳を灌流する血流を増加させる．静脈投与が推奨されるが，前述のように気管内投与も行うことができる．

　誤投与を防ぐために，経静脈投与用の10倍希釈アドレナリンは1 mlの注射器に，気管内投与用の10倍希釈アドレナリンは10 mlのシリンジに用意するなど，区別できるように注射器にラベリングする．

表12 気管挿管の適応

・胎便による羊水混濁があって元気のない新生児の気管吸引
・数分間のバッグ・マスク換気が無効な場合
・胸骨圧迫と換気の連動を促進するためと各換気の効率を最大にするため
・徐脈に対してアドレナリンを投与したいが，静脈路確保が困難な場合
・特殊な病態（先天性横隔膜ヘルニア，極端な未熟性，サーファクタント補充療法を要する新生児呼吸窮迫症候群など）

投与後30秒ごとに心拍数をチェックし，心拍数が60回/分未満であれば，3〜5分ごとに同量のアドレナリンを投与する。

2）輸液，輸血

胎盤早期剥離，前置胎盤，臍帯からの出血，母胎間輸血，双胎間輸血症候群などの病歴があり，または病歴は不明でも明らかな循環血液量の減少によるショックのために十分な蘇生の効果が得られていないと考えられる場合に考慮する。

生理食塩液などの等張性輸液が推奨されている。10ml/kgを5〜10分かけてゆっくり静注し，必要に応じて反復投与する。アルブミンは感染症の懸念もあり，勧められない。

3）炭酸水素ナトリウム

炭酸水素ナトリウムは，ほかの治療に反応せず心肺停止が長く続く場合には，十分な換気と循環を確立させたうえで，動脈血ガス分析を用い代謝性アシドーシスを確認して投与するのが望ましい。短時間の心肺蘇生での使用は，高浸透圧による頭蓋内出血の可能性や二酸化炭素を産生することから勧められない。特に，低出生体重児では，急速静注によって頭蓋内出血を惹起する可能性があるので注意が必要である。

8 気管挿管

仮死児の90％はバッグ・マスクを用いた人工呼吸での蘇生処置で回復する。このため，新生児の挿管に精通していないものは，貴重な時間を挿管に費やすよりも，助けを求め，バッグ・マスクで有効な換気をすることに集中すべきである。

新生児の蘇生において，挿管の適応と考えられる主な状況を表12[2)]に示した。

原則として，経口挿管を行う。新生児用の喉頭鏡を用意し，早産児にはサイズ0，満期産新生児にはサイズ1の直型のブレードを使用する。気管チューブのサイズと挿入長は，予測体重をもとに決定する（表13）。気管内の吸引ができるようにチューブサイズに合わせた気管吸引カテーテルも準備しておく（表14）。

挿管に先立ち，新生児と小児，成人の気道の違いについて十分理解する必要がある（図7）。

挿管は20秒以内に終了しなければならない。それ以上時間がかかる場合は，再びバッ

表13 在胎週数・出生体重別の気管チューブの太さと挿入長

出生体重 （kg）	在胎週数 （週）	チューブサイズ （mm）	上口唇からの挿入長（cm） 6＋体重（kg）
＜1.0	＜28	2.0～2.5	6.5～7.0
1.0～2.0	28～34	2.5～3.0	7.0～8.0
2.0～3.0	34～38	3.0～3.5	8.0～9.0
＞3.0	＞38	（3.0～）3.5	＞9.0

表14 気管チューブと気管内吸引カテーテルのサイズ

気管チューブ（mm）	気管吸引カテーテル（Fr）
2.5	5または6
3.0	6または8
3.5	8
4.0	8または10

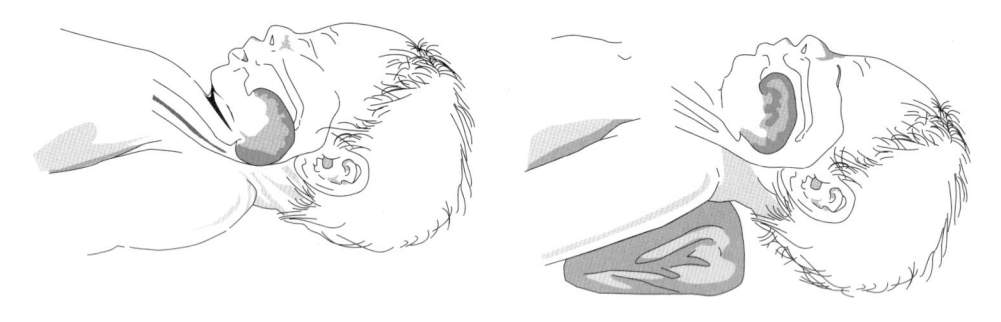

図7 新生児の気道の特徴

　小児・乳児は舌が大きく頸部が短いという解剖学的特性をもつため気道が閉塞しやすい。仰臥位に寝かせると，大きい後頭部によって頭部が前屈され，さらに上気道が狭くなる（左）。肩枕を用いると気道を確保しやすい（右）。

　（日本救急医療財団心肺蘇生法委員会監．日本版救急蘇生ガイドライン策定小委員会編著．救急蘇生法の指針《2005》医療従事者用．改訂3版．東京：へるす出版；2007．p.97より引用）

グ・マスクで換気と酸素化を十分に行ってから再試行する。挿管後の確認方法は，成人の場合と同様に左右差なく胸郭が上下すること，呼吸音に左右差がないこと，気管チューブ壁の曇りが観察できることなどで行う。新生児の場合，適切に挿管されると，児の心拍，皮膚色，活動性が劇的に改善することをしばしば経験するが，これによってチューブ位置が適切であるかどうかを確認することができる。さらに，呼気二酸化炭素検知器（比色法，カプノメータ）による確認が推奨されている。

　人工呼吸を続ける場合は胸部単純X線撮影で気管チューブの位置を確認する。

9 薬剤投与後の対応

適切な蘇生が行われているにもかかわらず，蘇生に反応がない場合は，気胸，横隔膜ヘルニア，先天性心疾患など，新生児特有の病態が背後に隠れている可能性があるが，成書を参照されたい．適切な蘇生処置でも心拍消失が10分以上続く場合は蘇生の中止も考慮する．

まとめ

分娩にかかわるすべての医療従事者が習得すべき新生児蘇生法について述べた．多くの新生児は出生直後の呼吸・循環の補助だけで，後遺症なく胎外環境に適応しうる．ひとたび蘇生に成功した場合は，新生児科医へのコンサルトともに，適切にモニタリング，治療が継続できる環境を選定し，継続的な評価と介入を繰り返すことが必要である．

分娩にかかわりうる麻酔科医は新生児の生理学的特徴に十分に配慮したうえで，新生児の蘇生法に習熟する必要がある．

■参考文献

1) 日本救急医療財団心肺蘇生法委員会監．日本版救急蘇生ガイドライン策定小委員会編著．救急蘇生法の指針《2005》医療従事者用．改訂3版．東京：へるす出版；2007．
2) 田村正徳監訳．AAP/AHA新生児蘇生テキストブック．東京：医学書院；2006．
3) 門間和夫．胎児期の血行動態とその出生時変化．高尾篤良，門間和夫，中澤　誠ほか編．臨床発達心臓病学．改訂3版．東京：中外医学社；2001．p.59-65．
4) 田村正徳監．日本版救急蘇生ガイドラインに基づく新生児蘇生法テキスト．東京：メジカルビュー社；2007．
5) Fineman JR, Soifer SJ. The fetal and neonatal circulations. In：Chang AC, Hanley FL, Wernovsky G, et al, editors. Pediatric cardiac intensive care. Pennsylvania：Williams & Wilkins；1998.
6) Taeusch HW, Ballard RA, Gleason CA. Avery's diseases of the newborn. St Louis：WB Saunders；2004.
7) Kliegman RM, Behrman RE, Jenson HB, et al. Nelson textbook of pediatrics. St Louis：WB Saunders；2007.

〈今井　一徳，遠山　悟史〉

VI

麻酔中の
特殊な状況での蘇生

VI. 麻酔中の特殊な状況での蘇生

1 局所麻酔薬中毒の治療

局所麻酔薬の薬理

1 電位依存性Na$^+$チャネルの抑制

　局所麻酔薬は，神経細胞膜もしくは心筋細胞膜の電位依存性Na$^+$チャネルを抑制して興奮細胞の膜電位の上昇を抑えることで効果を発揮する。細胞の静止膜電位は，約－70mVに保たれており，発火閾値（－55mV）に達すると電位依存性Na$^+$チャネルが開口し，Na$^+$イオンが急速に細胞内に流入する。このNa$^+$イオンの流入による内向き電流により，膜電位はNa$^+$の平衡電位近くの約＋50mV程度までに達する。局所麻酔薬は，この電位依存性Na$^+$チャネルを抑制することによりその作用を発現する（図1）。

　溶液中の局所麻酔薬は，荷電していない塩基型（B）と，荷電した陽イオン型（BH$^+$）の間で速やかに化学的平衡に達して存在する。各局所麻酔薬はある一定のpHのときに塩基型とイオン型が等しい濃度になり，そのときのpHをpKa（解離定数）と呼ぶ（表1）。塩基型の局所麻酔薬は脂質によく溶けるので細胞膜を通過しやすい。Na$^+$チャネルのブロックは細胞の内側から行うので，局所麻酔薬が効果を発揮するには塩基型となり細胞膜を通過する必要がある。塩基型となる比率はpKaが小さいほど高くなる（図2）。リドカインのpKaは7.9であり，人体の生理的pHである7.4では，約30％が塩基型として存在する。ブピバカインのpKaは8.1であり，pH 7.4では15％が塩基型なのでリドカインに比べ作用発現は遅くなる。細胞内に入ってからはイオン型となった局所麻酔薬が，細胞膜の内側からNa$^+$チャネルをブロックする。

2 局所麻酔薬と心筋の活動周期

　心筋が静止膜電位のとき，Na$^+$チャネルは静止状態でありチャネルは閉じている。このとき，Na$^+$チャネルと局所麻酔薬との親和性は低い。心筋の膜電位が発火閾値に達し脱分極を起こすときチャネルは開放状態となり，このとき局所麻酔薬とチャネルの親和性は高くなる。またその後の再分極に向かうときの不活性化状態のときにも親和性が高くブロック作用を発揮する（図3）。リドカインはNa$^+$チャネルに速やかに結合し，速や

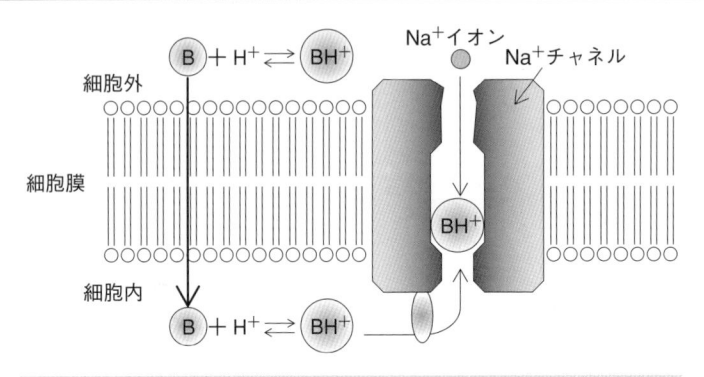

図1 局所麻酔薬のNa⁺チャネルへの作用
B：塩基型局所麻酔薬，BH⁺：イオン型局所麻酔薬

表1 局所麻酔薬の解離定数

	pKa	塩基型の割合（pH7.4）
リドカイン	7.9	25％
メピバカイン	7.6	39％
ブピバカイン	8.1	15％
ロピバカイン	8.1	15％

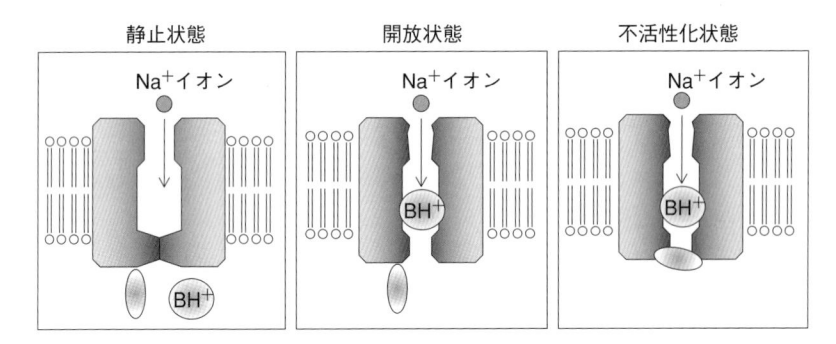

図2 Na⁺チャネルの状態と局所麻酔薬との親和性

かに解離するが，ブピバカインは速やかに結合するが解離しにくい。リドカインは0.15秒で不活性化状態から解離するが，ブピバカインは1.5秒かかる[1]。したがって，拡張期にもブピバカインはチャネルに残存し，次のチャネル開口時にさらにブピバカインが蓄積されることにより強い心毒性を示す。

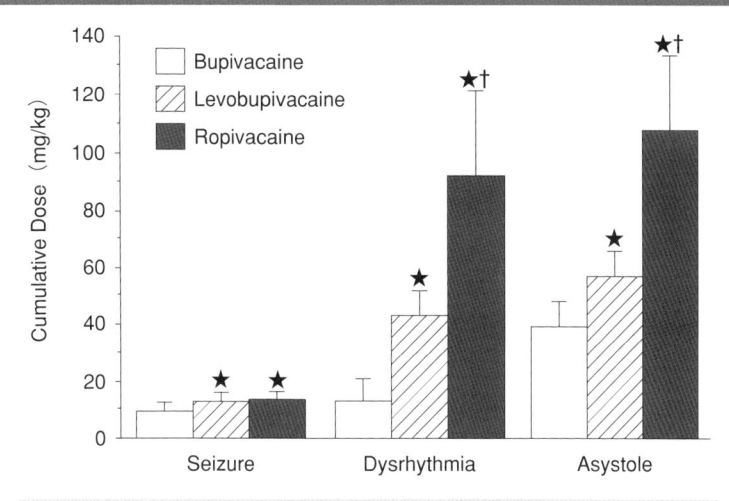

図3 各種局所麻酔薬の中毒発現量
★：P＜0.05 compared with the Bupivacaine group.
†：P＜0.05 compared with the Levobupivacaine group.
(Ohmura S, Kawada M, Ohta T, et al. Systemic toxicity and resuscitation in bupivacaine-, levobupivacaine-, or ropivacaine-infused rats. Anesth Analg 2001；93：743-8より引用)

心肺蘇生と局所麻酔薬中毒

重篤な局所麻酔薬中毒により蘇生が必要な状況には，局所麻酔薬が心血管系への作用した場合の高度な循環抑制時や，中枢神経症状として痙攣が生じた場合がある。

1 局所麻酔薬の心毒性

局所麻酔薬の心筋への直接作用は，心筋刺激伝導の抑制と心筋に対する陰性変力作用の2つに分けられる。

電位依存性Na^+チャネルが抑制されると，このチャネルを介する心筋細胞内への急速なNa^+流入が抑制されるためプルキンエ線維や心室筋の脱分極頻度は減少する。その結果生じる伝導障害により，心電図上PR間隔が延長しQRSの拡大を来す。また，洞結節の自発的なペースメーカ活動を抑制するので，洞性徐脈，洞停止を引き起こすこともある。また，心筋細胞に用量依存性の陰性変力作用を及ぼす。この収縮力の抑制は伝導抑制作用の強さに比例する。

一方，末梢血管平滑筋に対しては，局所麻酔薬は二相性の効果を及ぼす。低濃度のリドカインおよびブピバカインは血管収縮を起こすが，高濃度では血管拡張を起こす。これは，リドカインにより細胞内Ca^{2+}が急激に増加するため，一度血管収縮を起こすと考えられているからである[2]。

2 局所麻酔薬の神経毒性

　中枢神経活動は，興奮性ニューロンと抑制性ニューロンとのバランスで保たれている。局所麻酔薬による興奮症状はそのバランスが崩れて興奮性ニューロンが優位になるため生じる。抑制性ニューロンの抑制は興奮性ニューロンよりも低い濃度の局所麻酔で起こるので，症状は血中濃度の上昇に伴い，最初は興奮・痙攣その後鎮静といった二相性の症状が生じる。抑制性ニューロンの代表としてGABA作動性抑制ニューロンが挙げられる。

　局所麻酔薬中毒による痙攣は，扁桃核，海馬，線条体を中心とする大脳辺縁系から生じる。局所麻酔薬を静脈投与して血中濃度が上昇すると，大脳辺縁系で痙攣波，すなわち棘波が発生する。また，痙攣発生時は，ほかの部位では代謝が抑制されているにもかかわらず，大脳辺縁系でのみ代謝が亢進する。

3 局所麻酔薬の種類と毒性

　現在臨床に用いられる代表的アミド型局所麻酔薬は，リドカイン，メピバカイン，ロピバカイン，ブピバカインである。このうち，メピバカイン，ロピバカイン，ブピバカインには光学異性体が存在する。ロピバカインは，光学異性体のうち効力が高く毒性が低いS体のみを製品化したものである。メピバカイン，ブピバカインはラセミ体が使われているが，最近S体ブピバカインであるレボブピバカインが日本でも使用できるようになった。

　ロピバカイン，ブピバカイン，レボブピバカインをラットに持続静注して心毒性および中枢神経毒性を比較すると[3]，痙攣脳波を誘発するまでの投与量は，ロピバカイン，レボブピバカインがほぼ等しく，ブピバカインに比べて有意に多かった。不整脈を起こすまでの投与量は，ロピバカインがもっとも多く，以下レボブピバカイン，ブピバカインの順であった（図3）。したがって，ロピバカインが心毒性，中枢神経毒性いずれにおいても安全性の高い局所麻酔薬といえる。

　しかし，ロピバカインにおいても，各種神経ブロックで多量に使用した例で心肺停止症例が数例報告されている[4,5]。幸い，ロピバカインによる心停止は蘇生可能な場合が多いが，どんな局所麻酔薬でも不用意な過量投与には注意を要する。

4 局所麻酔薬中毒に影響を与える因子

　局所麻酔薬中毒が発生した場合，これを悪化させるようなほかの因子は極力排除しておかなければならない。

a. 局所麻酔薬本来の性質

　局所麻酔薬は塩基型で細胞膜を通過し，いったん細胞内に入るとイオン型がNa^+チャ

ネルに結合する。細胞内アシドーシスではイオン型の局所麻酔薬が多くなりNa$^+$チャネルに結合するものが多くなり作用が増強する。

b. 呼吸性および代謝性アシドーシス

代謝性でも呼吸性でも痙攣閾値が低下するが、呼吸性のほうがより痙攣閾値を低下させる[6]。二酸化炭素は容易に細胞膜を通過して細胞内環境を酸性側に変えてイオン化型局所麻酔薬の解離に影響するためと考えられる。さらに二酸化炭素分圧の上昇は脳血管の拡張を引き起こす。脳血流量の増加は局所麻酔薬の脳への流入量を増加させる。痙攣が起こった場合は自発呼吸も抑制され呼吸性アシドーシスが悪化する可能性があるので、気道確保、補助呼吸を行い、過換気にすることが重要となる。

c. 蛋白結合率

局所麻酔薬は血液中で蛋白と結合して存在するが、薬理作用を生じるのは蛋白と結合していない遊離している局所麻酔薬だけである。呼吸性および代謝性アシドーシスは、血中での局所麻酔薬の蛋白結合率を低下させるため、脳内に拡散可能な遊離局所麻酔薬の量を増加させる。

d. ほかの薬物の影響

房室伝導を抑制するジギタリス製剤、Ca拮抗薬、β遮断薬などは、ブピバカインの心毒性を増加させる[7,8]。これらの薬物投与下では、中枢神経毒性の閾値より低い局所麻酔薬濃度のブピバカインでも房室ブロック、徐脈などの重篤な不整脈を生じる可能性があり、心停止に陥る危険も増加する。

局所麻酔薬中毒による心肺停止の治療

1 局所麻酔薬中毒の予防

局所麻酔薬により心肺停止に陥ると、特にブピバカインによるものは治療に難渋する。したがって中毒にならないような予防・工夫、また起こった場合の早期発見が重要となる。

a. 局所麻酔薬中毒の診断

1) 局所麻酔薬の神経学的症状

局所麻酔薬中毒の症状には、中枢神経症状と心血管系の症状とがある。中枢神経系の症状は比較的低濃度の局所麻酔薬で起こるので、これに注意することで心血管系の症状を防げる可能性がある。

代表的な局所麻酔薬としてのリドカインの血中濃度と中枢神経系症状および心血管系

(μg/ml)

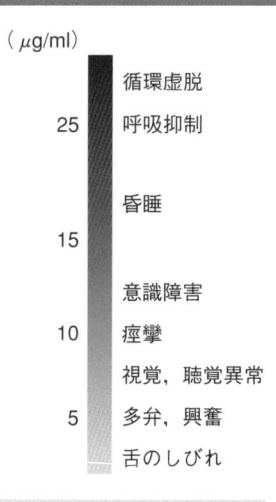

```
25 ─ 循環虚脱
     呼吸抑制

15 ─ 昏睡

     意識障害
10 ─ 痙攣
     視覚，聴覚異常
 5 ─ 多弁，興奮
     舌のしびれ
```

図4 リドカインの血中
濃度と臨床症状

の症状を示す（図4）。中枢神経症状は濃度依存性があり，血中濃度上昇に伴って段階的に症状が発現してくる。初期症状は舌のしびれなどの自覚的症状であるが，次に多弁，興奮などの興奮症状が現れる。これは大脳皮質の抑制経路が選択的にブロックされる結果，促進系ニューロンの作用が前面に出るためと考えられている。血中濃度がさらに上昇すると，痙攣が起こり，さらに中枢神経全体がブロックされると，意識障害，昏睡に陥ってしまう。

しかし，このような段階的症状は血中濃度の上昇が徐々に起こった場合に認められるが，濃度上昇の速度が速い場合，また直接脳動脈に誤注入された場合，初期症状を示さずにいきなり痙攣発作を起こす場合もある。

痙攣が引き起こされると，低酸素血症，高二酸化炭素血症，ならびにアシドーシスが急速に進行する。これらはいずれも心毒性の増強因子であり，適切な処置を速やかに行う必要がある。

b. 局所麻酔薬中毒を防ぐ工夫

局所麻酔薬を多量に使用するような神経ブロックや局所麻酔の際には，中毒発生に影響を与える因子を考慮して投与量を決定し，注入の際には血管内注入されていないことを確認しなければならない。

リドカイン，メピバカイン，ブピバカインでは20万倍エピネフリンの添加により，局所麻酔薬の血中濃度上昇を抑えることができるが，ロピバカインはもともと血管収縮作用があるため，この効果が少ない。ただし，アドレナリンが直接局所麻酔薬とともに血管内に入った場合，中枢神経毒性が亢進する可能性があるので注意が必要である[9]。

2 局所麻酔薬中毒の治療

局所麻酔薬中毒に陥った場合，症状が軽ければ経過観察すればよいが，痙攣，さらに

は心肺停止を引き起こした場合には迅速な対応が必要となる。

a. 中枢神経系症状・痙攣に対する治療

　症状が軽度の場合は，局所麻酔薬が自然に代謝排泄されて血中濃度が下がるのを待つのが一般的である。

　呼吸・循環機能が正常に保たれていれば，局所麻酔薬の投与を中止する以外に特別な処置の必要はない。ただし，患者に言葉かけなどして意識状態を確認しながら過度の緊張を解きほぐし，酸素投与や適度な換気を促すことなどが必要となる。

　しかし痙攣が起こった場合には，速やかに気道確保を行い酸素化の補助する必要がある。痙攣時の気道確保はときに難しく，単に痙攣を抑える目的でなく気道確保のために抗痙攣薬の投与が必要となる。抗痙攣薬自体には鎮静効果があるため，投与後は痙攣が治まった後にも気道確保が必要となる。

　痙攣を抑制する薬物については各種麻酔・鎮静薬で研究がなされている。セボフルラン，イソフルランなど吸入麻酔薬にも抗痙攣作用が認められる[10)11)]。これらを痙攣防止目的で使用することはないが，逆に吸入麻酔薬による全身麻酔中は局所麻酔薬中毒をマスクしている可能性があるので覚醒時に注意が必要な場合がある。プロポフォールも抗痙攣作用を示す[12)]が，循環抑制作用が強いので血圧低下時の使用には注意が必要である。バルビツレートは以前より抗痙攣薬として使用されてきた実績があるが，これも循環抑制には注意が必要である。デクスメデトミジンにも抗痙攣作用があることが示されている[13)]が，緊急時には使用しにくい。ベンゾジアゼピン系薬物（ミダゾラム，ジアゼパム）は鎮静作用に加えて抗痙攣作用を有する。循環抑制が比較的少ないので，痙攣時の治療薬として使いやすく，臨床での使用頻度も多い。

　さらに鎮静薬・抗痙攣薬のみで気道確保が難しい場合は，筋弛緩薬投与下の気管挿管が必要になる。スキサメトニウムは即効性があり，痙攣によって起こった呼吸性・代謝性アシドーシスの改善には好都合である。しかしこれの単独投与では脳内の神経細胞の異常興奮が抑制されるわけではなく，抗痙攣薬の併用が必要である。非脱分極性筋弛緩薬であるロクロニウムも効果発現時間が短く，緊急時の筋弛緩薬として有用であると思われる。

　症状が痙攣のみであって循環抑制が少ない場合は，呼吸管理しながら局所麻酔薬の血中濃度が低下するまで，必要であれば抗痙攣薬を継続投与しつつ経過観察する。

b. 循環抑制に対する治療

1）循環管理，ACLS

　局所麻酔薬中毒により循環抑制が起こると，特にそれがブピバカインの場合，治療に難渋する。

　血圧低下に対しては，適切な人工呼吸を行いつつ，輸液負荷，カテコラミンなどの昇圧薬投与を行い，徐脈に対しては，アトロピン，β刺激薬，ペーシングを行う。心肺停止に対しては，二次救命処置（advanced cardiac life support：ACLS）を継続して行う。難治性の心肺停止に対してPCPSによる循環補助を行わなければならない場合もある。

1．局所麻酔薬中毒の治療

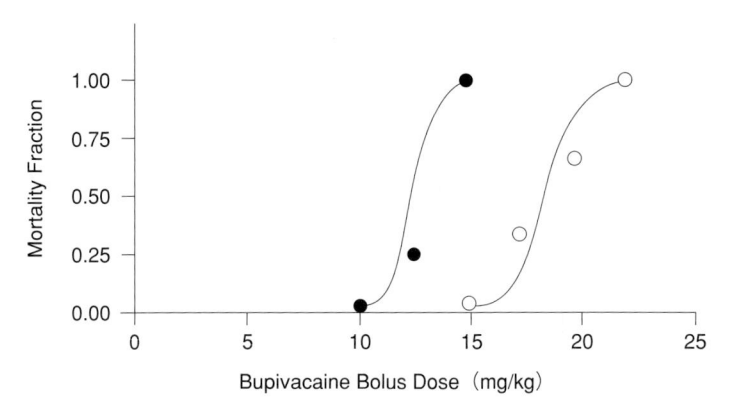

図5 ブピバカインボーラス投与量と死亡率の関係
(Weinberg GL, VadeBoncouer T, Ramaraju GA, et al. Pretreatment or resuscitation with a lipid infusion shifts the dose-response to bupivacaine-induced asystole in rats. Anesthesiology 1998；88：1071-5より改変引用)

2) lipid therapy
(a) lipid therapyの概要

1979年，Albright[14]は，長時間作用性のアミド型局所麻酔薬であるブピバカインとエチドカインによる全身性中毒で，蘇生に抵抗する心停止症例を数例報告した。これには産科の患者が多く含まれており，偶発的に静脈内注射となった症例が主であった。

このブピバカインによる難治性の心停止に対して，脂肪乳剤であるイントラリピッドが有用であることが，1998年Weinbergら[15]によって示された。彼らは，ラットのブピバカインによる心停止モデルにイントラリピッドを投与し，ブピバカインボーラス投与量とラットの死亡率との関係を用量反応曲線に描いた（図5）。その結果，イントラリピッド群では対照である生理食塩液群に比較して用量反応曲線が右方移動しており，50％の死亡率を示すLD 50値は生理食塩液群に対し48％増加した。彼らはこの機序について，脂質が血液中のブピバカインを吸着する，NO合成を促進させブピバカインの持つ心毒性を低下させる，イントラリピッドに含まれるグリセリンがミトコンドリアでのATP産生抑制作用を中和させるなどを示唆したが，このうち脂質によるブピバカインの吸着に特に注目した。脂質は血液中では水成分とは隔てられて存在し，ブピバカインのような脂溶性物質はそこに溶け込み，その結果，水成分中のブピバカイン濃度は低下するものと推測している。ブピバカインの脂質に対する親和性は水の11.9倍と高く，かなりの量のブピバカインを吸収できる可能性があり，血液水分中のブピバカイン濃度が低下することにより，心筋内からのブピバカイン抽出が促進されて心筋内のブピバカイン濃度が低下するものと考えている。

上記研究はラットによるものであったが，Weinbergら[16]はさらにイヌにおいてもその

有効性を示した。ブピバカインによる心停止後に20％イントラリピッド4 ml/kgを急速静注し，さらに10分間の持続静注（0.5 ml/kg/min）を胸骨圧迫式心臓マッサージに併用すると蘇生率が100％であったのに対し，生理食塩液を投与した群では蘇生率は0％であった。

イントラリピッドの有効性がヒトで初めて示されたのは2006年のRosenblattら[17]の報告である。これ以来，ヒトにおいて局所麻酔薬中毒による心停止の，イントラリピッド蘇生症例が報告されてきた[18)19]。蘇生症例は成人のみでなく小児においても報告されている[20]。

脂肪乳剤の投与法については，Weinberg[21]は次のように提唱している。心肺停止中は心臓マッサージを継続しながら20％イントラリピッドを1 ml/kgを1分間以上かけてボーラス投与し，これを3から5分後ごとに最大3 ml/kgまで繰り返す。心電図が洞調律に戻ったら0.25 ml/kg/minの速度で循環動態が安定するまで持続投与する。

Picard[22]は，局所麻酔薬中毒による心肺停止に対するイントラリピッドは，決定的治療薬（crucial antidote）であり，それは悪性高熱症におけるダントロレンのような位置づけと考えている。すなわち，イントラリピッドは，低コストで特別な保存が必要でない，使用期限が2年間で，期限が過ぎそうになれば，経静脈栄養として使用することができるなどの理由からである。

なお，静脈麻酔薬で頻用されているプロポフォールは脂肪乳剤を含むが，この投与の有効性についてWeinbergら[23]は完全に否定している。プロポフォールは10％脂肪乳剤を含んでいるが，これを彼らの提唱する治療量で使用すると心肺停止患者に2 ml/kgのプロポフォールをボーラス投与することになり，現実的でない。

(b) lipid therapyの応用

lipid therapyは局所麻酔薬中毒に有効であることが明らかになってきたが，ほかの脂溶性薬物中毒の治療にも有効であることが示唆されている。Baniaら[24]はイヌのモデルにおいて，ベラパミル中毒の対象に脂肪乳剤を投与した場合，無治療群の14％の蘇生率に対し，100％の蘇生率であることを示した。三環系抗うつ薬であるクロミプラミンは強力な心血管系抑制作用があるが，ウサギのクロミプラミン中毒モデルでイントラリピッドと重炭酸ナトリウムの治療効果を比較した研究では，イントラリピッド群のほうがより迅速にかつより確実に血圧上昇を促した[25]。ウサギのプロプラノロール中毒による低血圧モデルでは，イントラリピッドは低血圧の緩和をもたらした[26]。

脂肪乳剤の中毒に対する効果についてTurner-Lawrenceら[27]は，これらをまとめている（表2）。脂肪乳剤はそもそも経静脈栄養として使用されているものであり，通常使用量は2 g/kg/dayであるが中毒の治療として1,000～3,000 ml投与しても問題なく安全性が高い。しかも低コストであり特別な保存方法を必要としないので臨床上有用である。今後の課題は，機序を完全に証明することである。すなわち脂肪乳剤が薬物を吸着して中毒症状を改善しているのか，それともエネルギー代謝の改善により循環動態を改善しているのかは，明らかには証明されていない。また，ある程度の安全性は証明されているが，例えば三環系抗うつ薬中毒などで大量に使用する可能性がある場合，どこまで安全なのかを見出すことである。

表2 脂肪乳剤による中毒治療のまとめ

著者	年	動物	薬物	脂肪乳剤投与のプロトコール	結果
Weinbergら	1998	ラット	ブピバカイン	前投与；10, 20, 30％製剤の15 ml/kg投与	致死量の増加
Weinbergら	2003	イヌ	ブピバカイン	治療；20％製剤の4 ml/kgボーラス投与後0.5 ml/kgを10分以上で	生存時間の増加、血行動態、P_{O_2}、pHの改善
Gaveら	2006	ラット	プロプラノロール	前投与；20％製剤を16 ml/kg投与	生存時間の増加傾向、心拍数の改善、QRS幅の短縮
Gaveら	2005	ラット	チオペンタール	蘇生；20％製剤を8 ml/kg投与	呼吸抑制の減少傾向
Baniaら	2007	イヌ	ベラパミル	蘇生；20％製剤を7 ml/kg投与	平均血圧の上昇、生存率の増加
Tebbuttら	2006	ラット	ベラパミル	蘇生；20％製剤を12.4 ml/kg投与	生存時間とLD50の増加、徐脈化
Yoavら	2002	ラット	クロミプラミン	同時投与；10％製剤を2.5 ml投与	生存時間の増加
Harveyら	2007	ウサギ	クロミプラミン	蘇生；20％製剤を12または8 ml/kg投与	平均血圧、生存時間の増加
Baniaら	2005	マウス	リン酸エステル	蘇生；20％製剤を15 ml/kg投与	LD50に変化なし

(Turner-Lawrence DE, Kerns II W. Intravenous fat emulsion：A potential novel antidote. J Med Toxicol 2008；4：109-14 より改変引用)

このように，局所麻酔薬中毒の治療として始まったlipid therapyが中毒学領域で注目されるようになってきたのは非常に興味深い。

(c) lipid therapy有効性の背景

ブピバカイン中毒による心肺停止においてlipid therapyが有効であったとする背景には，ブピバカインは心機能を抑制するが心筋自体にはむしろ保護的に働くことが示唆されている。Rossら[28]は心筋保護液にブピバカインを投与したところ，心機能が改善し，心筋のダメージが軽減することを報告した。Weinbergら[29]もブピバカインが心室細動中の低酸素やアシドーシスから保護することを示した。すなわち，ブピバカイン中毒による心停止はほかの原因で起こった心停止に比べると，一度蘇生されてしまえばその後の心機能の回復が良好である可能性が示唆される。

(d) 各種薬物による蘇生との比較

心肺蘇生に用いる薬物とlipid therapyの局所麻酔薬中毒に対する有効性を比較した報告が散見される。Weinbergら[30]は，ラットでブピバカインによる心停止に対し，脂肪乳剤とエピネフリンによる蘇生の効果を比較した。その結果，脂肪乳剤群では蘇生後に心拍数，収縮期血圧を上昇させ，心電図のQRS幅を有意に減少させた。ブピバカインによるラット心停止モデルに対し，Gregorioら[31]はバソプレシン群またはバソプレシン＋エピネフリン群と脂肪乳剤群の効果を比較した。その結果，脂肪乳剤投与群は特に心拍数を有意に回復させることにより心機能を改善させた。これらの研究のように，局所麻酔薬中毒による心肺停止ではほかの蘇生薬物よりlipid therapyが有効と結論する報告が多い。

(e) lipid therapyの今後

各種実験報告や臨床報告より有効性がほぼ確立してきたと思われるlipid therapyであるが，種や実験条件によっては，有効性が見られなかったという報告も存在する。Hicksら[32]は，ブタのブピバカインによる心肺停止モデルにおいて，エピネフリンとバソプレシン投与下に，脂肪乳剤群と生理食塩液群とで，心拍再開率，心拍再開に至る時間，心拍再開後の血行動態の変化などを調べた。しかし，これらの項目に両群で差がなかった。

ブタのブピバカインによる心停止に対して，エピネフリンやバソプレシンの単独投与よりも，2剤を併用して投与したほうが，蘇生率が上がることを報告したMayrら[33]の研究では，蘇生の成功には冠灌流圧の上昇が重要であることを示した。さらに彼ら[34]は2剤の併用を脂肪乳剤投与と比較したが，2剤併用群のほうが有意に蘇生率が高く，この機序としてやはり冠灌流圧が有意に高かったことを示した。

lipid therapyでブピバカインがいったん脂肪乳剤に取り込まれても，脂肪が代謝される間に，血中に再び現れる可能性もある。Marwickら[35]は，ブピバカインによる腕神経叢ブロック後に，痙攣とそれに続く心肺停止を起こした症例において，脂肪乳剤が枯渇した40分後に再び心停止を起こした症例について報告した。

これらのような報告が存在する背景には，lipid therapyの機序がまだ完全には証明されておらず，また臨床使用法が確立されていない，すなわちいまだ発展途上段階であることがうかがえる。lipid therapyの歴史はまだまだ浅く，今後のさらなる研究成果が待たれるところである。

■参考文献

1) Clarkson CW, Hondeqhem LM. Mechanism for bupivacaine depression of cardiac conduction : Fast block of sodium channels during the action potential with slow recovery from block during diastole. Anesthesiology 1985 ; 62 : 396-405.
2) Liu P, Feldman HS, Covino BM, et al. Acute cardiovascular toxicity of intravenous amide local anesthetics in anesthetized ventilated dogs. Anesth Analg 1982 ; 61 : 317-22.
3) Ohmura S, Kawada M, Ohta T, et al. Systemic toxicity and resuscitation in bupivacaine-. levobupivacaine-, or ropivacaine-infused rats. Anesth Analg 2001 ; 93 : 901-3.
4) Klein SM, Pierce T, Rubin Y, et al. Successful resuscitation after ropivacaine-induced ventricular fibrillation. Anesth Analg 2003 ; 97 : 901-3.
5) Litz RJ, Popp M, Stehr SN, et al. Successful resuscitation of a patient with ropivacaine-induced asystle after axillary plexus block using lipid infusion. Anaesthesia 2006 ; 61 : 800-1.
6) Englesson S. The influence of acid-base changes on central nervous system toxicity of local anesthetic agents. Ⅱ. Acta Anaesthesiol Scand 1974 ; 18 : 88-103.
7) De Kock M Gautier P, Vandewalle F, et al. Digoxin enhances bupivacaine toxicity in rats. Reg Anesth 1991 ; 16 : 272-7.
8) Roitman K, Sprung J, Wallace M, et al. Enhancement of bupivacaine cardiotoxicity with cardiac glycosides and β-adrenergic blockers. Anesth Analg 1993 ; 76 : 658-61.
9) Takahashi R, Oda Y, Tanaka K, et al. Epinephrine increases the extracellular lidocaine concentration in the brain : A possible mechanism for increased central nervous system toxicity. Anesthesiology 2006 ; 105 : 984-9.
10) Badgwell JM, Heavner JE, Kytta J. Bupivacaine toxicity in young pigs is age-dependent and in affected by volatile anesthetics. Anesthesiology 1990 ; 73 : 297-303.
11) Murao K, Shingu K, Tsushima K, et al. The anticonvulsant effects of volatile anesthetics on lidocane-induced seizures in cats. Anesth Analg 2000 ; 90 : 148-55.
12) Heavner JE, Arthur J, Zou J, et al. Comparison of propofol with thiopentone for treatment of bupivacaine-induced seizures in rats. Br J Anaesth 1993 ; 71 : 715-9.
13) Whittington RA, Virag L, Vulliemoz Y, et al. Dexmedetomidine increases the cocaine seizure threshold in rats. Anesthesiology 2002 ; 97 : 693-700.
14) Albright GA. Cardiac arrest following regional anesthesia with etidocaine or bupivacaine. Anesthesiology 1979 ; 51 : 285.
15) Weinberg GL, VadeBoncouer T, Ramaraju GA, et al. Pretreatment or resuscitation with a lipid infusion shifts the dose-response to bupivacaine-induced asystole in rats. Anesthesiology 1998 ; 88 : 1071-5.
16) Weinberg G, Ripper R, Feinstein DL, et al. Lipid emulsion infusion rescues dogs from bupivacaine-induced cardiac toxicity. Reg Anesth Pain Med 2003 ; 28 : 198-202.
17) Rosenblatt MA, Abel M, Fischer GW, et al. Successful use of a 20% lipid emulsion to resuscitate a patient after a presumed bupivacaine-related cardiac arrest. Anesthesiology 2006 ; 105 : 217-8.
18) Litz RJ, Popp M, Stehr SN, et al. Successful resuscitation of a patient with ropivacaine-induced asystole after axillary plexus block using lipid infusion. Anaesthesia 2006 ; 61 : 800-1.
19) Foxall G, McCahon R, Lamb J, et al. Levobupivacaine-induced seizures and cardiaovascular collapse treated with intralipid. Anaesthesia 2007 ; 62 : 516-8.
20) Ludot H, Tharin JY, Belouadah M, et al. Successful resuscitation after ropivacaine and lidocaine-induced ventricular arrhythmia following posterior lumbar plexus block in a child. Anesth Analg 2008 ; 106 : 1572-4.
21) Weinberg G. Lipid rescue— Caveats and recommendations for the 'Silver Bullet'. Reg

Anesth Pain Med 2004 ; 29 : 74.
22) Picard J. A response to "Lipid emulsion to treat bupivacaine toxicity" (letter). Anaesthesia 2005 ; 60 : 1158.
23) Weinberg G, Hertz P, Newman J. Lipid, not propofol, treats bupivacaine overdose (letter). Anesth Analg 2004 ; 99 : 1875-6.
24) Bania T, Chu J, Perez E, et al. Hemodynamic effects of intravenous fat emulsion in an animal mode of verapamil toxicity resuscitated with atropine, calcium and saline. Acad Emerg Med 2007 ; 14 : 105-11.
25) Harvey M, Cave G. Intralipid outperforms sodium bicarbonate in a rabbit model of clomipramine toxicity. Ann Emerg Med 2007 ; 49 : 178-85.
26) Harvey MG, Cave GR. Intralipid infusion ameliorates propranolol-induced hypotension in rabbits. J Med Toxicol 2008 ; 4 : 71-6.
27) Turner-Lawrence DE, Kerns Ⅱ W. Intravenous fat emulsion : A potential novel antidote. J Med Toxicol 2008 ; 4 : 109-14.
28) Ross JD, Ripper R, Law WR, et al. Adding bupivacaine to high-potassium cardioplegia improves function and reduces cellular damage of rat isolated hearts after prolonged cold storage. Anesthesiology 2006 ; 105 : 746-52.
29) Weinberg G, Paisanthasan C, Feinstein D, et al. The effect of bupivacaine on myocardial tissue hypoxia and acidosis during ventricular fibrillation. Anesth Analg 2004 ; 98 : 790-5.
30) Weinberg GL, Gregorio GD, Ripper R, et al. Resuscitation with lipid versus epinephrine in a rat model of bupivacaine overdose. Anesthesiology 2008 ; 108 : 907-13.
31) Gregorio GD, Schwartz D, Ripper R, et al. Lipid emulsion is superior to vasopressin in a rodent model of resuscitation from toxin-induced cardiac arrest. Crit Care Med 2009 ; 37 : 993-9.
32) Hicks SD, Salcido DD, Logue ES, et al. Lipid emulsion combined with epinephrine and vasopressin does not improve survival in a swine model of bupivacaine-induced cardiac arrest. Anesthesiology 2009 ; 111 : 138-46.
33) Mayr VD, Raedler C, Wenzel V, et al. A comparison of epinephrine and vasopressin in a porcine model of cardiac arrest after rapid intravenous injection of bupivacaine. Anesth Analg 2004 ; 98 : 1426-31.
34) Mayr VD, Mitterschiffthaler L, Neurauther A, et al. A comparison of the combination of epinephrine and vasopressin with lipid emulsion in a porcine model of asphyxial cardiac arrest after intravenous injection of bupivacaine. Anesth Analg 2008 ; 106 : 1566-71.
35) Marwick PC, Levin AI, Coetzee AR. Recurrence of cardiotoxicity after lipid rescue from bupivacaine-induced cardiac arrest. Anesth Analg 2009 ; 108 : 1062-4.

〔藤本　一弘〕

VI. 麻酔中の特殊な状況での蘇生

2 アナフィラキシーショック

はじめに

　例えば，次のような症例を経験したら，あなたはどのように診断・対処を行うであろうか？

　症例：60歳代，男性。

　診断名：肝癌。

　予定手術：肝右葉切除術。

　合併症：流出路狭窄を伴う肥大型心筋症。

　麻酔経過：手術室入室後，局麻下に末梢静脈カテーテル，橈骨動脈カテーテルを挿入，硫酸アトロピン0.5mg投与後，フェンタニル，ミダゾラムで入眠，ベクロニウムで筋弛緩を得た後，気管挿管を行う。気管挿管後，軽度の血圧低下に対処するためヘスターチの急速投与を行いながら，右内頸静脈より中心静脈カテーテルをセルジンガー法で挿入開始。グルコン酸クロルヘキシジンで頸部消毒後，頭部から胸部にかけて穴あきの清潔シート（不透明）をかけた後に穿刺をする。ガイドワイヤー挿入中に，急峻な血圧低下を生じたため，エフェドリン，フェニレフリンを投与したが，効果は少なく観血的動脈圧で収縮期血圧60mmHg，心拍数130～140/min，心電図で心室性期外収縮とSTの低下を認める。

　この頻脈を伴う低血圧の原因としてはいろいろな状況が想定できる。左室流出路障害，アナフィラキシー（様）反応，出血性ショック，気胸，血胸など。

　この症例は露出していた左前腕の紅斑に気がつき，すぐに体幹から四肢全体に及ぶ膨疹を確認して診断はほぼ確定する。左室流出路障害も重篤な病態をとることもなく，事なきを得た症例である。さあ，それではこのアナフィラキシー（様）ショックは何が原因・誘因と考えられるであろうか？　どのように対処すればよいのであろうか？

　以下に，麻酔に関連する話題を中心にアナフィラキシー反応について述べる。上記症例についても以下の内容から推察されたい。

表1　過敏反応におけるGell・Coombsの分類

免疫反応	機序	臨床症状	反応時間（アレルゲン曝露後）
Ⅰ型（IgE介在型）	アレルゲン-IgE複合体が肥満細胞，好塩基球を刺激してヒスタミン，化学伝達物質を放出し，症状が発現する。	蕁麻疹，血管性浮腫気管支痙攣，掻痒感，下痢アナフィラキシー	数分以内～1時間
Ⅱ型（細胞毒性型）	特異的なIgG，IgMが抗原を有する自己の細胞に結合し，白血球が細胞を破壊する。	溶血性貧血，好中球減少血小板減少	種々
Ⅲ型（免疫複合型，アルサス型）	免疫反応により，抗原，抗体などが結合した免疫複合体が集合した場所で周囲の組織を破壊する。	血清病，発熱，紅斑，関節痛血管炎，糸球体腎炎	1～3週間後
Ⅳ型（遅延型，細胞介在型）	抗原と反応した感作T細胞がサイトカインや化学伝達物質を遊離し，周囲の組織傷害を起こす。	接触性皮膚炎，丘疹状皮疹	2～7日後

(Riedl MA, Casillas AM. Adverse drug reactions. Types and treatment options. Am Fam Physician 2003；68：1781-90より改変引用)

アナフィラキシーの定義

　アナフィラキシーとは抗原抗体反応により生じるアレルギー性反応で，Gell and CoombsのアレルギＩ反応分類のⅠ型に属す（表1）。その反応が全身に及び，急激に重篤な循環不全，呼吸不全を生じた場合がアナフィラキシーショックである。ショック分類のなかでは，血液分布異常性ショックに含まれる。

発生頻度

　普通に生活している人が，いろいろな原因からアナフィラキシー（様）反応を生じる頻度は，0.05～2.0％といわれる[2]。また一生のうちでアナフィラキシーを発症する可能性は，1,333人中1人との報告がある[3]。院外発症の原因は概して3誘因に分けられ，虫（昆虫）毒，食物そして薬物である。

　院内発症においては入院患者がアナフィラキシー（様）ショックに陥る頻度は文献的には0.005～0.03％で，誘因としては，種々薬物や医療材料などの原因物質が挙げられている[4]。入院中は昆虫毒への曝露やアレルゲンとなる食物への曝露が減少するためか，発

症頻度は院外発生よりも少ない。また，麻酔中にアナフィラキシー反応を生じる頻度は，3,500〜13,000麻酔症例に1人，または10,000〜20,000麻酔症例に1人といわれている[5]。すなわち，中〜大規模の病院であれば，数年に1例は必ず手術室でアナフィラキシーショックとなる症例に遭遇するのである。

病　態

アナフィラキシー反応とアナフィラキシー様反応を図1に示す。

1 アナフィラキシー反応

体内に侵入した抗原を認識したマクロファージは抗原を取り込み抗原提示細胞に変化する。この抗原提示細胞がTh細胞（ナイーブTヘルパー細胞）に抗原情報を提示すると，Th細胞から液性免疫に関与するTh2細胞（ヘルパーT細胞の一種）へと分化が進行する。分化したTh2細胞はサイトカイン〔Th2サイトカイン，インターロイキン（interleukin：IL）-4，IL-13など〕を産生する。そのサイトカインがB細胞を刺激して，B細胞は特異的免疫グロブリンE（immunoglobulin E：IgE）産生細胞（プラズマ細胞）へと進化し，IgEの産生を始める。また，Th2細胞が産生したIL-4は，それ自体がTh細胞からTh2細胞への分化も推進するため，Th2細胞およびプラズマ細胞系列が著しく増強する。

プラズマ細胞から産生されたIgEはFc部位と呼ばれる部位を介して細胞表面のIgE受容体（Fcε受容体）と呼ばれる分子に結合する。IgE受容体にはIgEに対して高親和性を示すFcεRIと低親和性のFcεRIIが存在する。肥満細胞，好塩基球の細胞表面にはIgEと親和性の高いFcεRI（好酸球は低親和性のFcεRII）を有しているため，特異的IgEはこれらの細胞表面にその多くが結合する。

この特異的IgEに特異抗原が結合し架橋を形成すると，ヒスタミンほかの化学伝達物質が分泌（脱顆粒）され，アレルギー症状が発現する。なお，IL-4，IL-13は肥満細胞，好塩基球からも産生されることが知られており，Th2細胞の誘導，B細胞の分化などもさらに活性化させ，過敏性反応を増強させる。

2 アナフィラキシー様反応

特異的IgEによる抗原抗体反応を認めない反応で肥満細胞や好塩基球から化学伝達物質が遊離し，症状が発現する。薬物の細胞への直接作用，中間生物活性系（補体など）を介した間接的作用，薬物の相互作用，非免疫機序による凝集アナフィラキシーなどの作用機序によると考えられている。

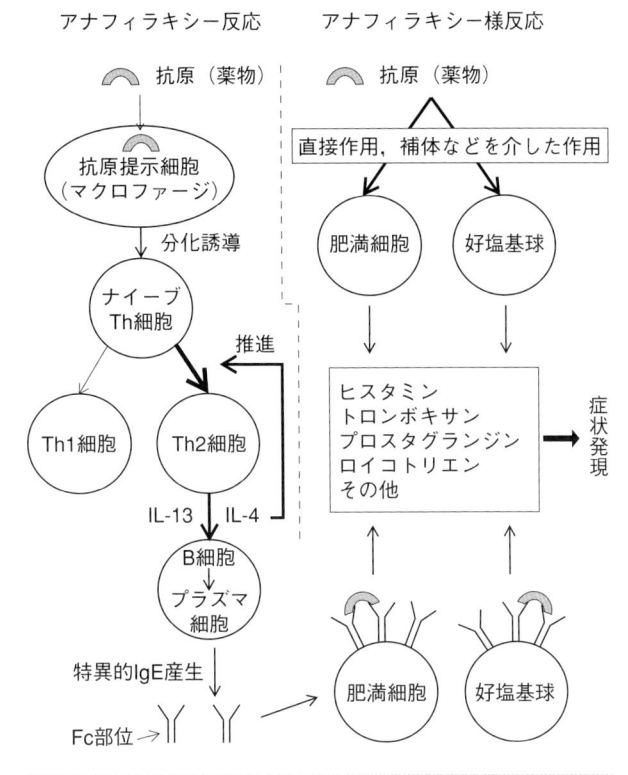

図1 アナフィラキシー反応とアナフィラキシー様反応

3 化学伝達物質

　肥満細胞や好塩基球から遊離する化学伝達物質としてはヒスタミン，トロンボキサン，ロイコトリエンC4，D4，セロトニン，血小板活性化因子（platelet-activating factor：PAF），アナフィラキシー好酸球走化性因子（eosinophile chemotactic factor of anaphylaxis：ECF-A），ヘパリン，コンドロイチン硫酸など20以上の物質があり，主役をなす物質の作用により，初期に現れる症状は異なる。例えば，ヒスタミンやプロスタグランジンD_2などの作用が強く現れると，急激な血管内容量の減少に伴い典型的な血圧の低下，頻脈，全身紅潮が生じる。しかし，ロイコトリエンが優位に症状を発現すると，急性冠症候群様の症状（徐脈，心電図変化など）から発症することもあり，診断を下すまでに時間を有する。表2に主な化学伝達物質の作用を示す。

原因物質

　院外発生の原因物質として多いのは3種類で虫（昆虫）毒，食物（ナッツ系が多い），そして薬物である。院内発生の原因物質で多いのは2種類で薬物と医療材料が挙げられる。また院内発生の薬物の中では，抗菌薬（ペニシリン系，β-ラクタム系），アスピリン，そ

表2 アナフィラキシー反応に関与する主な化学伝達物質と作用

化学伝達物質	作用
ヒスタミン	血管拡張作用,血管透過性亢進作用 気管気管支・消化器平滑筋収縮作用
トロンボキサンA_2 ロイコトリエンC_4, D_4 血小板活性化因子	ヒスタミンより強力な気管支平滑筋収縮作用 血管平滑筋収縮作用,血管透過性亢進作用
プロスタグランジンD_2	皮下,血管周囲での白血球遊走を招き 全身紅潮,血圧低下
ロイコトリエンC_4	冠血管収縮

表3 麻酔中に生じるアナフィラキシー反応の原因物質

	頻度(%)	周術期に使用される一般的な薬物
筋弛緩薬	69.2	スキサメトニウム,ロクロニウム,アトラクリウム
ラテックス	12.1	手袋,ターニケット,尿道カテーテル
抗菌薬	8.0	ペニシリン系,β-ラクタム系
入眠薬	3.7	プロポフォール,チオペンタール
コロイド	2.7	デキストラン,ゲラチン
オピオイド	1.4	モルヒネ,メペリジン
その他	2.9	アプロチニン,プロタミン,ブピバカイン 他

(Hepner DL, Castells MC. Anaphylaxis during the perioperative period. Anesth Analg 2003;97:1381-95より改変引用)

して非ステロイド性抗炎症薬(nonsteroidal anti-inflammatory drugs:NSAIDs)などが多く,また麻酔中に使用する筋弛緩薬も発症頻度が高い。

　手術室での麻酔中に生じるアナフィラキシー反応の原因としては筋弛緩薬が半数以上を占める(表3)。2番目に多いのが種々の医療材料に使用されているラテックスである。ラテックスによる反応は1990年以前には理解が乏しかったためか,報告される症例数も少なかったが,ラテックスの抗原性が解明されたのちは,いろいろな医療製品によるアナフィラキシーが報告されてきている。

1 筋弛緩薬

　筋弛緩薬は麻酔中に使用する薬物の中で,最もアレルギー反応を生じる可能性がある薬物として麻酔科医にはよく周知されている。特にスキサメトニウム(サクシニルコリン)は構造的にはアセチルコリンと類似しているにもかかわらず,アナフィラキシー反応をもたらす危険性が高く,報告例も多い。筋弛緩薬の分子構造のなかにある4級アンモニウム化合物の構造が主な抗原性を示す。また,ベンジルイソキノリニウム系の筋弛緩薬(ミバクリウムやアトラクリウムなど)は非特異的に肥満細胞を刺激して脱顆粒を誘発するといわれている。最近国内で発売されたロクロニウムもアナフィラキシー反応を

表4 筋弛緩薬の種類とアナフィラキシー反応の頻度

	マーケットシェア	アナフィラキシーショック (1999〜2000)	
	%	%	n
スキサメトニウム	6.7	22.3	69
ロクロニウム	8.8	43.1	132
ベクロニウム	11.3	8.5	26
パンクロニウム	9.5	3.3	10
アトラクリウム	54.1	19.0	58
ミバクリウム	5.5	2.6	8
シスアトラクリウム	4.1	0.6	2
ガラミン		0.3	1
計		100	306

(Mertes PM, Laxenaire M, Alla F, et al. Anaphylactic and anaphylactoid reactions occurring during anesthesia in France in 1999-2000. Anesthesiology 2003；99：536-45より改変引用)

生じる危険性がほかの非脱分極性筋弛緩薬よりも高いと報告があり，今後の検証が必要である[7]（表4）。

2 ラテックス

ラテックスはご存じのように，天然ゴムに含まれている材質であり収縮性および耐用性が優れているため，多くの医療材料に使われてきた。しかし，ラテックスはそれ自体が多くのアレルゲン性を持ち，粘膜などへの接触などによりアレルギー反応を生じる。現在，ラテックスには13種類のアレルゲンが報告されている。アレルギー反応のタイプとしてはI型とIV型の反応を生じる。一般の人でラテックスに対する特異的IgEの陽性率は，3.3〜18.6％といわれる。陽性率の幅が大きいのは検査方法の違いにもよるが，しかし，比較的多くの人がラテックスIgEを獲得していると考える。反面，若い年齢層（平均年齢9歳）での研究では1,175人検査をして，陽性者はなかったとの報告もあり，一般的な社会生活のなかで，ラテックスに曝露，感作する機会があると考える[8]。

また，フルーツ（キウイフルーツ，バナナ，アボガド）などに含まれるアレルゲンと交差感作性も確認されており，ラテックス-フルーツ症候群として知られている。キウイフルーツなどに含まれる生体防御タンパク質であるクラス1キチナーゼがラテックスメジャーアレルゲンの一つ，ヘベイン（Hevea brasiliensis 6.02）に相当する構造単位を持っているため，これが交差感作の主役を担うと考えられている[9]。

症　状

発症する症状は，病態の項で述べた個々の化学伝達物質の作用による。大きく分けて，

表5　アナフィラキシー反応の重症度分類

Grade		症状
軽症	皮膚・皮下組織症状のみ	全身紅斑，蕁麻疹 眼窩周囲浮腫，血管性浮腫
中等症	呼吸器系，心血管系，消化器系症状あり	呼吸困難，喘鳴，吐気，嘔吐 眩暈，発汗，胸部圧迫感，腹痛
重症	低酸素症，低血圧症，神経学的症状あり	チアノーゼ，$Sp_{O_2} < 92$， 低血圧（収縮期血圧＜90 mmHg） 混迷，虚脱，失禁，意識消失

（Brown SG. Clinical features and severity grading of anaphylaxis. J Allergy Clin Immunol 2004；114：371-6より改変引用）

表6　麻酔中に生じるアナフィラキシー反応の初期症状

症状	アナフィラキシー反応 ％（n＝518）	アナフィラキシー様反応 ％（n＝271）
心血管系症状	74.7	33.9
低血圧	17.3	18.4
循環虚脱	50.8	11.1
徐脈	1.3	0.7
心停止	5.9	―
気管支痙攣	39.8	19.2
皮膚症状	71.9	93.7
血管性浮腫	12.3	7.7

（Mertes PM, Laxenaire MC. Allergy and anaphylaxis in anaesthesia. Minerva Anestesiol 2004；70：285-91より改変引用）

心血管系症状，呼吸器系症状，皮膚症状，消化器系症状である．軽症では皮膚症状（瘙痒感，発赤）が多く，中等度症からは消化器系症状（嘔気，腹痛）などが出現し，上気道閉塞感も出現する．中等度症から重症になると呼吸困難感，喘鳴，蕁麻疹を生じ，さらに最重症になると循環虚脱からショックとなる（表5）．麻酔科医がかかわるのは，中等度症から重症の症例が多いと推察する．

　麻酔中に生じたアナフィラキシー反応の初期症状を示す（表6）．麻酔中のアナフィラキシー反応の場合は，心血管系症状から発症する場合が多い．すなわち，低血圧と頻脈である．そして，皮膚症状を確認するというような順であろう．しかし，少し反応がマイルドなアナフィラキシー様反応の場合は，皮膚症状が一番の初期症状となる．顔が紅潮したのちに，血圧が徐々に低下するという感じであろうか．

　抗原に曝露されてから症状発現するまでの時間は，抗原となる薬物の投与経路，曝露状態によって大きく異なる．すなわち薬物が注射されるか，また内服するかで発症までの時間が違うのである．筆者は以前，集中治療室（ICU）でNSAIDs内服が原因と考えられるアナフィラキシーショックの症例を経験した．内服20分程度経過した時点での発症

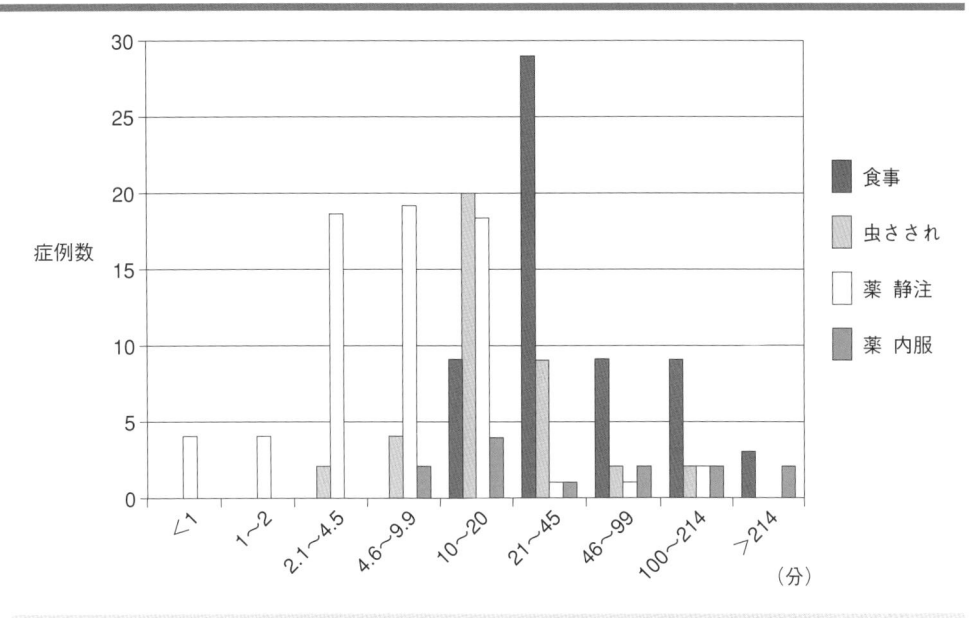

図2 心停止症例におけるアレルゲン曝露から心停止までの時間
(Pumphrey RS. Lessons for management of anaphylaxis from a study of fatal reactions. Clin Exp Allergy 2000；30：1144-50より改変引用)

であり，発症直前には何も処置が行われていなかったために，診断に難渋した。図2はアナフィラキシーが原因で心停止に陥った症例における，アレルゲン曝露から心停止に至るまでの時間を示した図である[12]。この図からも分かるように，内服薬や食事によるアレルゲンの曝露では症状が重症になるまで，20分以上かかる症例も多い。

治療法

アナフィラキシーの治療は，2005年の米国心臓協会（AHA）のCardiopulmonary Resuscitation and Emergency Cardiovascular Careガイドライン[13]などにより画一化されてきており，危機的な患者状況に即座に基本的な対応ができるようにされている。以下に治療法の概略を示す。

1 抗原への曝露を最小限，最短時間にする

治療初動における大原則はアレルギー反応を起こしている特異抗原への曝露の中止である。麻酔中に生じるアナフィラキシーでは抗原となる薬物はすでに体内に投与済みのことも多く，また可能性のある投与済み薬物が多数あり特定できないことも多い。しかし，抗菌薬など点滴で時間をかけて投与していることもある。症状発生時に投与中の薬物による反応が疑われた場合には，ただちに投与を中止する。この場合，薬物への曝露を最小限に抑えるために，点滴セットごと交換することが望ましい。さらに，いろいろ

2. アナフィラキシーショック

なカテーテル挿入後に生じた場合には，カテーテルの材質による反応も推察し，早期にカテーテルを抜去する必要がある。

2 酸素投与と気道確保

アナフィラキシー反応により，急速に気管支攣縮または気道浮腫が進行し，呼吸不全となる可能性がある。循環虚脱に対処するためにも初期から酸素投与を開始する。Sp_{O_2}を必ず持続的に測定し，聴診を繰り返し，呼吸困難の発生や気道狭窄音の発生を認めた場合にはただちに気管挿管などの処置を施す。上気道の浮腫が高度になってから気管挿管を試みても，喉頭の解剖学的なオリエンテーションが困難なこともあり，気管挿管には躊躇ない決断が必要である。

3 急速輸液

重症のアナフィラキシー反応が生じた場合には，血管外への血漿成分の漏出により，循環血液量の減少は総血液量の20〜40％にも及ぶ。特に，皮膚に丘状性発疹または膨疹が出現した場合には多量の血漿成分が漏出していると考え，急速に細胞外液補充液の投与が必要となる。この時期に採血した血液検査ではヘマトクリットの急激な増加など，血球成分の濃縮なども認められる。2l以上の急速補液が必要となることも多い。また，急速な心臓前負荷の低下に対応するため，また下肢の拡張した血管系に血液を貯留させないためにトレンデレンブルグ位に体位を保つのも有効である。

4 薬物投与

薬物投与の原則としては，まず呼吸・循環を維持することを考えると同時に，種々の化学伝達物質により発生する症状に対する治療も考える必要がある。

まず種々の薬物の中でも，必ず覚えておかねばならないのはアドレナリンである。"アナフィラキシーならアドレナリン"というほど必然性が高い薬物である。ほかの薬物は発症する病態により投与を考慮する必要があるが，強い科学的根拠があるものは少ない。臨床経験上の推奨薬物が多い。

a. アドレナリン

軽症から心停止症例に至るまで，すべての症例に使用すべき薬物である（表7）。アナフィラキシーの病態にアドレナリンを投与するのは以下の3つの受容体への作用を期待して行う。

α_1受容体：血管収縮，粘膜浮腫軽減
β_1受容体：心収縮力増強，脈拍増加
β_2受容体：気管支拡張作用，脱顆粒抑制作用，血管拡張作用

これらの作用のなかで，最も重要なのはβ_2受容体への作用である。気管支平滑筋拡張

表7　重症度別のアナフィラキシーの治療選択

重症度	第一選択	第二選択	第三選択
軽症	アドレナリン0.3 mg IM	ポララミン® IV/IM	
中等症	アドレナリン0.3 mg IM リンゲル液開1 l 酸素	ポララミン® IV/IM ソル・メドロール® 125 mg, 6 hrごと	
重症	酸素，気管挿管 アドレナリン0.3 mg IM 10 mlに稀釈して0.1 mg IV リンゲル液全開1〜2 l ドパミン	ソル・メドロール® 125 mg, 6 hrごと ポララミン® IV/IM ネオフィリン® 250 mg/30 min ベネトリン®など吸入	グルカゴン 1 mg, 2 min IV H$_2$遮断薬 （保険適用外）
心停止	アドレナリン1〜3 mg IV	リンゲル液全開2〜4 l	

（今　明秀. アナフィラキシーとその治療. 救急・集中治療　2005；17：765-71より引用）

作用とともに強いβ_2刺激により肥満細胞や好塩基球からの脱顆粒を抑制し，"病態の悪循環を断つ"という目的でも必要不可欠な治療薬となる。

　ただ投与には注意も必要で，患者の循環状態は血管内脱水で頻脈，低血圧を示していることが多い。十分な急速輸液を行わずに，β_1作用を持つアドレナリンを過量に投与すると，心室粗動や心室細動を誘発する危険性があるので，必ず十分な輸液を行いながら少量からの投与を推奨する。重症アナフィラキシーの場合などは0.1 mgのアドレナリン静脈内注射を推奨しているガイドラインが多い。しかし，体格の小さい患者では状態を確認しながら0.05 mg（50 μg）の繰り返し投与が望ましいと考える。

・アドレナリンの投与部位

　アドレナリンの投与方法には静脈内注射，気管内投与，筋肉注射，皮下注射などがある。ただ，アナフィラキシー反応に即座に対応するためには，筋肉注射の場合は上腕への注射は効果のないことを理解し，必ず大腿の筋肉への注射を心がけてほしい（図3）[15]。また，大腿への筋肉注射用に自動注入用のエピペン®が市販され，認可医師の許可制で患者が使用できるようになってきた。昆虫毒によるアナフィラキシーを経験した患者は，所持することが望ましい。

b. 気管支拡張薬

　気管支攣縮が強い症例においては，アミノフィリンの投与を行う。アミノフィリンはホスホジエステラーゼを抑制することによりサイクリックAMP（cyclic AMP：cAMP）の減少を抑制する。すなわち，細胞内のcAMPレベルを下げないことが肥満細胞や好塩基球から化学伝達物質遊離を抑制する補助的な効果も持っている。アドレナリンとの相互作用としての頻脈に注意して投与する。また，気管支拡張薬の吸入も効果が期待できる。

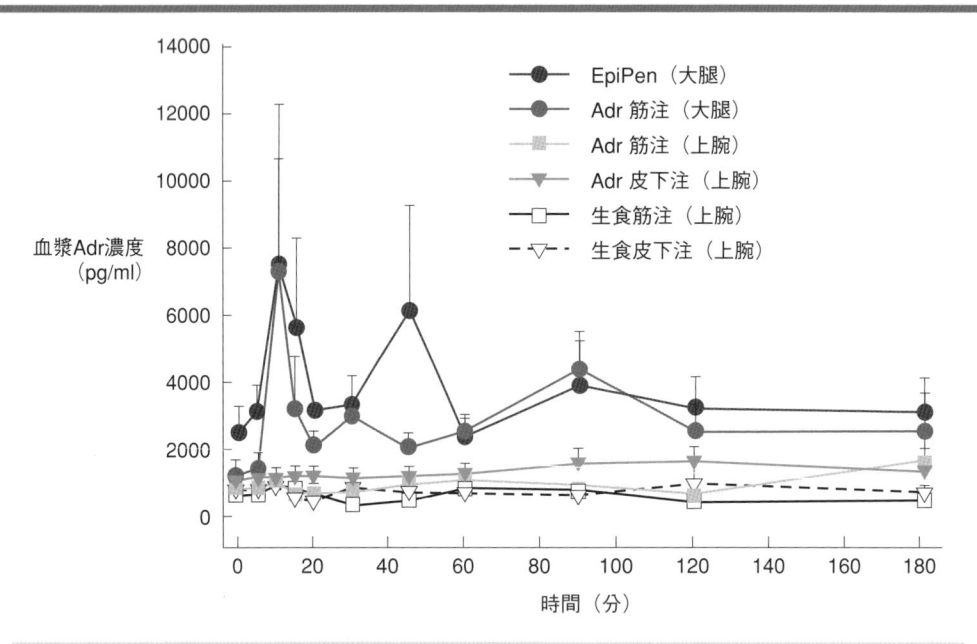

図3 アドレナリンを0.3mg投与した場合の血漿濃度の推移

注：EpiPen：エピペン®注射液0.3mg，Adr：アドレナリン

(Estelle F, Simons R, Simons KJ. Epinephrine absorption in adults：Intramuscular versus subcutaneous injection. J Allergy Clin Immunol 2001；108：871-3より改変引用)

c．ステロイド

ステロイドの投与はその効果を疑問視されてきた。それはステロイドの作用機序を考えなかったことと，投与量が過量であったためである。最近では，症状の遷延を防ぐため，また24時間以内に生じる二相性反応抑制の目的で1回50～125mgのメチルプレドニゾロンを6時間ごとに繰り返し投与することが推奨される。

d．抗ヒスタミン薬（H_1遮断薬）

即効性はないが，蕁麻疹には効果があると考えられており，投与を考慮する場合もある。クロルフェニラミン5mgまたはジフェンヒドラミン25～50mgを投与する。

e．H_2遮断薬

H_1遮断薬と併用すると，より抗ヒスタミン効果があるという意見もある。シメチジン200mgまたはファモチジン20mgを投与する。

f．グルカゴン

β遮断薬を内服している患者にアナフィラキシーが発症した場合には，グルカゴンの投与を考慮する。β受容体がブロックまたはダウンレギュレーションを受けていると考えられるとき，グルカゴンは細胞膜表面のβ受容体を介さず，細胞膜のGsG蛋白を刺激し，アデニルシクラーゼを活性化させcAMPを上昇させる。β受容体を介してのアドレ

表8 主な症状別鑑別診断

症状	鑑別診断
血圧低下	敗血症性ショック，迷走神経反射，低容量性ショック
喘鳴	喘息，閉塞性肺疾患
呼吸困難	気道異物
顔面紅潮，浮腫	カルチノイドなど
食後の変化	食中毒，食道異物など
その他	全身性肥満細胞症，パニック発作など

ナリンの効果が弱い場合に，グルカゴン1～2mgを併用で静脈内投与する。

5 体 位

急速輸液の項で述べたように，血管内の血液量が十分にない場合にはトレンデレンブルグ位とする。

6 その他

まれに，冠血管攣縮と想定できる心電図上STが上昇した症例，腹痛の強い症例なども経験されている。適時，障害臓器を標的とした治療も併用する。

また，①人を集める，②モニターを装着する，③皮疹の状態（発赤または膨疹）と全身の広がりをチェックする，④採血をする，⑤デジタルカメラで皮疹を写真に撮る，ということも必要である。症状安定後に患者や患者の家族に病態の説明を行う場合に，皮疹の写真がないと，なかなかその重症な病態への理解を求めても難しい場合がある。再発症を防ぐため，患者への教育も考えて証拠となる写真を患者に確認してもらうとよい。

鑑別診断

鑑別診断として，表8に主なものを記載した。ピーナッツを食べて呼吸困難を訴えた小児が救急外来を受診した場合，ピーナッツ肺炎かアナフィラキシー反応か鑑別の難しい状況もある。しかし，治療で述べたように可能なかぎり早期にアナフィラキシーを疑って治療を行うことが合併症を生じず軽快させる唯一の手段となるため，鑑別診断に与えられる時間的余裕はない。急激な発症で呼吸・循環障害が出現した場合には必ずアナフィラキシー反応を疑い，診断治療を開始することが必要である。

アナフィラキシーが疑われる場合の検査

アナフィラキシーショックの患者は突然目の前に出現する。そのときにどのような検

査をするとよいであろうか？　まれにしか経験しないアナフィラキシーの患者の急激に変化する状態に対処しながら，適切な検査を行うことは困難である．筆者は，アナフィラキシーの患者が発生した場合に，いろいろなことが対処できるように，治療マニュアルと行うべき検査項目および採血スピッツを一緒に入れた，自称，アナフィラキシーBOXの設置を推奨している．救急カートの下のトレイの隅にでもこの箱を入れておくと，検査まで適切に行うことができる．

　血液検体検査として，アナフィラキシー発症が疑われた場合には血中トリプターゼ値の変化を確認する．トリプターゼは肥満細胞から放出される顆粒の主な蛋白成分のひとつである．アナフィラキシーが発症したのち0.5～1.5時間後に最高値を示し，半減期は約2時間前後である．したがって採血のタイミングとしては，①反応直後なるべく早期に，②発症1～2時間後，③24時間後の3時点が推奨される．血液を何ml，どの採血管に採るなどをアナフィラキシーBOXに採血管とともに記載しておくと適切な検査が可能となる．

　特異的IgE抗体の検出や特異抗原の検索はアナフィラキシー発症後約2週間以上の間隔をあけて行うことが推奨される．それまでの期間は特異的IgE抗体が反応しない場合があると考えられる．

　IgEの検出は放射性アレルゲン吸着法（radioallergosorbent test：RAST）を用いる．また，特異抗原の検出はリンパ球幼若化試験（lymphocyte stimulation test：LST）や皮膚試験（パッチテスト）などが有効であるが，総じて麻酔中のアナフィラキシーショックの原因を検索するには限界もある．しかし，特異抗原が判明した場合は患者にとって非常にメリットとなるため，必ず行うことを推奨したい．

予　後

　アナフィラキシー（様）反応は，急激に重篤な病態に進行するために早期に適切な初期治療の開始が生命予後に直結する．死亡率は重症アナフィラキシーを罹患して救急外来を受診した患者の0.7～1.3％，入院中に重症アナフィラキシーを発生した患者で0.5％程度といわれている[7]．ただ，手術中に生じたアナフィラキシー様反応の患者では，3～6％と死亡率が増加する[5]．おそらく，手術を受ける元来の病態も加わり，アナフィラキシー反応による合併症の出現などが死亡率増加の一因と推定する．

おわりに

　何度も繰り返すが，突然発症し急激に重篤な病態に進行するのがアナフィラキシーショックである．ただし幸いなことに，種々あるショックの中で適切な対処を早期に行えば，回復も非常に早いのもアナフィラキシーショックの特徴でもある．収縮期血圧60mmHgで気管挿管されていた患者が，半日後にはテレビを見ている，という感じである．

　この治療方法の習得のため，われわれは等身大の患者シミュレータを使用して，アナ

フィラキシーショック対処のシミュレーションワークショップを学生，看護師，医師対象に行ってきた．まれな病態のためなかなか実患者に対処する機会はないが，反面，実患者を診たときは即座に対応しないと患者予後に直結する．輸液開始前にアドレナリンを過量投与し心室粗動，輸液は行っていてもトレンデレンブルグ位を忘れたり，気管挿管のタイミングを逃す，など講習者はいろいろな面からアナフィラキシーの病態治療を考えることができ，繰り返し習得できる．"See one, do one, teach one"と以前からの教育方法があるが，アナフィラキシーの治療の場合，"see one" "do one"は不可能である．上述した知識に加えて，このようなシミュレーション教育の普及がさらに必要と考える．

■参考文献
1) Riedl MA, Casillas AM：Adverse drug reactions. Types and treatment options. Am Fam Physician 2003；68：1781-90.
2) Lieberman P, Camargo CA, Bohlke K, et al. Epidemiology of anaphylaxis：Findings of the American College of Allergy. Asthma and Immunology Epidemiology of anaphylaxis Working Group. Ann Allergy Asthma Immunol 2006；97：596-602.
3) Soar J, Pumphrey R, Cant A, et al. Emergency treatment of anaphylactic reactions—Guidelines for healthcare providers. Resuscitation 2008；77：157-69.
4) Moneret-Vautrin DA, Morisset M, Flabbee J, et al. Epidemiology of life-threating and lethal anaphylaxis：A review. Allergy 2005；60：443-51.
5) Ebo GD, Fisher MM, Hagendorens MM, et al. Anaphylaxis during anaesthesia：Diagnostic approach. Allergy 2007；62：471-87.
6) Hepner DL, Castells MC. Anaphylaxis during the perioperative period. Anesth Analg 2003；97：1381-95.
7) Mertes PM, Laxenaire M, Alla F, et al. Anaphylactic and anaphylactoid reactions occurring during anesthesia in France in 1999-2000. Anesthesiology 2003；99：536-45.
8) Cullinan P, Brown B, Field A, et al. Latex allergy. A position paper of the British Society of Allergy and Clinical Immunology. Clin Exp Allergy 2003；33：1484-99.
9) Wagner S, Breiteneder H. The latex-fruit syndrome. Biochem Soc Trans 2002；30：935-40.
10) Brown SG. Clinical features and severity grading of anaphylaxis. J Allergy Clin Immunol 2004；114：371-6.
11) Mertes PM, Laxenaire MC. Allergy and anaphylaxis in anaesthesia. Minerva Anestesiol 2004；70：285-91.
12) Pumphrey RS. Lessons for management of anaphylaxis from a study of fatal reactions. Clin Exp Allergy 2000；30：1144-50.
13) 2005 American Heart Association Guidelines for Cardiopulmonary Resuscitation and Emergency Cardiovascular Care Part 10.6：Anaphylaxis. Circulation 2005；112［Suppl I］：IV143-5.
14) 今 明秀. アナフィラキシーとその治療. 救急・集中治療 2005；17：765-71.
15) Estelle F, Simons R, Simons KJ. Epinephrine absorption in adults：Intramuscular versus subcutaneous injection. J Allergy Clin Immunol 2001；108：871-3.

〈野村　岳志〉

VI. 麻酔中の特殊な状況での蘇生

3 肺塞栓症

はじめに

　肺塞栓症（pulmonary embolism：PE）は下肢の深部静脈や腸骨（骨盤）内に形成された血栓が肺動脈に流入し，閉塞することによって起こる病態である。血栓の大きさにより無症候のものから致死的なものまで症状は多彩であるが，いずれにせよ早期の診断が予後を大きく変えることが示されている。北米およびヨーロッパでの深部静脈血栓症（deep vein thrombosis：DVT）の頻度は人口10万人に対して約160人であり，そのうち致死的ではないものの何らかの症状を呈するPEは20人，剖検などで血栓が証明されるPEは50人と報告されている[1]。また，下肢のDVTがある患者では50％に無症候性のPEがあるといわれている[1,2]。そのため近年ではDVTとPEを静脈血栓塞栓症（venous thromboembolism：VTE）としてひとつの疾患概念でとらえ，予防や対処法を考えるようになっている。

　従来日本人では海外での発生率に比して低いことが推測されていたが，日本麻酔科学会では2003年から全国的な調査を行い，周術期におけるPEの頻度は決して少ないとはいえないこと，またPEを起こす頻度の高い手術は欧米のそれに比較してほぼ同じ傾向が見られることを報告している[3]。

　2004年に日本血栓止血学会，日本産科婦人科学会，日本集中治療医学会，日本麻酔科学会などが参加して肺血栓塞栓症/深部静脈血栓症予防ガイドラインが策定された[4]。それを機に，この重篤な合併症に対する理解が深まり，弾性ストッキングや間歇的空気圧迫装置の普及やそれらによる予防措置が保険収載されたこともあって，この数年周術期の発症率は減少しつつある[5]。

　一方，周術期の血栓症の予防のために高いリスクを有する患者では未分画ヘパリンやワルファリンをはじめとする抗凝固薬が積極的に使われているが，この2，3年の間に立て続けに低分子ヘパリンであるエノキサパリン（クレキサン）や合成ヘパリンであるフォンダパリヌクス（アリクストラ）が，当初は整形外科手術後のVTE予防に向けて発売された。2008年にはフォンダパリヌクスで，2009年春にはエノキサパリンで腹部外科手術後のVTE予防に適応が拡大され使用頻度が増加している。

　われわれ麻酔科医にとって，時に致命的にもなりうるVTEに遭遇する機会は今後も決してまれではないことが予想される。そのため，予防や治療にも広範な知識が要求され，かつ習熟していることが望ましい。近年の冠動脈ステントの種類による抗血小板薬の取

り扱いの違いや心房細動における抗凝固薬の取り扱いなど，内科領域における抗凝固薬・抗血小板薬の動向にもわれわれは周術期の患者の管理という点において，さらに注目していく必要がある．本章ではVTEの発生機序，診断，予防および治療について考察し，最後にneuraxial anesthesiaとの関連を考えてみたい．

肺塞栓症の原因

19世紀にドイツの病理学者であるVirchowは血栓の成因を3つのファクター（Virchow's triad）から明確に述べている（表1）．血管壁（内皮）の損傷，血流の遅延および血液凝固能の亢進の因子のうち，2つ以上が存在すればVTEのリスクは増大する．つまり，全身麻酔で不動化され（血流の遅延），手術を受ける患者（血管壁の損傷，凝固能の亢進）ではこの3つのファクターが最初から揃っていることになる．そのため周術期管理に携わる医療従事者は常にその発生を念頭に置いて業務を行うべきである．

1 遺伝系の存在

以前から白人では凝固因子の遺伝的構造異常による血栓症が多く，それに対して日本人では構造異常が少ないことが日本での血栓塞栓症の発生頻度に差があることの説明とされていた．VTEのリスクの高い疾患としてアンチトロンビン（antithrombin Ⅲ：ATⅢ）欠損症（常染色体優性），プロテインC（常染色体優性）およびS欠損症（常染色体優性），抗リン脂質抗体症候群（antiphospholipid syndrome：APS）などが知られているが，同時に血栓リスクの高い一塩基多型も近年報告されている[6]．凝固第Ⅴ因子Leiden，プロトロンビンの20210G/Aなどはその代表的な例であるが，このような遺伝的素因に手術などの環境因子，生活習慣などが組み合わさり，リスクが上昇すると考えられる（図1）．日本人では凝固異常に関する遺伝子多型の報告は今のところないが，海外での報告が日本人にも当てはまるかどうかは興味深い．

表1　静脈血栓塞栓症の3大誘発因子 Virchowの三徴

- 血液の停滞
  - 長期臥床，肥満，妊娠，全身麻酔，下肢固定，下肢静脈瘤，下肢麻痺，心肺疾患
- 静脈壁の異常
  - 手術，外傷および骨折，CVC留置，静脈炎
  - 抗リン脂質抗体症候群
- 凝固能の亢進
  - 悪性腫瘍，化学療法，妊娠，手術，外傷および骨折，熱傷，経口避妊薬，心筋梗塞，感染症，ネフローゼ症候群，多血症，脱水

3. 肺塞栓症

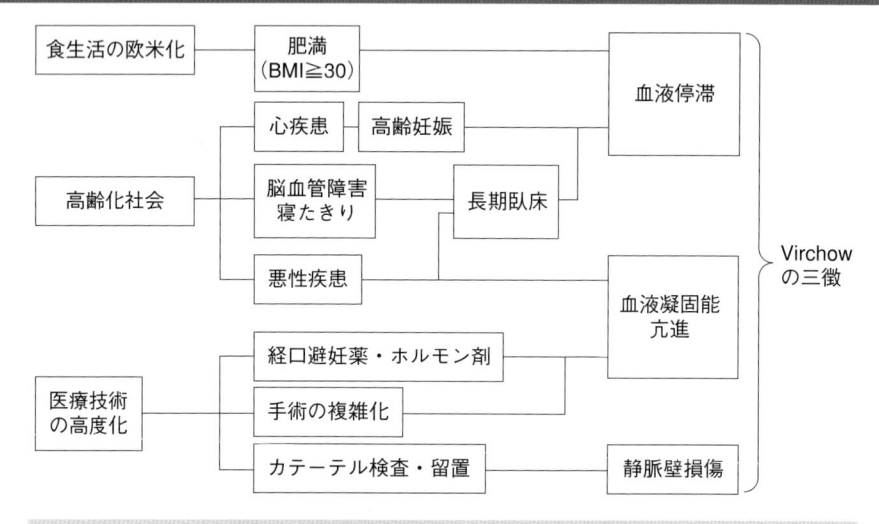

図1　静脈血栓塞栓症の誘発因子と現代

〔小林隆夫. 学際領域の診療. 肺血栓塞栓症・深部静脈血栓症. 日本産婦人科学会雑誌 2004；56（10）：N382-91 より引用〕

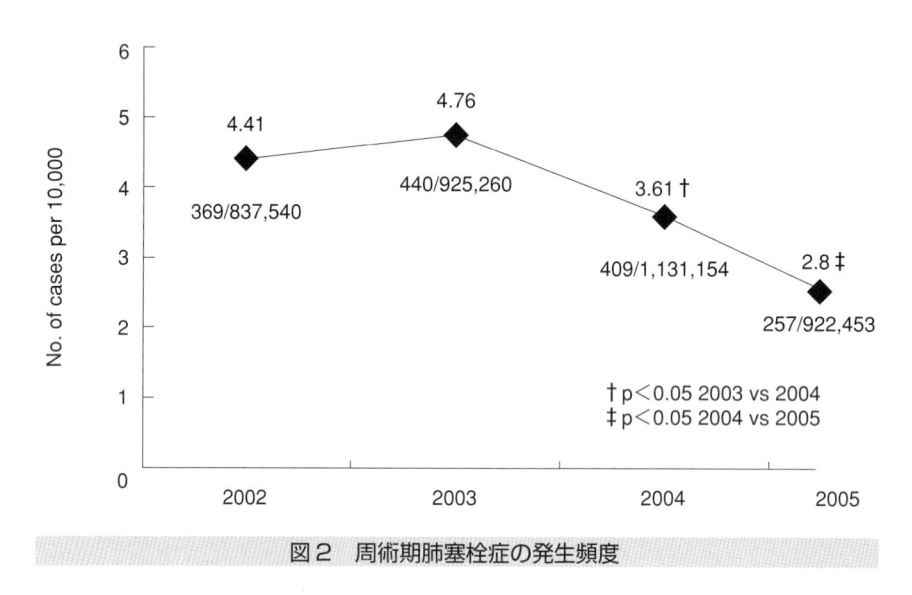

図2　周術期肺塞栓症の発生頻度

† $p<0.05$ 2003 vs 2004
‡ $p<0.05$ 2004 vs 2005

2 麻酔科学会2008年度報告書から見るVTEの疫学

　2009年春，日本麻酔科学会より2008年度の周術期肺血栓塞栓症の統計が発表された[7]。全国1,116施設に送ったアンケートのうち回答のあった634施設での調査の結果，発症は1万症例に対し2.75と調査の始まった2002～2003年と比較してかなり低くなっているがこの数年は横ばい傾向にある（図2）。年齢ではやはり高齢者で多く，86歳以上では発生頻度は6.01と高い。また女性に多く（M：F＝1.87：3.58），部位別では股関節・四肢が5.71と高く，次いで開頭術，開腹術で多く発生していた。危険因子では体型指数（body mass index：BMI）≧30の肥満，悪性腫瘍，下肢および骨盤骨折で発生例が多く，欧米

の報告と類似している。この数年の急激な発生率の低下にはDVT予防が積極的な広報活動によって医療従事者に予防の重要性が広く認識されたことがうかがえる。2009年，歯科領域でのDVT予防の保険収載が認められたこともあり，新しく使えるようになった抗凝固薬の適切な使用によってさらに発生率が低下するか，興味が持たれる。

症状および発生時期

　下肢の血栓による症状は主として下肢の浮腫，腫脹，発赤，熱感，圧痛[8]などが挙げられる。肺血栓塞栓症（pulmonary thromboembolism：PTE）で最も多い症状は突然発症する胸部痛および呼吸困難であるが，軽い胸痛，咳嗽，血痰（PEのtrias）しか症状がないものから頻呼吸やショック，あるいは意識消失で発生するものまでさまざまであり，全身麻酔中では患者の訴えがないため，さらに診断が困難になる可能性がある。実際，早い発症では手術中や術後早期に急速に発症することもあるが，歩行を開始した直後などの術後1～2日に発症することが多い。前述した日本麻酔科学会の2008年度報告では術前および術中の発生例が324症例中76症例（23.5％）を占め，術後だけでなく，術前からの予防が重要であることがうかがえる。日本では予防のための抗凝固療法は，弁置換後やDVT既往などの一部の高リスク群を除いて，術前から使用することは少ないが，DVTの既往があるなどの高リスク患者では現在行われているような未分画ヘパリンの持続静注だけでなく，日本ではいまだ保険適用のない，術前からの低分子ヘパリンの使用も考えていく必要があると思われる。2008年に発表されたアメリカACCPガイドライン[9]では小歯科手術，小皮膚科手術，白内障手術ではビタミンK拮抗薬（ワルファリン）の周術期の継続服用を推奨している（grade 1C）。ベッド上での体位変換，歩行開始，排便・排尿などが誘因となってPTEが発症することも多いので，これらの動作時には十分な監視が必要である。筆者が最初に経験したのは70代・男性のS状結腸術後の術後2日目の離床時の発症であった。Wellsら[10]は2001年にDVTおよびPEの診断基準としてのスコアリングシステムを発表しているが（表2，表3），癌患者，周術期および安静状態にある患者では突然発症した低酸素血症ではかなりの確率でVTEを疑うべきであることを示している。

診　断

　PEの診断は難しい場合が多いが，強調しておきたいのは，繰り返しになるが，周術期では常にこの疾患の発生を考慮しておくべきであるという点である[2)8]。下肢の腫脹，疼痛などDVTを疑わせる症状を診察中に発見した場合にはHomans徴候（膝関節伸展位で足関節を背屈させると腓腹筋に痛みを感ずる徴候）などを同時に観察できるかもしれない。下肢（膝蓋骨下端から10cm）の部分での周囲長を測定し，3cm以上の違いがあれば血栓の存在を疑い，超音波装置などで下肢血管の検索を行う必要がある。一方，ショッ

3. 肺塞栓症

表2　Wells prediction rule for diagnosing DVT

・癌の存在（治療中，過去6カ月以内，緩和治療中）	1
・下肢の麻痺，ギプス固定	1
・12週以内の局所麻酔・全身麻酔を要する大手術または3日以上のベッド安静	1
・深部静脈の分布に沿った限局した疼痛	1
・下肢の腫脹	1
・下腿（脛骨結節より10 cm下部）の健側に比較して3 cm以上の腫脹	1
・症状にある側の下肢の浮腫	1
・静脈側副血行路の存在	1
・DVT以外の可能性のある疾患の存在	−2

臨床判断：低≦0，中間1～2，高≧3
両側下肢に症状が見られる場合，より症状の強い側で判断

（Wells PS, Anderson DR, Rodger M, et al. Derivation of a simple clinical model to categorize patients probability of pulmonary embolism：Increasing the models utility with the SimpliRED D-dimer. Thromb Haemost 2000；83：416-20より改変引用）

表3　Wells prediction rule for diagnosing PE

・PE・DVT	＋1.5
・心拍数＞100/分	＋1.5
・最近の手術・安静	＋1.5
・DVTの臨床症状の存在	＋3
・PE以外の疑わしい疾患がないこと	＋3
・喀血	＋1
・癌	＋1

臨床判断：低0～1，中間2～6，高≧7

（Wells PS, Anderson DR, Rodger M, et al. Derivation of a simple clinical model to categorize patients probability of pulmonary embolism：Increasing the models utility with the SimpliRED D-dimer. Thromb Haemost 2000；83：416-20より改変引用）

クなどの激烈な症状で発症した場合や全身麻酔中で患者からの胸痛や呼吸困難などの情報がない場合には，治療に平行した鑑別診断が重要である。

1 理学的所見

　PTEの塞栓源の大部分が下肢・骨盤内臓器であることから下肢の所見は重要である。下肢の発赤，腫脹，圧痛などがよく見られる。前述のHomans徴候のほか，Pratt's sign（腓腹筋をつかむと痛みが増強する徴候），Luke's sign（患者に背伸びをさせると腓腹筋に疼痛を感じる）などが報告されている。

2 低酸素血症

　血栓による肺血管床の減少によって起こる。血栓が中等度以上ではほとんど必発であ

る。2008年度日本麻酔科学会報告では，PE発症時の症状としてはパルスオキシメータ値の低下が最もよく見られる症状（324症例中178症例）であるが，この報告では患者自身にパルスオキシメータが装着されていたかどうかは不明であるため，実際にはもっと多い症例で低酸素症が起こっていたのではないかと推察する。次いで冷汗，胸痛，呼吸困難症状が多く見られているが，全身麻酔中では自覚症状はないので，周術期に突然発症する経皮的酸素飽和度（パルスオキシメータ）の低下を発見した場合，PEの発症および後述する鑑別診断を念頭に置きながら動脈血ガス分析を行い，低酸素血症を確定する。

3 呼気終末二酸化炭素濃度

肺血管床の低下を伴うような重篤なPTEでは呼気における二酸化炭素濃度が減少するために，血液ガス分析と比較すると10～20mmHg，あるいはそれ以上の較差が生じていることが多い。呼気での二酸化炭素の低下は肺血流の途絶による心拍出量の低下を意味する。

4 循環動態

2008年報告では失神（12％），心停止（13.3％），ショック（15.7％），血圧低下（22.5％）など循環動態の突然の破綻の頻度が多いことが報告されている。迅速な対処が求められる状況にあることが見て取れる。

5 一般検査

VTEの診断に特異的なマーカは存在しない。そのため，臨床症状や理学的所見，画像所見と総合して判断する必要がある。臨床上，必要な測定項目としては凝固系と線溶系の同時の活性上昇が見られることから，フィブリノゲン，フィブリン分解産物（fibrin degradation product：FDP）D-ダイマー，トロンビン-アンチトロンビン複合体（thrombin-antithrombin complex：TAT）などの測定が有用である（後述）。

a. ECG（心電図検査）

典型的な所見はSIQ Ⅲ（SIQ Ⅱ T Ⅲ）などが知られているが，実際に認めることは少ない。胸部誘導では$V_{1\sim3}$の陰性T波が多く見られ，重症では肺性P，右軸偏位，不完全右脚ブロックなどの急性右心負荷所見が見られる。

b. TTE（transthoracic echocardiography；胸壁心エコー），TEE（transesophageal echocardiography；経食道心エコー）

後述するCTや肺動脈造影に比較してベッドサイドでも簡便に検査が可能で，しかも塞栓子が描出できれば迅速に診断することが可能であるため，特に全身麻酔中であるならばTEEは食道静脈瘤などの禁忌の病変がなければ積極的に使用すべきである。典型な

3. 肺塞栓症

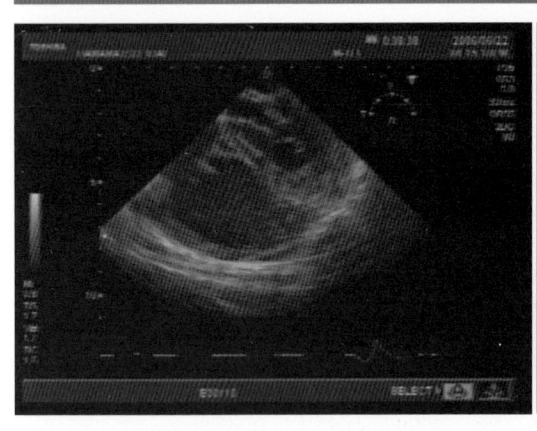

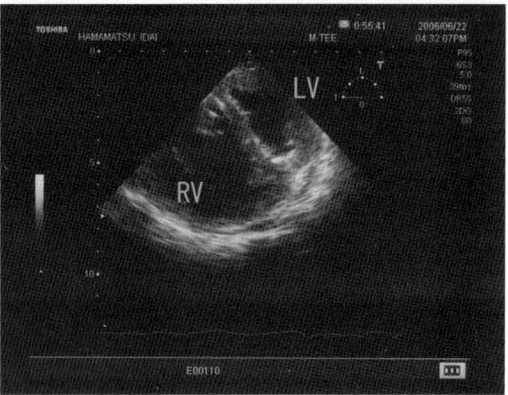

図3　肺塞栓発症時の心エコー（TEE）

- 三尖弁の逆流
- 右室内の血栓の形成
- 右室径が30 mm以上
- 右室壁運動の低下（側壁で著明）（右図）
- 四腔像（左図）および短軸像で，左室よりも右室のほうが大きい
- 心室中隔の扁平化（右図）
- 肺動脈血流のacceleration timeが90 ms以下か，三尖弁逆流から推定した肺動脈圧が40 mmHg以上

　　―以上の所見がなければ肺血管床の減少は30％以下

　PEのエコー像では（図3），重篤な症例ではTEEで右室負荷や左心系の虚脱など典型的な所見を観察でき，また肺動脈内の血栓を検索できる場合もある。TEEで診断として使用される所見を図3に同時に示す。

c. CT

　現在では検出率において一番信頼性が高いといわれている。以前はスライス幅が厚く，連続性が保たれなかったことや，検査時間に時間がかかり，造影剤の効果が低下して血栓の描出が不良であったために肺動脈造影が確定診断の第一選択であった。しかしヘリカルCTやマルチスライスCT（multi detector-row CT：MDCT）など技術の進歩により連続性に優れた画像を得ることができ，また極めて短時間での薄層横断撮影が可能になったことによって診断能力が著しく向上した（図4）。現在普及している64列MDCTでは全肺区域の横断像をわずか十数秒で検査することも可能になっている。MDCTによるVTEの診断力は感度96％，特異度88％と報告されており[11)12)]，血栓の評価と同時に無気肺や胸水，心拡大の程度も同時に評価できる。また鑑別診断として大動脈解離や心タンポナーデ，気管支喘息などを同時に診断できる点で極めて優れた検査であるといえる。さらに優れた分解能と短い検査時間は肺病変だけでなく下肢から骨盤内の塞栓源となりうる部位を同時に検索することを可能にし，DVTの診断能力は感度97％，特異度100％と報告されている[11)～13)]。

　2008年報告でも診断は胸部CTによって確定された症例が最も多く（69.1％），次いで心臓超音波検査（32.7％），肺動脈造影（16.0％）であった。

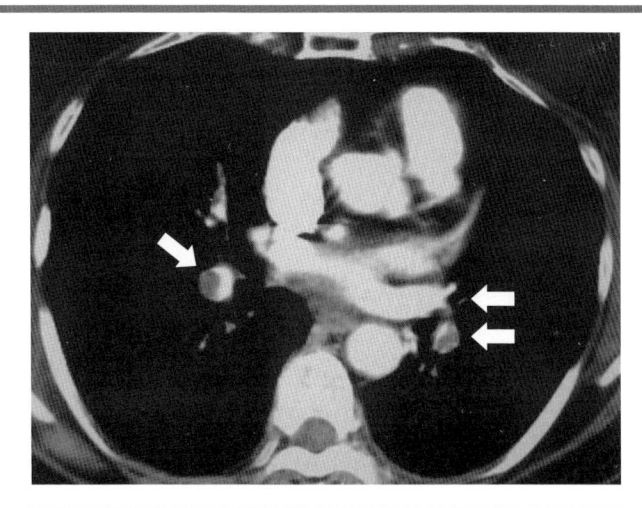

図4 CTによるPE像 (⇨)

d. 血液検査

　血液凝固系の検査のうち，D-ダイマー，TAT，CRPおよび白血球の増加が主な所見である。

　1) D-ダイマー[8)13)]

　D-ダイマーはフィブリンの分解産物であるFDPの一部で，フィブリンが第XIII因子によって架橋化された後に分解された分解産物の最小単位である（図5）。第XIII因子の修飾を受けてD-D結合が強く残っているとこの部分は分解されずに残存するためにこの名がある。PEやDVT以外にも播種性血管内凝固症候群（disseminated intravascular coagulation：DIC），腹水，外傷などでも上昇するが，反対にD-ダイマーの上昇が見られなければVTE，DVTは高い確率で否定できる。Verhovsekら[14)] は再発の予測因子としてのD-ダイマーに関する論文を集め考察している。多くの論文では初発の特発性VTEで抗凝固療法を3カ月以上受けた後の3～8週間後にD-ダイマーの測定が行われていた。D-ダイマー（－）では年間の再発リスクが3.5％，D-ダイマー（＋）では8.9％であった。このことは長期におけるVTEのリスクについてD-ダイマーがある程度の再発を予測しうる可能性があることを示唆している。

　DICや手術などだけでなく，凝固・線溶起点が活性化を受けると上昇するため，上昇がすなわちPTEを示すものではないが，陰性の場合には血栓症の存在は否定的であるため検査は有用である。

　2) TAT（トロンビン-アンチトロンビン複合体）

　TATはトロンビンの半減期が極めて短いのに対し，約15分と比較的遅いため，凝固マーカーとしてよく用いられている。クエン酸加血漿で冷凍保存が必要である。トロンビンと体内に存在するアンチトロンビンが1：1の割合で結合したもので，凝固活性化の一つの指標となる[15)]。

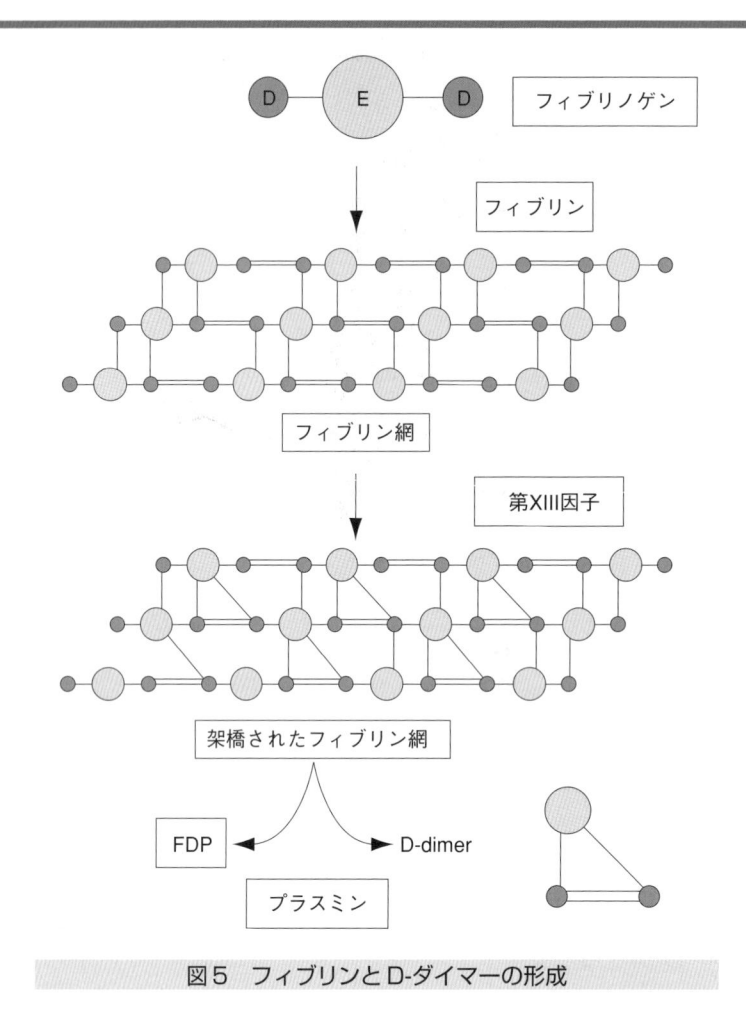

図5 フィブリンとD-ダイマーの形成

e. 肺動脈造影[8)13)]

以前はPTEを診断するのに必須の検査であったが[16)]，CTの精度の向上などもあって必ずしも確定診断に必要ではなくなっている。典型的な所見として血流途絶像（cut-off sign），動脈分枝の減少，突然の狭小化，造影欠損像（filling defect），造影剤の流入遷延などが見られる。ヘパリンなどの抗凝固療法を開始した後では穿刺部位からの出血に留意する。

f. 肺血流シンチグラム（^{99m}Tc肺血流シンチグラフィ）

極めて鋭敏に血流欠損を診断できるが，特異性は低く，肺実質病変や胸水の貯留によっても欠損が起こるため注意が必要である。塞栓による血流が障害された部位に一致して楔状に欠損があるのが典型的な所見である[8)11)]。

6 鑑別診断 （表4）

低酸素血症および低血圧（ショック）を来す疾患が鑑別診断として挙げられる。前述

表4 肺塞栓症の鑑別診断

急激な低血圧
 出血性ショック 外頸静脈怒張（－），低いCVP値，低酸素血症（－）
 アナフィラキシー 皮膚症状，外頸静脈怒張（－），聴診，低いCVP値
 心筋梗塞   ECG異常，CPK，トロポニン値
 大動脈解離   胸部X線写真，TEE
 心タンポナーデ 胸部X線写真，TEE
 緊張性気胸   聴診，胸部X線写真，TEE
急激な低酸素血症
 気管支喘息   聴診，低血圧（－），胸部X線写真
 誤嚥性肺炎   聴診，発熱（＋～±）低血圧（－），胸部X線写真
 無気肺   聴診，低血圧（－），胸部X線写真

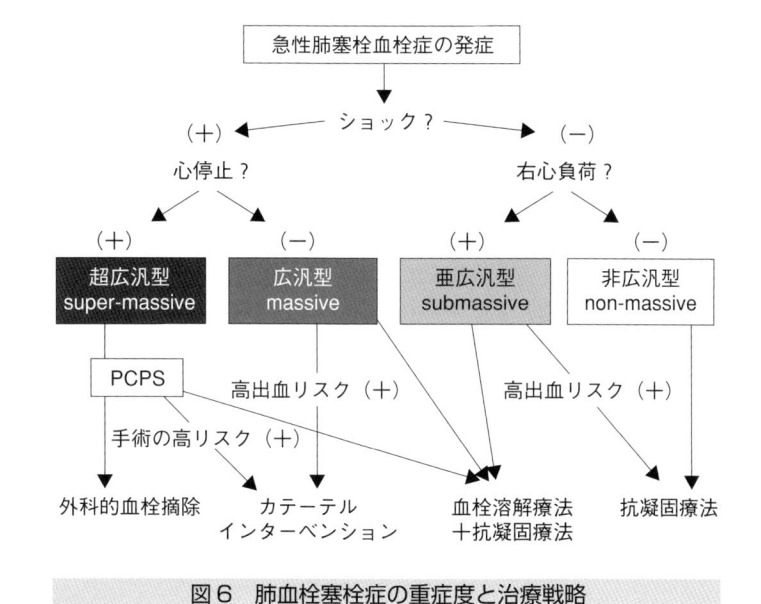

図6 肺血栓塞栓症の重症度と治療戦略

のとおりPEに特有な症状はないが，いくつかの所見や検査結果を組み合わせることにより診断は可能である。

治　療

　PTEでは一刻も早い診断と治療が予後を大きく左右する[17]。本邦における治療手順を図6に示すが，まず初発症状が重症度，つまりショックを呈するか否かで治療内容が大きく変わるため，治療が禁忌でないならば，ある程度疑いの段階で治療を開始する（図6）。Otaら[18]の報告では重症症例で急性期に診断ができなかった場合の死亡率は68％と高率であったのに対し早期に診断がついた場合は22％であった。つまり最初に疑ってかかることがこの疾患の予後を大きく変えることを認識すべきである。Sakumaら[19]はPEを

伴ったVTEと伴わないVTEの頻度を全国的に調査し，VTEの発生頻度，発生部位，治療内容などをまとめて報告している．注目すべきはPEが合併している，比較的重症だと思われるVTEの治療でもヘパリンが使われずにワルファリンのみで治療されている患者数が多いことで，この疾患に対する治療戦略をいっそう明確にする必要があると思われる．

治療は2つのステージに大別できる．1つ目のrapid initial anticoagulationでは塞栓・血栓の進展を防ぐことに主眼が置かれ，そのほか重症度に応じて心肺機能のサポートが行われるが，2つ目のextended anticoagulationではいかにVTEの再発を防ぐかがキーポイントとなる[20]．

1 呼吸・循環管理

《酸素の投与・人工呼吸》

低酸素血症は中等度以上のPEでは必須のため，酸素を投与する．ショックなど，ほかの症状に応じて人工呼吸のための気管挿管をためらうべきではない．全身麻酔中ならば鑑別診断の一助として呼気二酸化炭素濃度と動脈血中二酸化炭素濃度の解離を見ることが可能である．

2 輸液，循環作動薬

ショックを呈する重篤なPTEならば輸液のほか，積極的なカテコラミンの使用を考慮する．ドパミンおよびドブタミン1〜10 μg/kg/min，ノルアドレナリン0.05〜0.5 μg/kg/minなどがよく使用される．

3 体外（補助）循環

高度ショックを呈する場合や極めて短期間に心停止に至る症例では経皮的心肺補助装置（percutaneous cardiopulmonary support：PCPS）を短時間で装着し，酸素化に必要な流量を確保する．PCPSは現在ではヘパリン化された回路のキットを用いることによって5〜10分で準備することができ，血栓溶解療法や手術的血栓摘除が行われるまでの臓器血流を維持することで救命を図ることが可能である．

4 抗凝固療法

a. 未分画ヘパリン（unfractionated heparin：UFH）

不安定な循環動態，あるいは循環虚脱を来すようなPEでは迅速な診断の後の未分画ヘパリン（unfractionated heparin：UFH）5,000単位の静脈内投与は血栓のさらなる進展の予防に有効である．UFHはブタの腸管から精製されるグリコサミンとウロン酸の結合した連続構造を持つ平均分子量15,000の化合物であり[21]，ATⅢと結合して活性化し，抗凝血作用能の賦活を通して凝固系を抑制する（図7）．そのため血中ATⅢが低下している場

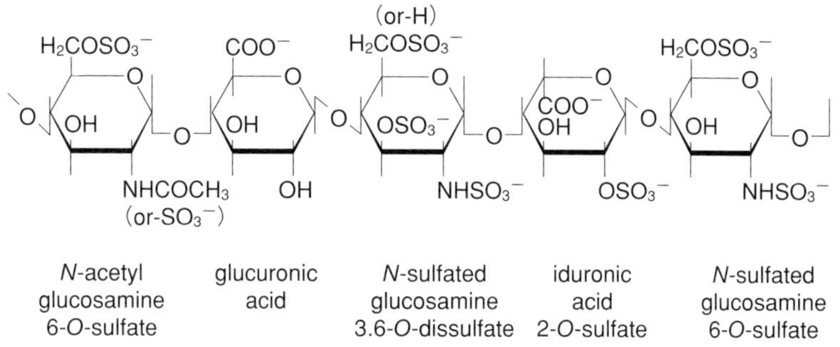

図7 ヘパリンの構造式

合ではヘパリンの効果が減弱するため，長期間投与されている患者などではAT III製剤の補充が必要になる場合もある。持続投与は10,000〜15,000単位/dayの持続静注がよく行われる。活性化部分トロンボプラスチン時間（activated partial thromboplastin time：APTT）がコントロール値の1.5〜2.5倍になるよう投与量が調節されるが，4〜6時間ごとにモニタリングすることが推奨されている[13]。

《UFHの副作用》

　ヘパリンは生体由来の混合物であるため，夾雑物の混入や感染のリスクを否定しえない。事実2007年12月〜2008年1月に起こったヘパリン使用によるアナフィラキシーショック[22]はヘパリンに混入した過硫酸化コンドロイチン硫酸の意図的な混入によるものとして大きなニュースになったのは周知のとおりである。またヘパリン起因性血小板減少症（heparin-induced thrombocytopenia：HIT）[23]は日本でも近年報告が増えつつあるため，UFHを1週間以上投与する場合は常に念頭に置く必要がある。詳しくは他に譲るがHITの治療法を簡単に以下に列挙する。幸い2008年からHITの際のヘパリンの代替薬および治療薬としてアルガトロバン（スロンノン®，ノバスタン®）が保険収載され，臨床で使用しやすくなった。

● 血栓症の有無にかかわらずヘパリンの投与を中止し，抗トロンビン薬（アルガトロバン，0.7 μg/kg/minなど）を投与する。

● ワルファリンはプロテインCの低下を来すため血栓症を助長する可能性がある。血小板数＞10万/mm³となるまで投与は控える。

● HIT抗体の消失まで2〜3カ月かかることもあるため，抗凝固療法を数カ月続ける必要がある。なお，HIT抗体の消失後は必要に応じて再度ヘパリンを使用することもある。

　そのほかのUFHの副作用として骨粗しょう症[24,25]，出血傾向などが挙げられ，程度の差はあるものの，時に病的骨折や脳出血の報告もあるため注意が必要である。

b. 治療薬としての低分子ヘパリン（表5）

　低分子ヘパリン（low molecular weight heparin：LMWH）のうち現在本邦ではDVT関連で保険適用のある薬物としてエノキサパリンが唯一認められているが，予防薬としての投与が認められているだけであり，治療薬としてUFH同様に使用できる薬物はない。海外ではLMWHの使用はUFHに比較して出血傾向が少なく，またHITの危険性が少ない

3. 肺塞栓症

表5 LMWHの種類と適応

	ダルテパリン	エノキサパリン	レビパリン	パルナパリン	未分画ヘパリン
商品名	フラグミン	クレキサン	クリバリン	ローヘパ	ノボヘパリン
リリース年	1992	2008	1999	1994	1962
分子量	5,000	4,500	4,000	5,500	15,000
半減期*	3〜4 hr	3〜4 hr	3〜4 hr	3〜4 hr	4〜8 hr
抗Xa：抗IIa	2.6	4 (3.8)	3.5	>4	1
プロタミン拮抗	(+)	(+) 60%	(+)	(+)	(++) 100
効能	DIC 体外循環時の凝固防止	整形外科・腹部手術後の深部静脈血栓症の予防	DIC 体外循環時の凝固防止	DIC 体外循環時の凝固防止	DIC 血栓予防および治療 体外循環時の凝固防止

＊：皮下注で投与された場合

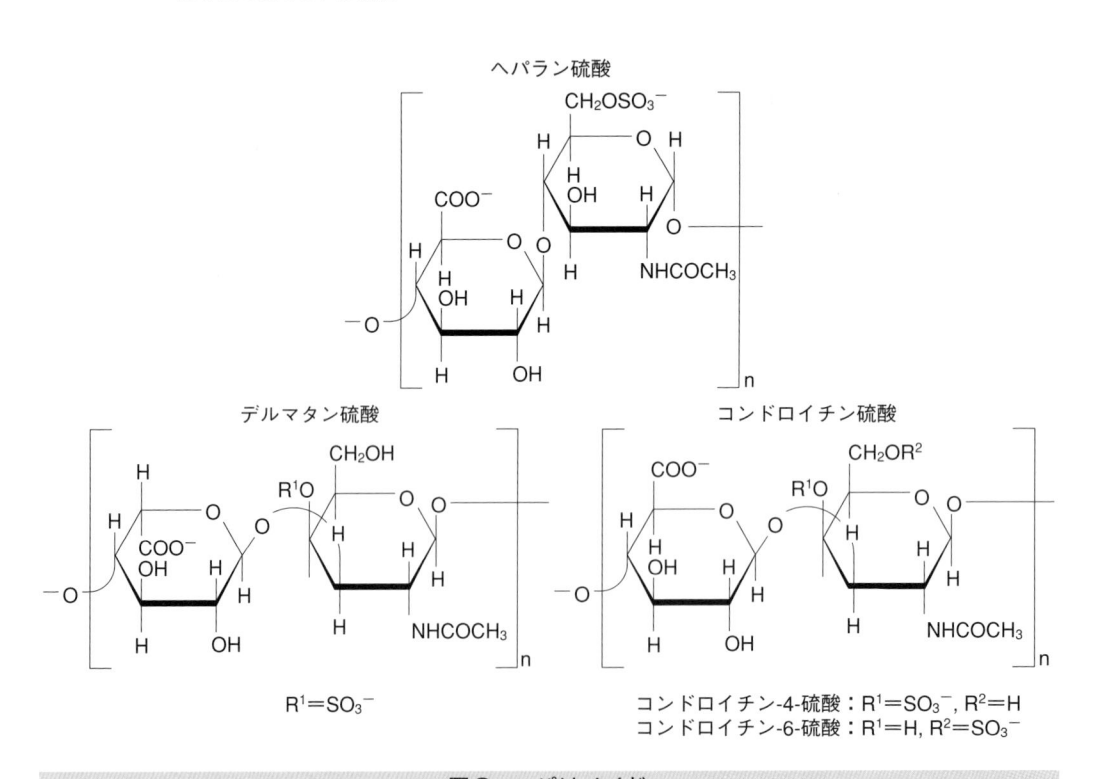

図8 ヘパリノイド

ため[24)26)]汎用されている。LMWHの適用拡大が日本でも望まれる。

c. ヘパリノイド（図8）

血管内皮で血液が凝固しないのにはさまざまな機序がかかわっているが，代表的な抗

凝固物質はヘパラン硫酸であり，血管内皮に多く見出される．現在発売されているヘパリノイド（オルガラン）はヘパラン硫酸（大部分，80％を占める），デルマタン硫酸，コンドロイチン硫酸の混合物[21)24)]で，抗Ⅹa：抗トロンビン作用の比は約22と非常に選択性が高く，またほかの成分であるデルマタン硫酸は他の化合物と違って主にヘパリン副因子Ⅱ（heparin cofactor Ⅱ：HC Ⅱ）を介してトロンビンに働く．この作用は弱いため，抗Ⅹaの高い選択性と相まって出血傾向はほとんど無視できる．日本ではエノキサパリンを除くLMWHと適用はほとんど同じでDICの治療しかないが，海外では妊婦のDVT予防などに積極的に使用されている．他のヘパリン製剤と同様，生体からの抽出物質であるため，感染や異物混入のリスクは存在する．

5 ワルファリン

PE（PTE）の発生初期ではヘパリンをはじめとする迅速な抗凝固療法が必須である．通常はヘパリンの投与後に引き続いてビタミンK拮抗薬（ワルファリン）の投与が行われる．ワルファリンのみ投与で治療を行った場合，VTEの再発頻度はヘパリンを投与する治療を受ける場合と比較して3倍以上上昇することが示されている[27)]．ワルファリンの効果発現までは時間がかかるため，通常3～4日はUFHの持続静注かLMWHの皮下注が継続される場合が多い．また，さまざまな薬物および摂取物により効果が変化するため，周術期以降もモニタリングして効果を判定する必要がある[28)]．

6 血栓溶解療法

周術期，特に術中および直後に発生したVTEでは創部や術野の出血を惹起する可能性が高く，また血腫の増大につながるため，UFHの投与と全身管理により全身状態のコントロールがつく場合には使用は控えたほうが賢明だと思われる[13)29)]．使用される薬物としては従来から使われているウロキナーゼのほか，最近では遺伝子組み換えの組織プラスミノゲン活性化因子（tissue plasminogen activator：tPA）の使用頻度が増えている[30)]．周術期では通常の半分の量に減量して使われる例が多い．

7 下大静脈フィルタ （図9）

出血のリスクがある抗凝固療法が難しい症例では下大静脈フィルタの留置が考慮される．血栓が大腿部から近位に存在している症例や，DVTが存在し，かつすでにPTEが発生している症例，残存肺血管床が少なく再発が致死的である症例，重症心肺疾患にDVTが発生した症例では下大静脈フィルタの留置が勧められる．通常内頸静脈から挿入し，腎静脈下の下大静脈内に留置されることが多い．2008年のACCPガイドライン[1)]では急性発症した患者でフィルタを挿入した場合，出血のリスクが軽減した後には通常行われる抗凝固療法を速やかに開始することが推奨されている．永久型が使われることは少なくなっており[31)]，リスクが漸次低くなったころを見計らって約2週間で回収されることが

3. 肺塞栓症

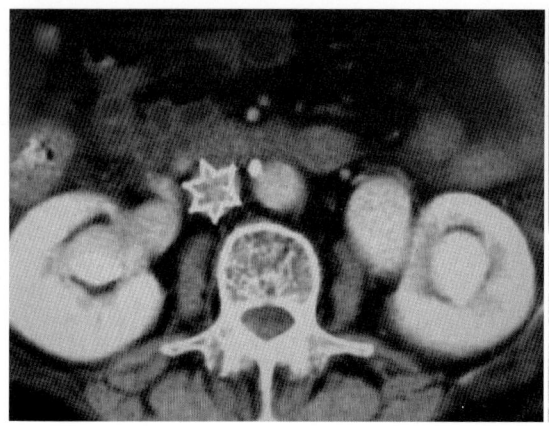

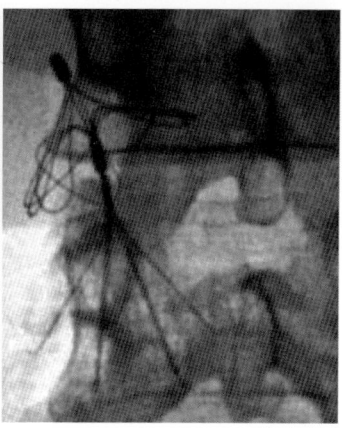

図9 下大静脈フィルタ

多い。設置した部位から下大静脈内を移動することも少なくないため，監視が必要となる。Nicholsonら[32]は2004年から2009年までのBARD社製の下大静脈フィルタを留置された189人の患者の追跡調査を試み，追跡可能であった80名のうち，13名（16％）でフィルタの支柱が破損しており，5名ではその破片が心臓に達していたのを報告している。大部分の症例では金属疲労の可能性が指摘されており，フィルタを留置する場合はこのような事故が起こることを念頭に置き，定期的に検査を行い，不必要になった場合には速やかに抜去することを考慮したほうがよいものと思われる。

予　防

日本では2004年に予防のガイドラインが発表され[4]，現在ではこれをもとに各施設において予防策が講じられている。1990年代～2000年代前半においてVTEはスポーツ選手への発症例や大地震被災地における発症例を通じてマスコミなどで喧伝されたが，当時は対策をどのように講じるかはもちろん重要であるが，むしろ疾患の存在を認識させることが重要だったと思われる。2004年のガイドラインでは日本における明確なエビデンスがなく，海外のガイドラインを参考にしていることや使用できる薬物が保険の点からは非常に選択肢が狭いことが問題点として挙げられていた。にもかかわらず，周術期のPTEの頻度はこのガイドラインの導入以降明瞭に低下していることが日本麻酔科学会の調査で明らかになっている。2002年の調査では手術10,000例あたりの発生が4.41だったのに対し2004年のガイドライン発表以降3.61と低下した。次いで2005年には2.79まで低下したが，予防法のガイドラインの発表と保険収載されたことが大きなインパクトをもって医療現場に迎えられたことがうかがえる。しかしながら2009年発表された2008年の周術期発生率は2.75と横ばいで[7]，また弾性ストッキングおよび間歇的空気圧迫法（intermittent pneumatic compression：IPC）を併用した症例でもDVTやVTEの発生は完全には予防できていないことから，さらなる追加処置を考える必要に迫られている可能

性がある。2004年の日本のガイドラインでは手術および疾患別に4段階にリスクレベルを分類し，それぞれのレベルに対応した予防法を推奨していた。このガイドラインは主に第6回ACCP（American College of Chest Physicians）ガイドラインを参考に作られたものであるが，それから数年経過して，新しい抗凝固薬や抗血小板薬が続々と出現し，また日本でのエビデンスの蓄積も少しずつではあるが始まっている。2008年第8回ACCPガイドラインが策定され，リスク分類は低リスク，中リスク，高リスクの3段階に分類された。このガイドラインではすべての病院がVTE予防のストラテジーを展開することを強く推奨し，自分で歩行できる患者を除いたほとんどすべての一般外科手術は中リスクに分類され，術後DVT予防のためのヘパリンあるいはフォンダパリヌクス（アリクストラ®）の使用を勧告した内容になっている。日本でも2011年中には新しいガイドラインが発表されると思われるが，どこまで反映されるかが興味深い。

1 理学療法

理学療法は最も簡便な方法でDVTのリスクを低下させ，また出血リスクのある患者にも使用できること，下肢の浮腫の形成が軽減できること，出血リスクのある患者でも安全に使用できることなど有利な点が多いが，一方，例えば弾性ストッキングもどの程度の圧力が最適か，どこの部分までの圧迫が必要かなど不明な点が多い。また，IPCについても足底部だけでよいのか，それとも下腿を併用したほうがよいのか，圧迫／弛緩のサイクルはどのような間隔がよいのかなど大規模な評価が行われていない。また，第8回ACCPガイドラインではこれらの器具の装着により医療スタッフがより有効な血栓予防法を導入するのを遅らせる危険性が指摘されている。

a. 弾性ストッキング（弾力包帯）

下肢の圧迫により（深部）静脈の断面積を小さくし，静脈内の血液の流速度を上昇させることで血栓の形成を予防する。中リスクの患者では有意な予防効果を認めるが，高リスク以上の患者では単独使用での効果は弱いため後述のIPCがしばしば併用される。弾性ストッキングがサイズ的に合わない場合や下肢の手術や病変のためにストッキングが使用できない場合には弾力包帯の使用を考慮する。弾力包帯を巻く際にはスムーズな血流を保つため足先端から大腿方面に巻き上げ，圧力が近位になるほど弱くなるように巻いていく必要がある。入院中は周術期のみならず，血栓形成のリスクが続くかぎり終日着用する。ストッキングは部分的に圧力が強くなると効果がないばかりかリスクが上昇する可能性もあるため，装着後は肉眼でシワや巻き込みがないかを確認する。

b. 間歇的空気圧迫法（intermittent pneumatic compression：IPC）

間歇的に下肢に巻いたカフに能動的に空気を入れることでマッサージを行い，静脈うっ滞を予防する。高リスクにも有効であり，特に出血のリスクが高い場合に有用である。原則として周術期では手術中より装着開始，また外傷や内科疾患では臥床初期より装着を開始し，少なくとも十分な歩行が可能となるまで終日装着する。使用開始時に血

栓の存在を否定できない場合には使用を見合わせるか十分なインフォームドコンセントの下に使用してPTEの発生に注意する。

2 薬物療法

a. 低用量未分画ヘパリン

8時間もしくは12時間ごとにUFH 5,000単位を皮下注射する。高リスクでは単独で有効であり，最高リスクでは理学的予防法と併用して使用する。開始時期は危険因子の種類や強さによって異なるが，出血の合併症に十分注意し，必要ならば手術後なるべく出血性合併症の危険性が低くなってから開始する。抗凝固療法による予防は，少なくとも十分な歩行が可能となるまで継続する。妊婦や高リスクで術前から抗凝固作用を行う必要のある患者では高濃度未分画ヘパリンの皮下注も可能である（ヘパリンカルシウム，カプロシン®）。ヘパリンの投与が長期にわたる場合にはHIT，骨粗しょう症などの発生に注意する。

b. 用量調節未分画ヘパリン

APTTを正常値上限に設定してヘパリンを投与する方法で，最初にUFH 3,500単位を皮下注射し，4時間後のAPTTを目標値となるように8時間ごとに投与するUFHの量を決定しながら抗凝固療法を継続する。煩雑であるため現在では行われている施設は少ない。

c. 低分子ヘパリン（LMWH）およびフォンダパリヌクス

UFHを化学的に処理して分子量が約5,000に低分子化したものがLMWHである。現在日本で使用されていLMWHを表5に示すが，現在VTEの予防薬として保険の適用があって用いられるのはエノキサパリン（図10）およびフォンダパリヌクス（図11）である。LMWH，フォンダパリヌクスもATⅢと結合して抗凝固作用を発揮する点ではUFHと同じであるが，UFHが抗トロンビン活性（抗Ⅱa活性）と抗Ⅹa活性をほぼ同程度に障害するのに対し（図12），LMWHでは抗トロンビン活性が弱く，またフォンダパリヌクスでは抗トロンビン活性はほとんど見られない[33]。Ⅹa：Ⅱaの比が大きいほど理論的には出血のリスクは小さくなる。この比はUFHではほぼ1：1であるが，LMWHでは約3～5：1，フォンダパリヌクスでは7,400：1で，そのため出血のリスクが小さくなる可能性がある。これは抗トロンビン活性を示すのに比較的長い分子鎖（最低限18分子鎖）が必要なのに対し，LMWHでは分子鎖が17以下のものが大部分を占めるからである（図13）。本来ATⅢと結合するのはヘパリンの5炭糖部分だけであり，その部分を化学的に合成したものがフォンダパリヌクスで，ほかの製薬のような感染や異物混入の問題はない。そのため両者ともに出血傾向はUFHより弱く，海外のガイドラインではUFHに対してLMWHのほうが出血傾向と死亡率に関して優れていると明記されている。HITや骨粗しょう症などの合併症もLMWHでは頻度が低い。排泄は腎機能によるため腎不全患者では作用時間が大幅に延長する。腎機能低下では減量を考慮し，また重篤な出血傾向の出現を避けるために抗Ⅹa活性を測定する必要がある。また病的肥満者での適正な量が不明で

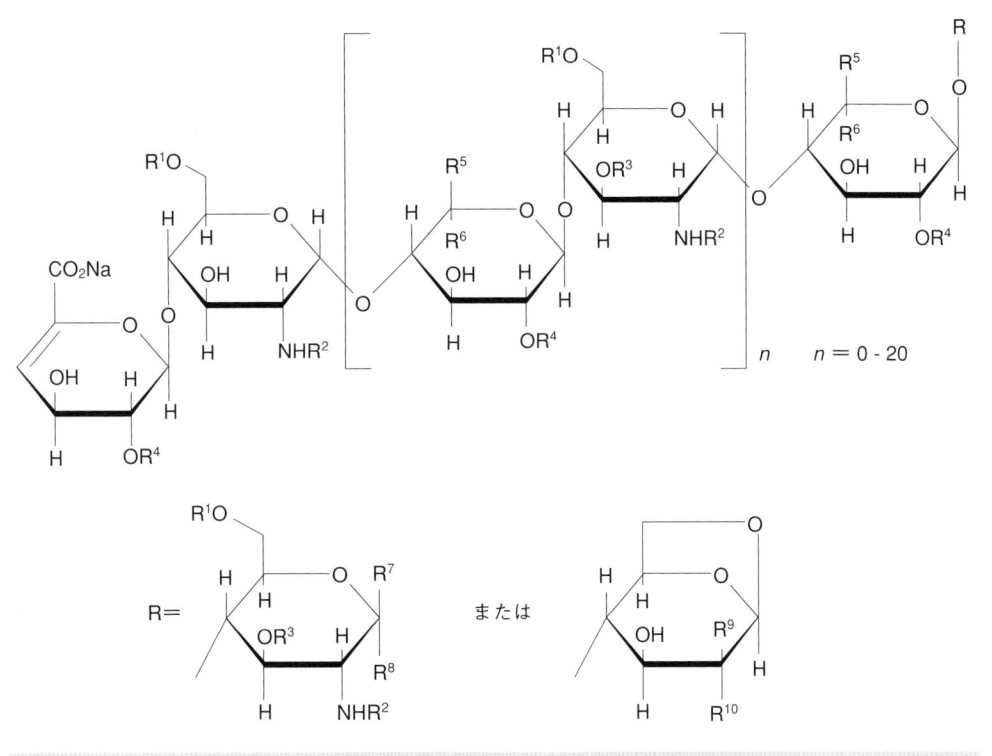

図10 エノキサパリンの構造式

図11 フォンダパリヌクス

あることもLMWHが持つ問題点の一つである。日本のVTE予防のガイドラインの改訂が現在進行中であり，2010年度には発表される予定であるが，LMWHおよびフォンダパリヌクスの位置づけに興味が持たれる。ほかの注意すべき点は，UFHは出血傾向などが出現した場合，硫酸プロタミンで完全中和できるが，LMWHでは約60％の中和しか期待できず，フォンダパリヌクスではプロタミンの効果はない（図14）。そのため海外では容易に拮抗できる合成ヘパリンを現在開発中である。なおヘパリン分子の硫酸化とプロタミンによる拮抗作用にもある程度相関が見られ，硫酸化の程度が高いほどプロタミンの中和効果は高くなる（表6）。

3. 肺塞栓症

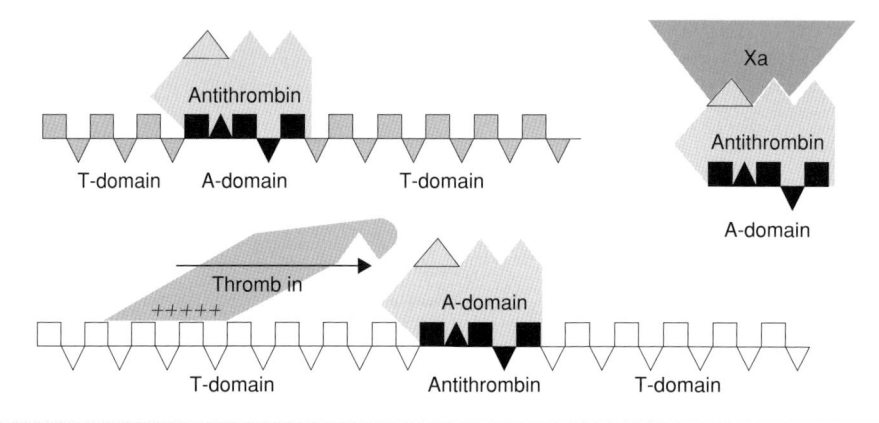

図12 ヘパリンとアンチトロンビンの反応

ヘパリンのアンチトロンビン（AT III）結合部位（A-domain）は5炭糖（黒く塗ってある部分）であり，さらにAT IIIにXaが結合することで抗凝固作用を発揮する。5炭糖の部分以外の糖鎖（T-domain）はトロンビン（IIa）の結合部位で通常帯電しており，IIaが引き寄せられて結合する。フォンダパリヌクスはA-domainを化学的に合成し，長い糖鎖がないためIIaが結合できず，重篤な出血傾向を引き起こさないと説明されている。

（Toida T, Chaidedgumjorn A, Linhardt RJ. Structure and bioactivity of sulphated polysaccharides. Trends in Glycoscience and Glycotechnology 2003；15：29-46 より改変引用）

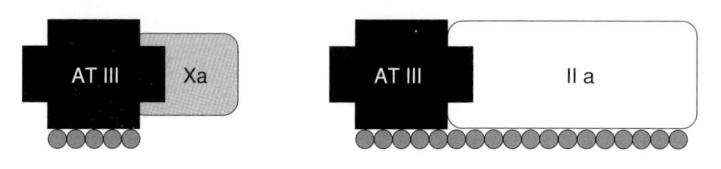

図13 抗Xaおよび抗IIaの発現

抗IIa活性を示すにはT-domain部分が18個以上の糖鎖が存在している必要がある。UFHは糖鎖がそのまま残存しているためXa：IIa＝1：1であるが，化学的に処理されたLMWHでは残存している糖鎖の長さによってXa/IIaの選択性が変化していると予想される。

d．エノキサパリン

エノキサパリンは1987年にフランスで発売された平均分子量約4,500のLMWHで，VTEのほか，透析，不安定狭心症，心筋梗塞など幅広い適応を持つ標準薬として使用されている。皮下投与で主に用いられるが，bioavailabilityは非常に高く，また選択的にXaに働くため出血傾向が低く，抗凝固作用のモニタリングの必要性がない[33]。またUFHのように血小板に対する作用が弱いため，HITを起こしにくい。通常，1回2,000 IUを12時間おきに1日2回投与するが，LMWHは腎臓からのみ体外へ排出されるため，腎機能低下症例では投与に注意する必要がある。日本では出血のリスクが高い場合には1日1回の投与が行われる[34]。Thorevskaら[35]はUFHとエノキサパリンを腎機能低下患者に投与し，合併症としての出血のリスクを観察しているが，major bleedingは両群間で差が見られなかったものの，minor bleedingは高度腎障害患者ではエノキサパリン群でより頻度が高かった。クレアチニンクリアランス≦50 ml/minの症例では減量して投与することが望ま

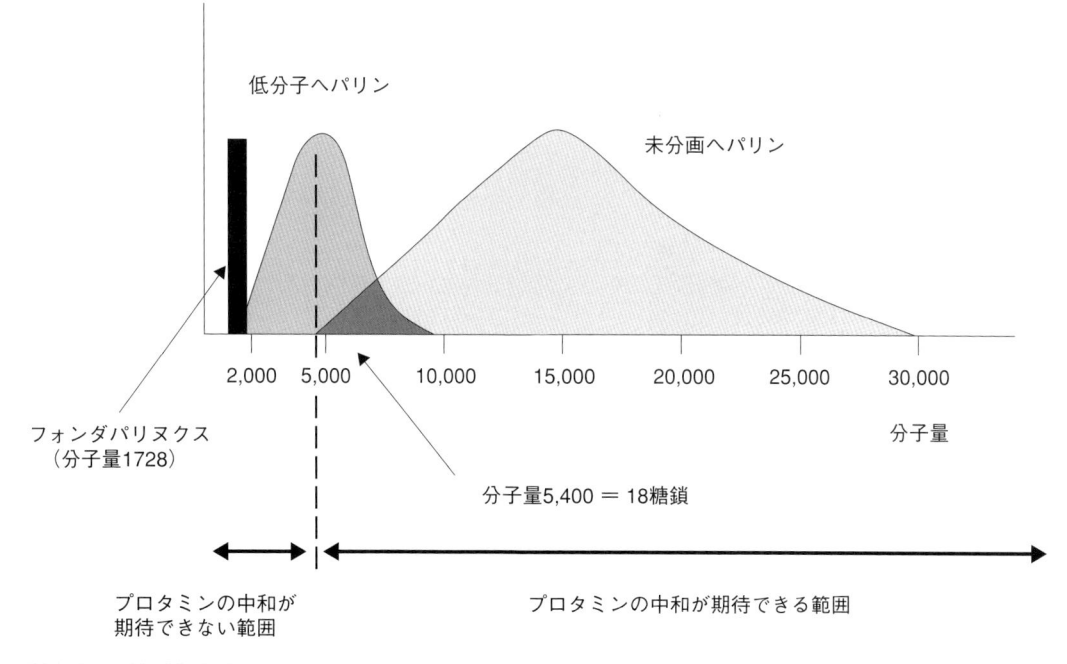

図14 ヘパリンの中和と分子量

プロタミンは強塩基性のタンパク質で，ヘパリンと中和反応するが，電荷を帯びている部分で結合するため糖鎖が長い未分画ヘパリンおよび低分子ヘパリンの一部しか中和できない。そのためフォンダパリヌクスではプロタミンの効果はまったく期待できない。

〔Ansell J, Hirsh J, Hylek E, et al. Pharmacology and management of the vitamin K antagonists. American College of Chest Physicians evidence-based clinical practice guidelines (8th ed). Chest 2008；133：160S-98Sより改変引用〕

表6 硫酸基の割合とプロタミンによる拮抗作用

ヘパリンの種類	プロタミンで中和できる%抗Xa活性	硫酸化の割合（%SO$_4$）
エノキサパリン	54.2	32.3 ± 0.2
クリバリン	51.4	34.8 ± 0.2
ダルテパリン	74.0	36.8 ± 0.1
チンザパリン（日本未発売）	85.7	39.0 ± 0.1
過硫酸化LMWH	100	41.9 ± 1.1

抗Xa活性と硫酸基の含有率に相関が見られる（r^2 = 0.92）。
LMWH = low molecular weight heparin

（Blossom DB, Kallen AJ, Patel PR, et al. Outbreak of adverse reactions associated with contaminated heparin. N Engl J Med 2008；359：2674-84より改変引用）

しい。クレキサンの添付資料には30ml/min未満では投与禁忌となっている（表7）。なお，活性化凝固時間（activated coagulation time：ACT），プロトロンビン時間（prothrombin time：PT），APTTはモニタリングの指標とはならないので，もしモニタリングの必要性が生じた場合には抗Xa活性を測定する必要がある。

3. 肺塞栓症

表7 正常な腎機能での各抗凝固薬のファーマコキネティクス

抗凝固薬の種類	半減期（時）	Tmax（時）
未分画ヘパリン　静注	1～2	直後
未分画ヘパリン　皮下注	8～12	2～2.5
低分子ヘパリン　皮下注	4～7	3～4
フォンダパリヌクス　皮下注	17～20	1～2
リバロキサバン　経口	7～9	2～4

Tmax：血中濃度が最大になるまで，または抗凝固能が最大になるまでの時間

e. フォンダパリヌクス

AT Ⅲに結合できるペンタサッカライドの部分を化学的に合成したもので，生物学的汚染の可能性はなく，また半減期が約17時間，bioavailabilityは約100％で間接的にⅩaを阻害することで抗凝固作用を発揮する。半減期が長いために1日1回2.5mgの投与で十分な効果が得られる。ACCPガイドラインではDVTの危険が非常に高い整形外科手術（股関節・膝関節全置換術など）で唯一grade 1Aで推奨されている薬物であり[1]，日本でも適用の拡大につれて使用頻度が増えている。LMWH同様腎機能低下症例では効果が遷延することから1.5mg/dayに減量することが推奨される。本邦ではクレアチニンクリアランスが20ml/min以下の腎不全患者では使用禁忌となっている。

フォンダパリヌクスの効果をエノキサパリンと比較した大規模試験が海外ではいくつか展開されている[36)～38)]。Turpieら[38)]，Bauerら[36)]のグループは膝関節全置換術（total knee replacement：TKR）で，さらに引き続いてEuropean Pentasaccharide Hip Elective Surgery Study（EPHESUS）では股関節全置換術（total hip replacement：THR）で[37)]，エノキサパリンおよびフォンダパリヌクスの予防効果の比較を行った。その結果，TKR患者でのVTE頻度はエノキサパリン群で27.8％であったのに対し，フォンダパリヌクス群では12.5％，THR患者では9.2％に対して4.1％と有意に低く，また有害事象の発生もほぼ同等であったことからフォンダパリヌクスの優位性が強調されている。ただ，閉創後6時間以内にフォンダパリヌクスが投与された場合にはわずかながら出血のリスクが増加するようである[33)]。理論的には過剰な出血傾向に対する拮抗薬がないことがエノキサパリンに比較して劣る点として挙げられるが，臨床的に難渋することは少ないことが予想される。

なお，現在予防薬として使用される薬物3種類を表8に示す。

f. ワルファリン

現在，経口で用いられる薬物は本邦ではワルファリンしかない。分子量は308と非常に小さく，胎盤通過性および催奇形性があるために妊婦では用いられることはほとんどない。ビタミンK（vitamin K：VK）が関与するトロンビンⅦ，Ⅸ，Ⅹ因子は肝臓で合成されるが，ワルファリンはVKと構造が極めてよく似ており，肝臓でのVKの作用に拮抗することにより抗凝固作用を発揮する。ワルファリンの抗凝固機能は通常PTおよびプロト

VI. 麻酔中の特殊な状況での蘇生

表8 VTE予防に用いられる薬物：同種同効薬比較表

販売名	カプロシン皮下注用 2万単位	クレキサン皮下注キット 2,000IU	アリクストラ皮下注 2.5mg	
成分名	ヘパリンカルシウム	エノキサパリンナトリウム	フォンダパリヌクスナトリウム	
販売開始	1974年3月	2008年4月	2007年6月	
外観				
分類	未分画	分画（低分子量）	合成Xa阻害薬	
	ヘパリン			
分子量（分布）	約15,000（3〜3万）	約5,000（4〜9千）	1,728	
抗Xa：抗トロンビン比	1：1	4.88：1	7400：1	
吸収率	28%	91%	100%	
半減期	〜1時間	3〜7時間	17時間	
中和剤	硫酸プロタミンにより中和	硫酸プロタミンで最大60%中和	なし	
効能・効果	汎発性血管内血液凝固症候群の治療、血栓塞栓症（静脈血栓症、心筋梗塞症、肺塞栓症、脳塞栓症、四肢動脈血栓塞栓症、手術中・術後の血栓塞栓症等）の治療および予防	○下記の下肢整形外科手術施行患者における静脈血栓塞栓症の発症抑制 膝関節全置換術、股関節全置換術、股関節骨折手術 ○静脈血栓塞栓症の発症リスクの高い、腹部手術施行患者における静脈血栓塞栓症の発症抑制	静脈血栓塞栓症の発現リスクの高い、次の患者における静脈血栓塞栓症発症抑制 下肢整形外科手術施行患者 腹部手術施行患者	
用法・用量	初回に1万5千〜2万単位、維持量として1回1万〜1万5千単位を1日2回、12hr間隔で皮下投与	1回2,000IUを原則12時間ごとに1日2回皮下投与	2.5mgを1日1回皮下投与	
薬価	829円	1,037円	2,704円	
1日薬価	829〜1,658円	2,074円	2,704円	

ロンビン時間国際標準比（prothrombin time-international normalized ratio：PT-INR）やトロンボテストで測定される。日本ではINRで1.5～2.5，トロンボテストで20％前後にコントロールされることが多いが，海外ではINRは2.0～3.0でコントロールすることが推奨されている[39]。PT-INRが延長しすぎると出血傾向が強まるため，日本では短めに設定されている。半減期は約2.5日で，通常手術前3～4日から服用を中止し，抗凝固療法が手術直前まで行われるならばその時点でUFH 10,000～15,000単位/dayに切り替えられるのが普通である。薬物や食物の影響を非常に受けやすく，よく知られている納豆などの食品以外にも漢方薬，クロレラなどのサプリメント，抗マラリア薬，抗原虫薬などもワルファリンの効果の増強・減弱に大きく影響するため，きめ細かなモニタリングをする必要がある。近年，シンバスタチン（リポバス®）[40]や抗生物質（レボフラキサシン）[41]などでINRが大幅に延長し，脳出血や後腹膜血腫が発生したとの報告があり，問診による併用薬物の有無には注意を要する。なお，出血イベントの発生や緊急手術などでワルファリンの効果を拮抗したいときにはVKの静注およびFFPの投与が有効である。

抗凝固薬の今後の展望

　現在日本でVTEの治療として用いられている薬物は非常に数が限られており，特に経口薬は摂取される食物などの影響を受けやすいワルファリンしかないのが現状である。ワルファリンの効果は個人差があり，また食物の影響を受けやすく効果が不安定であること，効果が発現するまで数日間かかることから凝固状態の反復モニタリングは必須であった。またワルファリン自体には活性化された凝固因子の抑制作用はないことから，より安全でモニタリングのいらない，簡便に投与のできる薬物の開発が求められていた。新しい薬物に求められるほかの条件には，従来から存在する薬物と同等かそれ以上の効果を持つこと，そして弁置換後などでは長期間にわたる服用が必要であるため，コストが安いことが求められる[42]。またフォンダパリヌクスを含むヘパリン類はアンチトロンビンを介して間接的に抗凝固作用を発揮するため，直接的に阻害作用を発揮する薬物の開発が期待された。興味深いことに抗凝固薬の開発にはトロンビンを抑えるかⅩaを抑えるかという2つの方向性があり，理論的には1molのⅩaは138molのⅡa（トロンビン）を生成することから，Ⅹaを阻害するほうが効率的であると考えられるが，どちらが臨床上優れているかは現在のところ不明である。注射薬でもLMWHやヘパリノイドはⅩa：Ⅱaの比が高い，出血リスクの少ない薬物として開発されたが，アルガトロバンのように抗Ⅱa活性が主である薬物も存在している。

　海外では経口の抗Ⅱa薬であるキシメラガトランが使用され始め[43]，ワルファリンの代わりに使え，安全性の高い経口薬として使用が拡大した。しかしその後，重篤な肝障害を引き起こすことが指摘され，2004年にはFDAにより極めて短期間の使用に限定され，その後，製薬会社は2006年に市場から撤退することを決断した。

　現在抗トロンビン薬であるダビガトランや抗Ⅹa薬であるリバロキサバンが経口薬として臨床使用され始めており，現在日本でもエドキサバン，ダレキサバンなどいくつかの

薬物は臨床試験が行われている。ダビガトランはプラザキサ®の商品名で2011年1月心房細動における虚血性脳卒中および全身性塞栓症の発症抑制を目的として市販が開始された。また注射薬でも従来の薬物にない新しい性質を持った薬物の開発が進められている。

1 注射薬

ヘパリンおよびその類似物質は生体から得られる物質であるため，生物学的汚染のないフォンダパリヌクスのような化学的に合成された薬物の使用は今後増加すると考えられる。ところが，フォンダパリヌクスは半減期が17時間と長く，拮抗薬も存在しないために出血傾向が出現した場合には対応に難渋することが予想される。一方，注射薬はその投与を患者自身が行う必要が生ずるため，長い作用時間が求められるのと同時に拮抗薬が存在する薬物の開発が求められていた[44)45)]。

イドラパリヌクス（idraparinux）

フォンダパリヌクスと同様，化学的に合成された薬物で，半減期は約80時間と長く，1週間に1回の皮下投与で十分な抗凝固作用を示す[44)]。しかしフォンダパリヌクス同様拮抗薬が存在しなかったため，近年ビオチン化されたイドラパリヌクス（idrabiotaparinux）が開発され，拮抗薬の存在する長時間作用性薬物として臨床試験が始まっている。ビオチンはビタミンB_7とも呼ばれ，卵黄内に多く含まれている物質である。卵白中に含まれるアビジンという物質と強い結合をする性質があるため，ビオチン化された薬物や物質と複合体を作り不可逆性に不活性化することが可能である。出血はまれではあるが頭蓋内出血や術後の創部出血では重篤になりうるため，有効な拮抗薬を持つ長時間作用性薬物の出現は抗凝固療法のあり方を変える可能性を持っている。

2 経口薬

a. リバロキサバン

高いXa選択性を持つ薬物で，分子量が小さいため（分子量436）経口投与が可能な薬物として開発された。Tmaxは約2時間，半減期は5～9時間でワルファリンと違って食物や薬物の影響を受けにくいため，安定した効果をモニタリングなしに得ることが可能である。腎および肝臓から排泄される。大規模な臨床試験（RECORD1～4）が膝および股関節置換術を受ける患者を対象に行われ，1日10mgの1回投与で皮下注のエノキサパリンよりも優れた効果を持つことが証明された。肝臓においてCYP3A4が代謝に関与するため，ケトコナゾール，クラリスロマイシン，エリスロマイシンなどで効果が増強される。またLMWH同様，腎機能低下患者では効果の遷延が懸念されるため，海外の添付文書ではCCr＜15ml/minでは禁忌とされている。

b. アピキサバン[45)]

リバロキサバン同様，高いXa選択性を持ち（分子量460），またリバロキサバンより腎

表9 経口抗凝固療法の適応と使用期間

短期使用 （3カ月まで）	外科疾患や心筋梗塞を含む DVT のリスクの高い症例での予防 一部の DVT の治療 生体弁置換例（MVR で血栓，巨大左房，Af を伴わないもの，AVR） 急性心筋梗塞で全身性塞栓症あるいは PTE のリスクの高い高度左室機能低下，うっ血性心不全，Q 波を伴う前壁梗塞，DVT または PTE の既往，エコー上壁在血栓を有する例
中期使用 （12カ月まで）	広汎な DVT PTE
長期または 生涯使用	機械弁置換例 生体弁置換例で上記の血栓性疾患の危険因子を有するもの 再発性 VTE 心筋梗塞の2次予防 心筋梗塞で Af を有する例 リウマチ性心疾患，特に Af を伴う僧帽弁狭窄症 非弁膜性 Af（NVAF） 拡張型心筋症で心腔内血栓，Af，うっ血性心不全のいずれかを伴う例 Af を伴う甲状腺機能亢進症 心原性脳塞栓症，心原性 TIA の再発防止 Af 一般における塞栓症の再発予防 小内径の移植人工動脈 先天性凝固因子欠乏症（先天性 AT III，プロテイン C，プロテイン S の各欠乏症・欠損症，プラスミノゲン異常，血栓症合併例での再発防止

（青崎正彦, 岩出和徳, 越前宏俊. Warfarin 適正使用情報. 第3版. 東京：エーザイ；2006 より引用）

機能低下症例に対する安全性が示唆されている．リバロキサバン，アピキサバンともに日本で現在治験が進行中である．

c．ダビガトラン（プラザキサ®）

抗トロンビン作用を持つ ximelagatran（キシメラガトラン）が肝毒性のために開発が中止され，その欠点を改良した薬物として開発された薬物である．経口で1日1～2回の投与で肝薬物代謝酵素 P450 の影響を受けないため，ワルファリンよりも安定した効果を期待できる（bioavailability 6.5％，半減期14～17時間）．80％が腎において排泄されるため，LMWH と同様，腎機能が低下（Ccr＜30 ml/min）では投与しない．日本での適用は心房細動に伴う虚血性脳卒中および全身性塞栓症であるが，海外ではRE-MOBILIZE，RE-COVER などの大規模な調査でエノキサパリンおよびワルファリンとの比較が行われ，DVT の予防において優れた成績が得られている．

周術期 VTE 予防としての抗凝固療法と時期

VTE の発症に対する抗凝固療法をどのような手術で行うかについてはリスク分類に基づいた予防法に対するコンセンサスが得られつつある（表9）．一方，抗凝固療法を高リ

スク群でもいつまで続けたらよいかはいまだ最終的な結論は得られていない。2008年のVTEのACCP予防ガイドラインでは術後にVTEを起こしやすい疾患，例えば婦人科の大手術，泌尿器科の開腹手術ではフォンダパリヌクス，LMWH，UFH，IPCのいずれかを行うこと，また腹部大手術では以上の薬物・器具に加え，ビタミンK拮抗薬の使用が推奨されている（grade 1A）。さらに高リスクに分類される骨盤骨折手術，股関節置換術，膝関節置換術ではフォンダパリヌクス，LMWH，ビタミンK拮抗薬（ワルファリンなど）のいずれかを少なくとも10〜35日投与を継続すること（grade 1A）が明記されている。日本ではエノキサパリンやフォンダパリヌクスの添付文書では15日以上の有効性については報告がないと書かれているために実際にアメリカのガイドラインのように長期に投与する必要があるかは不明である。

硬膜外麻酔，脊髄くも膜下麻酔と抗凝固薬

麻酔科医にとって術後鎮痛を必要とする患者の周術期管理にヘパリンをはじめとする抗凝固療法がどのように行われるかは大きな関心事である。特に，硬膜外血腫の場合，診断から治療までの時間が患者の予後に大きく影響し，しかも整形外科や脳神経外科との連携が必須であるため，院内でのVTEの予防法と治療戦略について熟知し，対策をあらかじめ各診療科と取り決めておくことが望ましいと考える。忘れてはならないことは，海外ではLMWHの臨床使用が周術期のPEによる死亡率を劇的に改善してきたことであり，これからは抗凝固薬の使用を前提としたうえでneuraxial anesthesiaをどう扱うかという視点に立って問題を考えることが必要だと思われる。

表10 脊髄くも膜下麻酔と硬膜外麻酔に伴う脊柱管内血腫の危険因子と頻度

	脊柱管内血腫の相対リスク	硬膜外麻酔での頻度	脊髄くも膜下麻酔での頻度
ヘパリン非使用			
atraumatic	1.00	1：220,000	1：320,000
traumatic	11.2	1：20,000	1：29,000
アスピリンの併用	2.54	1：150,000	1：220,000
麻酔後の抗凝固療法			
atraumatic	3.16	1：70,000	1：100,000
traumatic	112	1：2,000	1：2,900
穿刺後1時間以上	2.18	1：100,000	1：150,000
穿刺後1時間以内	25.2	1：8,700	1：13,000
アスピリン投与中	26	1：8,500	1：12,000

（Stafford-Smith M. Impaired haemostasis and regional anaesthesia. Can J Anaesth 1996；43：R129-R41 より改変引用）

表11 脊柱管内血腫に影響する因子

患者因子
　女性
　高齢
　脊柱管狭窄症または強直性脊椎炎の存在
麻酔上の因子
　暴力的な穿刺・カテーテル挿入
　硬膜外麻酔＞脊髄くも膜下麻酔
　LMWH投与下での硬膜外カテーテル留置
LMWH（およびその量）に関与する因子
　術前/術中のLMWH投与
　術後早期のLMWH投与
　抗血小板薬/抗凝固薬の投与
　1日2回のLMWH投与

（Horlocker TT, Wedel DJ, Rowlingston JC, et al. Regional anesthesia in the patient receiving antithrombic or thrombolytic therapy. Reg Anesth Pain Med 2010；35：64-101より改変引用）

1 頻度

　neuraxial anesthesiaに関する出血の統計はいくつかあるが，神経障害を来すような出血の頻度は2010年1月に米国局所麻酔学会で発表されたガイドラインによると，硬膜外麻酔ではヘパリンを使用していない状況で約22万件に1例，脊髄くも膜下麻酔では32万件に1例とされている（表10）。なお乱暴な操作で行った場合には相対的なリスクが11倍増えることに留意すべきである。neuraxial anesthesiaに影響する因子を表11に示す[46]。LMWH使用例では血腫を起こした症例では手術後12時間以内にLMWH投与を受けた場合，抗血小板薬を同時に投与されていた場合で多く，症状の発生時期はカテーテル抜去後1時間以内に多いが，12時間以上経過した後にも発症したケースが少なくないことから最低1日は厳重に観察を行い，血腫の発生に留意するべきであろう。

2 硬膜外カテーテルの取り扱い

　いくつかのガイドラインはneuraxial anesthesiaを行う場合，予防的にLMWHが使われているなら少なくとも12時間前には投与を終了し，また抜去も10〜12時間空けること，さらに次の投与には2時間以上空けることを推奨している[48)49)]。日本でよく行われるUFHの持続静注ではカテーテルの挿入および抜去にあたっては少なくとも4時間前までに投与を中止しておくことが推奨されている。ところがフォンダパリヌクスのように半減期が長い場合にはさらに間隔を空ける必要が生じる。Rosencherら[50]はカテーテルの抜去時期について半減期の2倍をもとにした時期の設定を提唱している（図15）。半減期の2倍の時間の経過でもともとの薬物の効果は1/4になっていることが予想され，その後は待っている時間が延長しても効果の減弱には時間がかかることから，例えばフォンダ

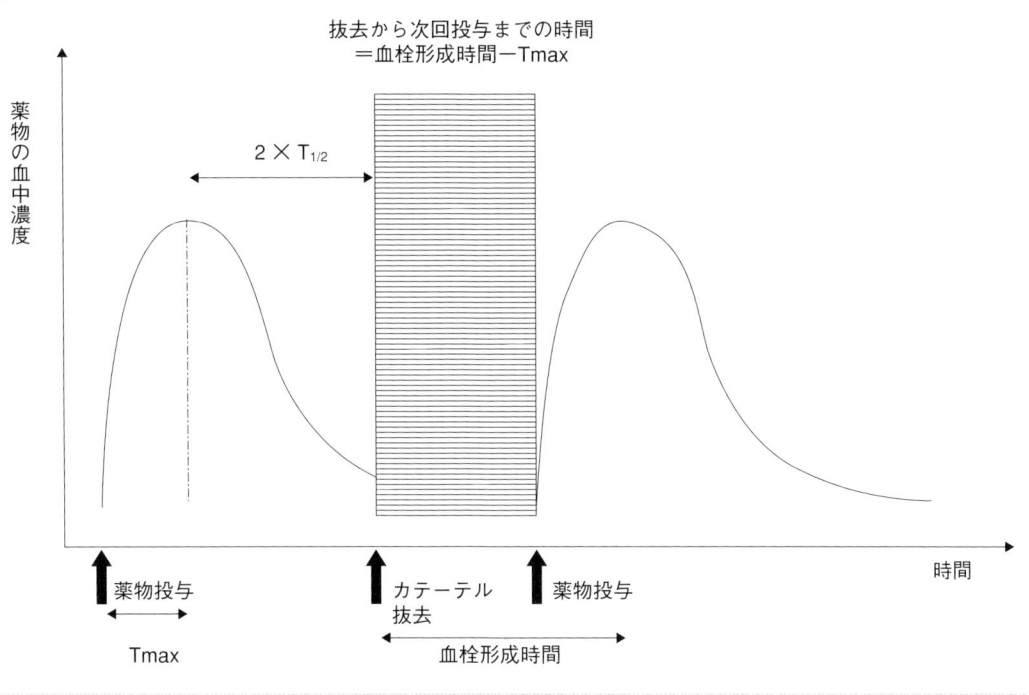

VI. 麻酔中の特殊な状況での蘇生

図中ラベル:
- 薬物の血中濃度
- 抜去から次回投与までの時間 ＝血栓形成時間−Tmax
- 2×T$_{1/2}$
- 時間
- 薬物投与
- Tmax
- カテーテル抜去
- 薬物投与
- 血栓形成時間

図15 硬膜外カテーテル抜去とヘパリン投与の関係

パリヌクスの場合には36時間の待機の後に抜去を行い，万が一同部位から出血した場合にも血栓形成が完成する8時間[51]（あるいは次回投与薬物の効果がピークになる時間，Tmaxを8時間から引いた時間）を経過すれば，安全に抗凝固療法を継続することが可能であろうと推論している．この論理から，エノキサパリンでは10時間（半減期4時間×2＋2時間），次に投与するまでの時間間隔は4時間（血栓形成8時間−Tmax 4時間）空ければよいことになる．緊急に凝固時間を回復する必要がある際にはエノキサパリンでは前述のとおり，理論的にはプロタミンで60％拮抗できるが，実際に投与量を決定するのは難しい[52]．フォンダパリヌクス[51]では新鮮凍結血漿の大量投与か第7因子製剤（ノボセブン®）の投与でしか対処できないことを念頭に置く．

おわりに

VTEの診断，治療，予防について概説した．周術期だけでなく，入院中や通院中の患者にはいつでも起こる可能性のある疾患であることを認識し，疑ったら治療開始をためらわないことが救命の第一歩であることを肝に銘ずべきである．この領域の研究は日々進歩しており，また新しい試みや薬物も次々に登場している．最近，LMWHをリポソーム化してPEを発症しているラットに吸入させ，皮下投与の場合と比較して同様に効果的であったとの報告[54]がある．今後の発展を待ちたい．

■参考文献

1) Nicolaides AN, Fareed J, Kakkar AK, et al. Prevention and treatment of venous thromboem-

bolism International Consensus Statement(Guidelines according to scientific evidence). Int Angiol 2006 ; 25 : 101-61.
2) 瀬尾憲正. 周術期の肺血栓塞栓症・深部静脈血栓症の予防と対策. 東京：克誠堂出版；2004.
3) 北口勝康, 古家 仁. 日本における周術期静脈血栓塞栓症「静脈血栓塞栓症予防ガイドライン」策定に際して. 臨床麻酔 2004；28：855-61.
4) 中村真潮, 池田正孝, 木下勝之ほか. 肺血栓塞栓症／深部静脈血栓症（静脈血栓塞栓症）予防ガイドライン. 肺血栓塞栓症／深部静脈血栓症（静脈血栓塞栓症）予防ガイドライン作成委員会 2004.
5) 黒岩政之. 周術期肺血栓塞栓症の現状. 臨床麻酔 2006；30：916-24.
6) Bazemer ID. Gene variants associated with deep vein thrombosis. JAMA 2008；299：1306-14.
7) 入田和男. 日本麻酔科学会 2008年度 周術期肺塞栓症発症調査報告.
8) Torbicki A, Perrier A, Konstantinides S, et al. Guidelines on the diagnosis and management of acute pulmonary embolism. Eur Heart J 2008；29：2276-315.
9) Kearon C, Kahn SR, Agnelli G, et al. Antithrombic therapy for venous thromboembolic disease：American College of Chest Physicians Evidence-based Clinical Practice Guidelines (8th ed). Chest 2008；133（Suppl 6）：454S-545S.
10) Wells PS, Anderson DR, Rodger M, et al. Derivation of a simple clinical model to categorize patients probability of pulmonary embolism：Increasing the models utility with the SimpliRED D-dimer. Thromb Haemost 2000；83：416-20.
11) Anderson DR, Kahn SR, Rodger MA, et al. Computed tomographic pulmonary angiography vs ventilation-perfusion lung scanning in patients with suspected pulmonary embolism. JAMA 2007；298：2743-53.
12) 林 宏光, 吉原尚志, 栗林茂彦ほか. Multidetector-row CTによる肺血栓塞栓症の画像診断. J Jpn Coll Angiol 2004；44：754-60.
13) 山田典一. 肺血栓塞栓症の診断と治療. 日本血栓止血学会誌 2008；19：29-34.
14) Verhovsek M, Douketis JD, Yi Q, et al. D-dimer to predict reccurent disease after stopping anticoagulant therapy for unprovoked venous thromboembolism. Ann Intern Med 2008；149：481-90.
15) 小林隆夫. 静脈血栓塞栓症の予防および治療の進歩. 臨床病理 2008；56：589-99.
16) Walsh PN, Greenspan RH, Simon M, et al. An angiographic severity index for pulmonary embolism. Circulation 1973；47（Suppl 2）；101-8.
17) Nicolaides AN, Fareed J, Kakkar AK, et al. Prevention and treatment of venous thromboembolism International Consensus Statement（Guidelines according to scientific evidence）. Int Angiol 2006；25：101-61.
18) Ota M, Nakamura M, Yamada N, et al. Prognostic significance of early diagnosis in acute pulmonary thromboembolism with circulatory failure. Heart Vessels 2002；17：7-11.
19) Sakuma M, Nakamura M, Yamada N, et al. Venous thromboembolism：Deep vein thrombosis with pulmonary embolism, deep vein thrombosis alone, and pulmonary embolism alone. Circ J 2009；73：305-9.
20) Gross PL, Weitz JI. New anticoagulants for treatment of venous thromboembolism. Arterioscler Thromb Vasc Biol 2008；28：380-6.
21) Toida T, Chaidedgumjorn A, Linhardt RJ. Structure and bioactivity of sulphated polysaccharides. Trends in Glycoscience and Glycotechnology 2003；15：29-46.
22) Blossom DB, Kallen AJ, Patel PR, et al. Outbreak of adverse reactions associated with contaminated heparin. N Engl J Med 2008；359：2674-84.
23) Warkentin TE, Greinacher A, Koster A, et al. Treatment and prevention of heparin-induced thrombocytopenia. Chest 2008；133：340S-80S.

24) Eikelboom JW, Hankey GJ. Low molecular weight heparin and heparinoids. MJA 2002；177：379-83.
25) Rajgopal R, Bear M, Butcher MK, et al. The effects of heparin and low molecular weight heparins on bone. Thromb Res 2008；122：293-8.
26) Thachil J, Gatt A, Martlew V. Management of surgical patients receiving anticoagulation and antiplatelet agents. Br J Surg 2008：95；1437-48.
27) Brandjes DP, Heijboer H, Buller HR, et al. Acenocoumarol and heparin compared with acenocoumarol alone in the initial treatment of proximal vein thrombosis. N Engl J Med 1992；327：1485-9.
28) 青崎正彦, 岩出和徳, 越前宏俊. Warfarin適正使用情報. 第3版. 東京：エーザイ；2006.
29) Snow V, Qaseem A, Barry P, et al. Management of venous thromboembolism：A clinical practice guideline from the American College of Physicians and the American Academy of Family Physicians. Ann Intern Med 2007；146：204-10.
30) Aya AGM, Saissi G. In situ pulmonary thrombolysis using recombinant tissue plasminogen activator after cesarean delivery. Anesthesiology 1999；91：578-9.
31) Berczi V, Bottomley JR, Taneja S, et al. Lomg-term retrievability of IVC filters：Should we abandon permanent devices? Cardiovasc Intervent Radiol 2007：30；820-7.
32) Nicholson W, Nicholson JW, Tolerico P, et al. Prevalence of fracture and fragment embolization of Bard retrievable vena cava filters and clinical implications including cardiac perforation and tamponade. Arch Intern Med 2010；148：E1-7.
33) Bergqvist D. Review of fondaparinux sodium injection for the prevention of venous thromboembolism in patients undergoing surgery. Vasc Health Risk Manag 2006；2：365-70.
34) 医薬品インタビューフォーム 血液凝固阻止剤クレキサン皮下注キット2000IU 2008年4月.
35) Thorevska N, Amoateng-Adjepong Y, Sabahi R, et al. Anticoagulation in hospitalized patients with renal insufficiency：A comparison of bleeding rates with unfractionated heparin vs enoxaparin. Chest 2004；125：856-63.
36) Bauer KA, Eriksson BI, Lassen MR, et al. Fondaparinux compared with enoxaparin for the prevention of venous thromboembolism after hip-fracture surgery. N Engl J Med 2001；345：1305-10.
37) Lassen MR, Bauer KA, Eriksson BI, et al. Postoperative fondaparinux versus preoperative enoxaparin for prevention of venous thromboembolism in elective hip-replacement surgery：A randomised double-blind comparison. Lancet 2002；359：1715-20.
38) Turpie AGG, Bauer KA, Eriksson BI, et al. Superiority of fondaparinux over enoxaparin in preventing venous thromboembolism in major orthopedic surgery using different efficacy end points. Chest 2004；126：501-8.
39) Ansell J, Hirsh J, Hylek E, et al. Pharmacology and management of the vitamin K antagonists. American College of Chest Physicians evidence-based clinical practice guidelines（8th ed）. Chest 2008；133：160S-98S.
40) Westergren T, Johansson P, Molden E. Probable warfarin-simvastatin interaction. Ann Pharmacother 2007；41：1292-5.
41) Shelleman H, Bilker WB, Brensinger CM, et al. Warfarin with fluoroquinolones, sulfonamides, or azole antifungals：Interactions and the risk of hospitalization for gastrointestinal bleeding. Clin Pharmacol Ther 2008；84：581-8.
42) Spyropoulos AC. Brave new world：The current and future use of novel anticoagulants. Thromb Res 2008；123；S29-S35.
43) Schulman S. The role of ximelagatran in the treatment of venous thromboembolism. Pathophysiol Haemost Thromb 2005；34（Suppl 1）：18-24.

44) Buller HR, Cohen AT, Davidson B, et al. Idraparinux versus standard therapy for venous thromboembolic disease. N Engl J Med 2007 ; 357 : 1094-104.
45) Lassen MR, Raskob GE, Gallus A, et al. Apixaban versus enoxaparin for thromboprophylaxis after knee replacement (ADVANCE-2) : A randomised double-blind trial. Lancet 2010 ; 375 (9717) : 807-15.
46) Horlocker TT, Wedel DJ, Rowlingson JC, et al. Regional anesthesia in the patient receiving antithrombotic or thrombolytic therapy : American Society of Regional Anesthesia and Pain Medicine Evidence-based Guidelines (third edition). Reg Anesth Pain Med 2010 ; 35 : 64-101.
47) Horlocker TT. Low molecular weight heparin and neuraxial anesthesia. Thromb Res 2001 ; 101 : V141-V54.
48) O'Rourke MR, Rosenquist RW. Applying the ASRA Guidelines to the use of low-molecular weight heparin thromboprophylaxis in major orthopedic surgery. J Anthroplasty 2004 : 19 ; 919-22.
49) Morse K, Weight M, Molinari R. Extensive postoperative epidural hematoma after full anticoagulation : Case report and review of the literature. J Spinal Cord Med 2007 : 30 ; 282-7.
50) Rosencher N, Bonnet MP, Sessler DI. Selected new antithrombotic agents and neuraxial anaesthesia for major orthopedic surgery : Management strategies. Anaesthesia 2007 ; 62 : 1154-60.
51) Bouna BN, Mosnier LO. Thrombin activatable fibrinolysis inhibitor (TAFI) — How does thrombin regulate fibrinolysis? Ann Med 2006 ; 38 : 378-88.
52) Singelyn FJ, Verheyen CC, Piovella F, et al. The safety and efficacy of extended thromboprophylaxis with fondaparinux after major orthopedic surgery of the lower limb with or without a neuraxial or deep peripheral nerve catheter : The EXPERT study. Anesth Analg 2007 ; 105 : 1540-7.
53) Makris M, Hough RE, Kitchen S. Poor reversal of low molecular weight heparin by protamine. Br J Haematol 2000 ; 108 : 884-5.
54) Bai S, Ahsan F. Inhalable liposomes of low molecular weight heparin for the treatment of venous thromboembolism. J Pharm Sci 2010 ; 99 : 4554-64.

(中島　芳樹)

VI. 麻酔中の特殊な状況での蘇生

4 致死的な電解質異常

高カリウム血症

　高カリウム血症による麻酔中の心停止は，古くからスキサメトニウムの使用に伴う報告が多い。また，保存血輸血に伴う報告もしばしば見られる。そのほか，慢性腎不全患者の手術時，動脈閉塞性疾患などによる虚血再灌流後，潜在的なミオパチー，悪性高熱症の発症，臓器移植時などに麻酔中の高カリウム血症による心停止の報告がある。

1 カリウムの体内動態

　細胞外の主な陽イオンがナトリウムであるのに対し，細胞内の主な陽イオンはカリウム（約140 mEq/l）である。細胞外に存在するカリウムは，体内総カリウム量の2％にすぎない。循環血液中に存在するカリウムはさらに少なく，体内総カリウム量のわずか0.4％である。言い換えれば，体重60 kgの成人の体内総カリウム量が3,000 mEqなのに対し，細胞外液中には約60 mEq，循環血液中には約12 mEqしか存在していないことになる。したがって，血液検査におけるカリウム値の異常が，体内総カリウム量の過不足を反映していると考えるのは誤りである。

　通常の1日カリウム摂取量は約40〜120 mEqであり，主な排泄経路は尿である。しかし下痢便中には高濃度のカリウムが含まれており（10〜80 mEq/l），1日数l以上に及ぶ大量の下痢時には消化管からのカリウム排泄が著しく増加する。

　細胞膜における細胞内外のカリウム移動には，インスリン，水素イオン，交感神経β_2受容体の3つの機序が主にかかわっている。インスリンはブドウ糖とともにカリウムを細胞内に移動させるが，ブドウ糖の非存在下でもカリウムを細胞内に移動させる。アニオンギャップ開大を伴わない無機酸アシドーシスでは，細胞外にカリウムが移行し，pH 0.1の低下につき血清カリウムは0.6 mEq/l上昇する。ただし，ケトアシドーシスや乳酸アシドーシスなどの有機酸アシドーシスや呼吸性アシドーシスにおいては，細胞外へのカリウムの移行は少ないとされる。カテコラミン投与や気管支拡張薬などで交感神経β_2受容体が刺激されると，Na/K ATPaseの活性化を介して，Naとの交換で細胞内にカリウムが取り込まれる。

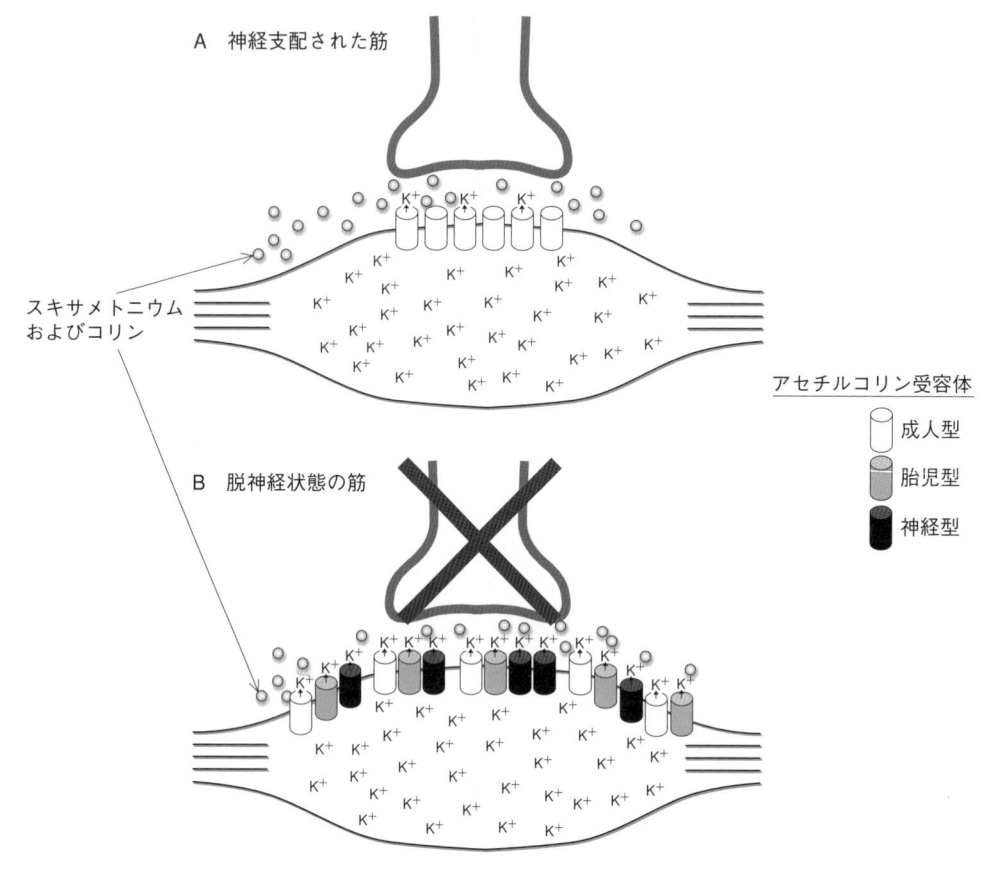

図1 スキサメトニウム投与時のアセチルコリン受容体からのカリウム放出

A：神経支配された筋においては，神経筋接合部近傍にのみ成人型（$\alpha_1\times 2$，β_1，δ，εのサブユニットからなる5量体）のニコチン性アセチルコリン受容体が発現している．スキサメトニウムはこの接合部の受容体に結合して膜を脱分極し，チャネルを通じてカリウムイオンが筋細胞外に放出され，細胞外液中に拡散する．

B：脱神経状態の筋においては，神経筋接合部外に胎児型（成人型のεがγに置換された5量体）のアセチルコリン受容体が発現するのみならず，神経型（α_7サブユニットのみからなる5量体）アセチルコリン受容体も発現している．スキサメトニウムは筋膜上に広く発現したこれらの受容体（extrajunctional receptor）に結合して膜を脱分極するため，大量のカリウムイオンが筋細胞から放出される．神経型アセチルコリン受容体は，スキサメトニウムの代謝産物であるコリンでも活性化されるため，カリウムイオンが大量放出される一因と考えられている．

（Martyn JA, Richtsfeld M. Succinylcholine-induced hyperkalemia in acquired pathologic states：Etiologic factors and molecular mechanisms. Anesthesiology 2006；104：158-69 より改変引用）

2 スキサメトニウム

　脱分極性筋弛緩薬であるスキサメトニウムは，近年短時間作用型非脱分極性筋弛緩薬の普及に伴い，その使用頻度が減少してきている．しかし，速やかな作用発現と早期の自発呼吸回復という特徴を有するため，手術室・救急外来・集中治療室などにおける緊急気管挿管時を中心に，依然用いられている薬物である．

　健常人にスキサメトニウムを投与すると，3～5分以内に血清カリウム値が0.5～

表1 スキサメトニウム投与で高カリウム血症を来すリスクのある状態

- 神経疾患
  - 脳疾患
  - 脊髄疾患
  - 運動神経疾患
  - 多発ニューロパチー
- 長期間の神経筋接合部遮断
  - 神経筋遮断薬
  - マグネシウム
  - ボツリヌストキシン
  - 破傷風
- 筋疾患
  - 筋ジストロフィー
  - 筋炎
  - 廃用性筋萎縮
- 外傷
- 熱傷

1.0 mEq/l増加し，10～15分以内に元に戻る。通常アセチルコリン受容体は，神経終末から放出される因子の刺激により，神経筋接合部近傍に限局して発現している（図1-A）。投与されたスキサメトニウムは，この神経筋接合部に発現したアセチルコリン受容体を介して細胞膜を脱分極する。神経筋接合部の伝達物質であるアセチルコリンは，神経筋接合部内で急速に分解されるが，スキサメトニウムはより半減期が長い。したがって，アセチルコリン受容体を長時間活性化し，チャネルより放出された神経筋接合部近傍のカリウムが拡散して，血清カリウム値を一時的に軽度上昇させることになる。

　これに対し，外傷・熱傷・重症感染症・神経筋疾患などの特殊な病的状態（表1）においては，スキサメトニウムの投与により血清カリウム値が著しく増加し，時に心停止を来す。いかなる理由であれ収縮を停止した筋は，神経筋接合部以外の筋膜上にびまん性にアセチルコリン受容体（extrajunctional receptor）を発現する。この受容体アップレギュレーションの程度は，表1に示すような病的状態の重症度と期間に依存し，正常の2～100倍の受容体数増加が見られる。この受容体数増加とスキサメトニウム投与時の高カリウム血症は，きれいに相関を示すことが知られている[1]（図2）。投与されたスキサメトニウムは，筋膜上に広く分布した受容体を介して細胞膜を脱分極するため，血清カリウム値は著しく上昇することになる。これに加え，接合部外に発現したextrajunctional receptorには中枢神経型（α_7型）アセチルコリン受容体が多く含まれており，この受容体はスキサメトニウムの代謝産物のコリンでも活性化されるため，これもチャネルから放出されるカリウム量を増加させる一因と考えられている[2]（図1-B）。多くの患者で高カリウム血症の持続は10～15分とされているので，心停止に至った場合にはカリウムを低下させる薬物治療と並行して，確実な心肺蘇生を継続すべきである。

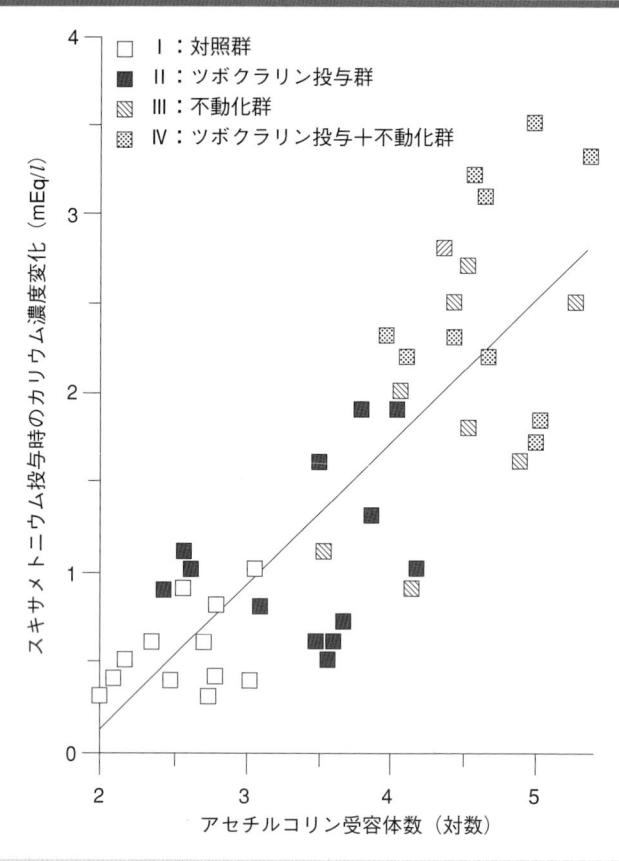

図2 アセチルコリン受容体アップレギュレーションとスキサメトニウム投与時のカリウム上昇の関係

　ラットモデルにおいて，対照群（Ⅰ）ではスキサメトニウム投与により血漿中のカリウム値が0.5～1mEq/l程度増加するのに対し，臨床濃度以下のツボクラリン投与により無症候性に神経筋遮断した群（Ⅱ），および固定により不動化した群（Ⅲ）においては，受容体数がアップレギュレートしスキサメトニウム投与時のカリウム値上昇の程度が大きくなっている．脱神経の程度とアセチルコリン受容体のアップレギュレーションとの相関，および受容体数とカリウム値上昇の程度の相関がきれいに示されている．

（Yanez P, Martyn JA. Prolonged d-tubocurarine infusion and/or immobilization cause upregulation of acetylcholine receptors and hyperkalemia to succinylcholine in rats. Anesthesiology 1996；84：384-91より改変引用）

3 保存血輸血

　Smithら[3]は，保存赤血球輸血に伴う高カリウム血症による心停止を，16症例について解析している．特徴として，大手術（特に緊急手術）時，大量急速輸血時，中心静脈路からの輸血時，小児麻酔中に多いことを指摘している．またほぼ全例において，心停止時にアシドーシス，高血糖，低カルシウム血症，低体温を呈していた．生存率は12.5％と，極めて予後不良であった．保存赤血球バッグの上清には，時に120mEq/lにも及ぶカリウムが含まれており，照射血ほど，また保存日数が長いほどカリウム濃度が高くなる（図3）．したがって，腎不全患者，重症外傷患者，循環血液量の少ない小児などに対して，急速大量の赤血球輸血を行うと，容易に高カリウム血症が起こることが推測

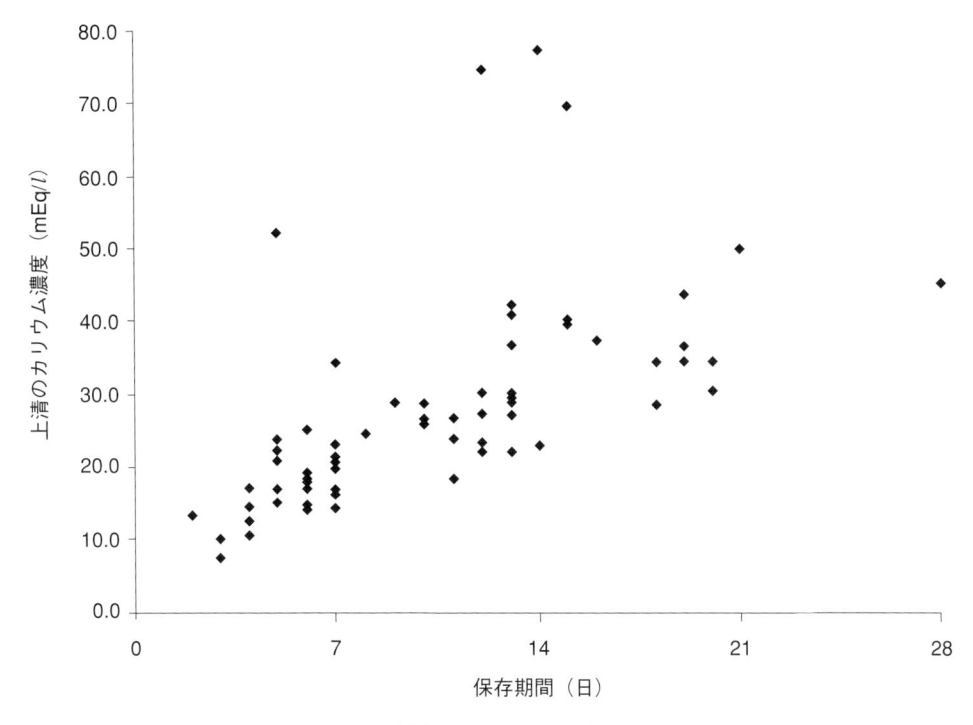

図3 保存期間と保存赤血球バッグ上清のカリウム濃度の関係

保存赤血球74バッグの保存期間と上清のカリウム濃度を測定したところ,カリウム濃度は7.3〜77.2 mEq/lと大きなばらつきが見られた。平均カリウム濃度は,保存期間0〜7日で19.0 mEq/l,8〜14日で31.5 mEq/l,15日以降だと39.9 mEq/lであり,輸血保存期間に依存して保存赤血球バッグ内のカリウム濃度が上昇することが示された。

(Smith HM, Farrow SJ, Ackerman JD, et al. Cardiac arrests associated with hyperkalemia during red blood cell transfusion:a case series. Anesth Analg 2008;106:1062-9より改変引用)

される。中心静脈路からの輸血時には,右心から肺循環に高濃度のカリウムが投与されるため,必ずしも血清カリウム値が致死的濃度に達していなくとも,心停止に陥るので注意を要する。輸血に伴う高カリウム血症に関与する因子を表2に示した。

4 診 断

麻酔中に循環動態の急激な悪化や不整脈が見られる場合や,前述のような高カリウム血症を疑う状況が存在する場合には,すみやかに血液検査を施行するとともに,可能ならば12誘導心電図,無理ならできるだけ多くの誘導でモニター心電図をチェックする。血清カリウム値が6 mEq/lを超えると,まずT波の尖鋭化(特にV_2,V_3誘導)が出現する。その後カリウム値が7 mEq/lを超えると,P波が幅広く平低化し,PR間隔延長やQRS幅の拡大が見られるようになる。さらにカリウム値が8 mEq/lを超えると,P波は消失し高度ブロック,幅広いQRSの無脈性電気活動,心室頻拍,心室細動などの多彩な心電図変化を呈する(図4)。典型的な心電図変化を伴って急速に心停止に陥った場合には,血清カリウム値の結果を待たずに高カリウム血症の治療を開始する必要がある。一方,無症候性に血液検査で致死的な高カリウム血症が見られたときには,必ず偽性高カリウム血

表2 輸血時の高カリウム血症に関与する因子

因子	機序
患者側の因子	
アシドーシス	H^+ との交換による K^+ の細胞外移動
低カルシウム血症	細胞膜電位変化
低体温	心筋の K^+ 感受性亢進
高血糖	浸透圧による K^+ の細胞外移動
β遮断薬	細胞の K^+ 取り込み阻害
ショック/低拍出状態	K^+ 分布異常
低体重（小児）	小さい分布容積
輸血バッグの因子	
溶血	赤血球膜破壊による K^+ 漏出
長期保存	上清の K^+ 濃度上昇
照射	γ線による赤血球膜障害
輸血方法	
中心静脈路	心臓への高濃度 K^+ 直接到達
急速投与	生体の K^+ 緩衝能を超えた負荷
大量投与	生体の K^+ 緩衝能を超えた負荷
高圧輸血機器	ずり応力による赤血球膜破壊

（Smith HM, Farrow SJ, Ackerman JD, et al. Cardiac arrests associated with hyperkalemia during red blood cell transfusion：A case series. Anesth Analg 2008；106：1062-9より改変引用）

症の鑑別を行うべきである．すなわち強い陰圧採血による溶血〔乳酸脱水素酵素（lactate dehydrogenase：LDH），グルタミン酸オキサロ酢酸トランスアミナーゼ（glutamic oxaloacetic transaminase：GOT），ビリルビンの上昇を伴う〕や，血液凝固（特に白血球数＞5万/μlや血小板数＞100万/μlのとき）の影響を考慮する必要がある．この場合は，大腿静脈などの太い静脈からの採血や動脈採血により，凝固していない検体で再測定すべきである．

5 治療

　まず前述したような血清カリウムが上昇する致死的状況を予測し，できるかぎり避けることである．すなわち表1のような筋収縮を停止した病的状態，あるいはそこから回復したばかりの患者には，スキサメトニウムの投与を避ける．また高カリウム血症が予想される患者の急速輸血時には，保存期間の長い赤血球の投与を避け，可能ならば洗浄赤血球を用いることも考慮する．心電図変化が見られるような高カリウム血症や，偽性高カリウム血症を除外した後に血清カリウム値が6mEq/lを超える場合には，ただちに治療を開始する．

　表3に高カリウム血症の治療手段とその機序，効果発現・持続時間を示した．心電図変化があり血行動態が不安定な場合は，すぐにカルシウム製剤を投与する．カルシウムの投与は，カリウムによる静止膜電位の脱分極作用を直接拮抗する治療であり，血清カリ

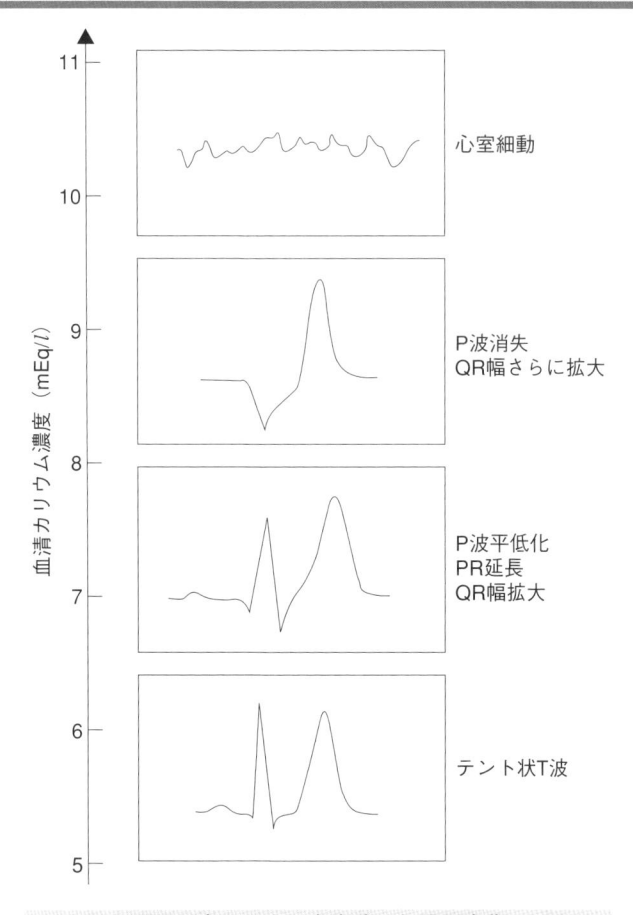

図4 高カリウム血症時の心電図変化

血清カリウム濃度上昇に伴う最初の心電図変化はT波の尖鋭化である。さらに7mEq/lを超えるとP波平低化・PR間隔延長・QRS幅拡大が見られる。8mEq/lを超えるとP波消失・高度に幅広いQRS・無脈性電気活動・心室細動などの多彩な心電図が見られ、致死的となる。

ウム濃度を低下させる治療ではない。グルコン酸カルシウム（または塩化カルシウム）10mlを3分かけて静注投与する。効果発現は数分と速やかだが、持続時間は約30分と短いため、繰り返し投与も考慮する。塩化カルシウムは、グルコン酸カルシウムよりカルシウム濃度が高いものの、血管外漏出で組織壊死を起こすため注意が必要である。また、ジギタリス中毒時の高カリウム血症には、カルシウム投与がジギタリスの心毒性を増強させる可能性があるため投与しない。このときは、硫酸マグネシウム2gを緩徐に投与する。

同時に並行して、細胞外カリウムを細胞内にシフトさせる治療を開始する。いわゆるグルコース-インスリン（G-I）療法として、50％ブドウ糖液50mlにレギュラーインスリン10単位（ブドウ糖：インスリン＝2.5g：1単位）を混合して、30分かけて持続投与する。インスリンはブドウ糖なしでも効果を現すため、血糖値によりブドウ糖：インスリンの比率を増減（おおむね0～5g：1単位）する。効果発現には20～30分を要し、4～

表3 致死的高カリウム血症の緊急治療

薬物	投与法	作用機序	効果発現	持続時間
カルシウム	グルコン酸カルシウムまたは塩化カルシウム10 mlを3分かけて静注する	K^+と拮抗し心筋細胞膜安定化	数分	約30分
グルコース-インスリン	50％ブドウ糖液50 mlにレギュラーインスリン10単位を加え，30分かけて持続静注する	K^+細胞内シフト	20〜30分	4〜6時間
カテコラミン	ドブタミンまたはアドレナリンを血行動態が安定する程度に持続静注する	K^+細胞内シフト	数分	持続投与中止後，数分
重炭酸ナトリウム	7％または8.4％重炭酸ナトリウム溶液50〜150 mlを10〜30分かけて持続静注する	K^+細胞内シフト	5〜10分	約2時間
ループ利尿薬	フロセミド20〜40 mgを静注する	腎からのK^+排泄	10〜20分	4〜6時間

6時間持続する。より急を要する場合にはボーラス投与を試みるが，効果発現にやはり10分ほどを要する。$β_2$受容体を刺激するカテコラミン（アドレナリン，ドブタミンなど）の投与は，血行動態を安定化させるだけでなく，効果は大きくないが数分のうちに細胞外カリウムを細胞内にシフトさせる作用がある。重炭酸ナトリウム（7％ないし8.4％）を1〜3 ml/kg投与すると5〜10分で効果を現すため，アシドーシス時には投与する価値がある。ただし，重炭酸イオンはイオン化カルシウムを減少させるため，カルシウム製剤投与後には投与を避ける。

カリウムを体外に排出する治療として，循環血液量が十分であればループ利尿薬の投与は効果的である。イオン交換樹脂の消化管投与や血液透析は，麻酔中には現実的な治療法ではない。

低マグネシウム血症

マグネシウムイオンは，生体内で極めて多彩な生理活性を持っており，鎮痛作用や筋弛緩作用など，麻酔とのかかわりも深い。低マグネシウム血症が，単独で心臓性突然死や致死性不整脈の発生に関与するかは議論があるが，ある程度の関連は推測されている。疫学的にも，内科系・外科系いずれの集中治療室においても，入院時に低マグネシウム血症を呈する患者は，死亡率が高いことが示されている[4,5]。また，心臓バイパス手術を受けた低マグネシウム血症患者は，有意に術後の心室性不整脈の発生率が高く[6]，術中にマグネシウムを補正するとその発生率が低下する[7]ことも知られる。近年血液ガス分析

機器でも測定できる機種が増えてきているが,カリウムやカルシウムと比べると測定される頻度は低く,その異常が見過ごされていることが多い陽イオンである。低栄養,慢性下痢,長期利尿薬服用などの患者には,低カリウム血症とともに低マグネシウム血症が見られるので,注意が必要である。

1 マグネシウムの体内動態

マグネシウムは,細胞外液中ではナトリウム,カリウム,カルシウムに次いで4番目に多い陽イオンであり,細胞内ではカリウムの次に多い陽イオンである。成人の体内には約2,000 mEq(1 mol)のマグネシウムが存在し,骨に約50%,筋に約30%,軟部組織に約20%の割合で分布している。血漿中に存在するのは約0.3%(6 mEq)にすぎず,この約2/3がイオン化しており生理学的活性を有する。残りの1/3は,蛋白やリン酸・クエン酸などの陰イオンと結合している。したがってカリウム同様,血中濃度で体内総マグネシウム量の過不足を判断するのは困難である。

1日の摂取量は20〜30 mEqであるが,消化管から体内に吸収されるのは約10 mEqであり,その多くが尿から排出される。副甲状腺ホルモンは,消化管からのマグネシウム吸収を促進し,腎におけるマグネシウム再吸収や骨への取り込みも促進する。インスリンは細胞内へのマグネシウム移動を促進し,グルカゴンは腎における再吸収を増加させる[8]。

2 診 断

体内総マグネシウム量が欠乏していても,必ずしも低マグネシウム血症を発症するとはかぎらない。一般的に,低マグネシウム血症を認めた場合には,相当量の体内総マグネシウム欠乏が存在することが多い。原因でよく見られるのは,ループ利尿薬・アミノグリコシド系抗生物質の投与(腎における再吸収抑制),慢性下痢(消化管からの喪失),低栄養(摂取不足)などである。分光光度計などによる標準的な測定法では,イオン化・結合型を合わせたすべてのマグネシウムが測定される(正常値:1.5〜2.2 mEq/*l*)。イオン特異性電極などによる測定法では,イオン化マグネシウムのみが測定される。

3 治 療

術前の状態から低マグネシウム血症が予想される患者には,術中輸液にマグネシウムを含んだ細胞外液(フィジオ140®は,2 mEq/*l*のマグネシウムを含む)を投与することも考慮する。無症候性だが,血液ガス測定などで高度の低マグネシウム血症(<1 mEq/*l*)が判明した場合には,経静脈的なマグネシウムの補充を考慮する。硫酸マグネシウムを1〜2 g(Mgとして8〜16 mEq)/hrの速度で持続投与する。血清マグネシウム濃度が低く,かつ多源性心室性期外収縮や多形性心室頻拍(torsade de pointes),心室細動などを認める場合には,硫酸マグネシウム2 gを2〜5分かけて静脈投与する。通常いったん上昇したマグネシウム濃度が再び低下するため,これに続き硫酸マグネシウムを1〜2 g/hrの速

度で持続投与する。腎不全患者に低マグネシウム血症を合併することはまれだが，腎機能障害がある場合には，投与量を半分以下に減量するとともに，頻回に濃度をチェックする。低マグネシウム血症は，低カリウム血症を合併することが多く，またしばしば低カルシウム血症も合併するため，これらのイオンも異常があれば同時に補正することが重要である。低マグネシウム血症を認めない致死性不整脈にも，マグネシウム投与が有効との報告を散見するが，いわゆるAHAガイドライン2005におけるマグネシウム投与の適応は，torsade de pointesおよび低マグネシウム血症を伴う心室性不整脈のみである。また，蘇生抵抗性の心停止にマグネシウム投与が有効であるという明確なエビデンスは，現時点では存在しない。

その他の電解質異常

　電気生理学的に心筋の電気生理に影響する主な陽イオンは，カリウム，カルシウム，マグネシウムである。したがって，これらのイオンの濃度異常は，麻酔中の心停止に関与する可能性があるが，実際には高カリウム血症以外の異常が，麻酔中の心停止に関与しているという報告は数少ない。

　低カリウム血症は，かつては心室性期外収縮や致死性不整脈を増加させると考えられてきた。だが手術患者における慢性の低カリウム血症は，術中の心室性不整脈になんら影響を及ぼさないと報告されている[9,10]。低カルシウム血症，高カルシウム血症，高マグネシウム血症も，単独で麻酔中の心停止に関与したという報告はほとんど見当たらない。

■参考文献

1) Yanez P, Martyn JA. Prolonged d-tubocurarine infusion and/or immobilization cause upregulation of acetylcholine receptors and hyperkalemia to succinylcholine in rats. Anesthesiology 1996；84：384-91.
2) Martyn JA, Richtsfeld M. Succinylcholine-induced hyperkalemia in acquired pathologic states：Etiologic factors and molecular mechanisms. Anesthesiology 2006；104：158-69.
3) Smith HM, Farrow SJ, Ackerman JD, et al. Cardiac arrests associated with hyperkalemia during red blood cell transfusion：A case series. Anesth Analg 2008；106：1062-9.
4) Rubeiz GJ, Thill-Baharozian M, Hardie D, et al. Association of hypomagnesemia and mortality in acutely ill medical patients. Crit Care Med 1993；21：203-9.
5) Chernow B, Bamberger S, Stoiko M, et al. Hypomagnesemia in patients in postoperative intensive care. Chest 1989；95：391-7.
6) England MR, Gordon G, Salem M, et al. Magnesium administration and dysrhythmias after cardiac surgery. A placebo-controlled, double-blind, randomized trial. JAMA 1992；268：2395-402.
7) Wilkes NJ, Mallett SV, Peachey T, et al. Correction of ionized plasma magnesium during cardiopulmonary bypass reduces the risk of postoperative cardiac arrhythmia. Anesth Analg 2002；95：828-34.
8) Dubé L, Granry JC. The therapeutic use of magnesium in anesthesiology, intensive care and emergency medicine：A review. Can J Anaesth 2003；50：732-46.

9) Vitez TS, Soper LE, Wong KC, et al. Chronic hypokalemia and intraoperative dysrhythmias. Anesthesiology 1985；63：130-3.
10) Hirsch IA, Tomlinson DL, Slogoff S, et al. The overstated risk of preoperative hypokalemia. Anesth Analg 1988；67：131-6.

（武居　哲洋）

VI. 麻酔中の特殊な状況での蘇生

5 脊髄くも膜下麻酔による心停止

脊髄くも膜下麻酔の安全性

　脊髄くも膜下麻酔は全身麻酔に比べ心停止発生率や死亡率が低い麻酔法である。1999～2002年に日本麻酔科学会が調べた麻酔関連偶発症例調査[1]では全身麻酔施行患者の死亡率は10.5/1万人であるのに対し，区域麻酔施行患者の死亡率は0.2/1万人であった。麻酔管理が原因による死亡率は全身麻酔0.15/1万人に対し区域麻酔0.03/1万人であった。海外でも同様である。メイヨークリニックで1990～2000年に発生した心停止は全身麻酔5.5人/1万件であるのに対し，局所麻酔（脊髄くも膜下麻酔，硬膜外麻酔）1.5人/1万件であった[2]。心停止発生率だけでなく，心停止が発生した後の蘇生成功率も局所麻酔のほうが全身麻酔よりも3～4倍高い[3]。この蘇生成功率は脊髄くも膜下麻酔施行患者と全身麻酔施行患者のASA physical status分類をそろえ，緊急手術症例を除外しても変わらない。本項では安全であるはずの脊髄くも膜下麻酔で心停止が発生する機序を考えていく。

脊髄くも膜下麻酔が呼吸・循環系に及ぼす影響

　脊椎の生理的彎曲を図1に示す。第3腰椎と第5頸椎で最も高く，第5胸椎が最も低い場所に位置している[4]。高比重の局所麻酔薬を第3-4腰椎からくも膜下腔に注入すると局所麻酔薬は頭側尾側両方向に拡散する。まず腰椎領域の交感神経が遮断され，血管が拡

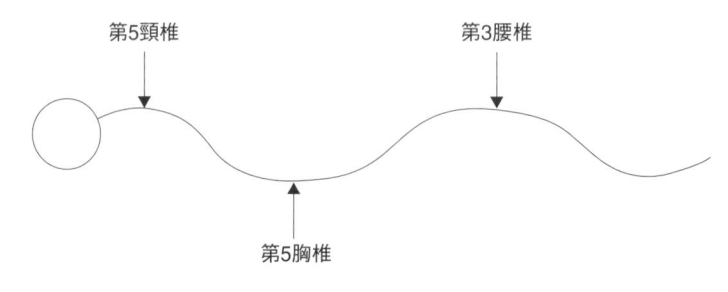

図1　脊椎の生理的彎曲
脊椎の生理的彎曲を示す。第5頸椎と第3腰椎が最も高く，第5胸椎が最も低い場所に位置する。

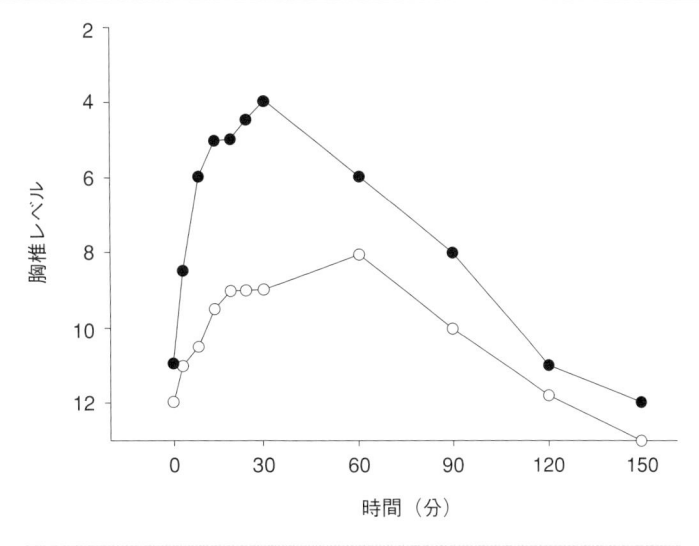

図2 麻酔レベルの経時的変化

黒丸は高比重局所麻酔薬を投与された患者。白丸は等比重局所麻酔薬を投与された患者を示す。局所麻酔薬投与後の知覚消失レベル（中間値）の推移を示す。

（Fettes PD, Hocking G, Peterson MK, et al. Comparison of plain and hyperbaric solutions of ropivacaine for spinal anaesthesia. Br J Anaesth 2005；94：107-11より引用）

張し患者は足に温感を知覚する。静脈還流が減少するので代償性に心拍数が上昇するが，十分なリンゲル液が輸液されれば血圧は比較的維持される。局所麻酔薬はさらに胸椎領域へと拡散する。十分な量の高比重局所麻酔薬が投与された場合，最下部に位置している第5胸椎に向かって拡散する。広範囲の交感神経が遮断され静脈還流は減少するが，第1〜5胸椎領域の交感神経は心臓に分布しているため[5] 心拍数は減少する。代償性に増加していた心拍数が減少するため血圧が低下する。エフェドリンなどの昇圧薬投与が必要になることもある。第5胸椎より頭側は脊椎の生理的彎曲が上昇しているため高比重の局所麻酔薬は拡散しにくい。しかし局所麻酔薬投与量が多かったり，薬物注入時に頭低位になっていたりすると薬物はさらに頭側へ拡散する。最上部は第5頸椎であり横隔神経は主に第4頸椎に由来している。この運動神経が遮断されると呼吸停止となり危機的状況を迎える。気道確保と陽圧呼吸が必要になる。腕神経叢が第5頸椎〜第1胸椎から分枝しており離握手の筋力を観察すれば横隔神経麻痺の発生を予見することが可能である。

高比重局所麻酔薬と等比重局所麻酔薬の相違

Fettesら[6]は1％ロピバカイン溶液を同量の10％グルコース液もしくは生理食塩液で希釈し，比重をそれぞれ1.01949と0.99953に調整した。この0.5％ロピバカイン溶液3mlを38名の患者（泌尿器科もしくは婦人科の予定手術）に第2もしくは第3腰椎尾側より正中アプローチで腰部くも膜下腔に注入し知覚麻痺領域を観察した。図2に示すように高比

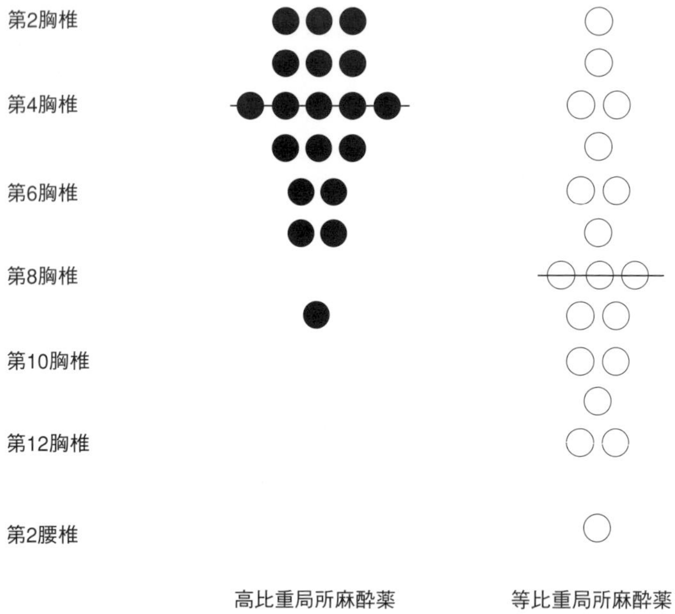

```
第2胸椎       ●●●                    ○
              ●●●●                   ○
第4胸椎      ●●●●●●●                 ○○
              ●●●                    ○
第6胸椎       ●●                    ○○
              ●●                     ○
第8胸椎        ●                   ○○○
                                     ○○
第10胸椎                              ○○
                                     ○
第12胸椎                              ○

第2腰椎                               ○

         高比重局所麻酔薬          等比重局所麻酔薬
```

図3　最高麻酔レベル
個々の患者における知覚消失（ピンプリックテスト）の最高レベルを示す。横線は中間値。
（Fettes PD, Hocking G, Peterson MK, et al. Comparison of plain and hyperbaric solutions of ropivacaine for spinal anaesthesia. Br J Anaesth 2005；94：107-11 より改変引用）

重局所麻酔薬は急速に頭側へ広がり30分で第4胸椎に達し，以降麻酔レベルは低下していく。一方，等比重局所麻酔薬はゆっくりと拡散し60分かけて第8胸椎まで達する。また図3に示すように，高比重局所麻酔薬は第4胸椎レベルまで上昇することが多く麻酔レベルのばらつきが比較的小さい。等比重所麻酔薬は第8胸椎レベルでとどまることが多いが症例によるばらつきが大きい。このことは，高比重局所麻酔薬を用いると第4胸椎まで交感神経がブロックされ徐脈などを示す可能性が高いが，麻酔レベルを予想しやすいことを意味している。一方，等比重局所麻酔薬では麻酔レベルが第4胸椎まで達し徐脈を呈する可能性は少ないが，麻酔レベルが個体差による影響を受けやすく，手術によっては麻酔レベルが足りなくなる可能性がある。

過去の報告

表1に示すように，各国でさまざまな視点から脊髄くも膜下麻酔中の心停止に関する実態調査が行われている。表2は心停止の原因に関係した因子をまとめたものである。高位脊髄くも膜下麻酔による徐脈と股関節手術による肺塞栓症が心停止原因の大半を占めていることが分かる。おそらく徐脈は独立した因子ではなく手術手技とも密接に関連していると考えられる。特に股関節手術は出血量が増加しやすく，循環血液量の低下，交感

表1 脊髄くも膜下麻酔における心停止発生率，死亡率

文献	著者	地域施設	収集年	麻酔	麻酔件数	心停止率／1万人（実数）	死亡率／1万人（実数）
3)	Kopp	Mayo	1988〜2002	Spinal	34,449件	2.9人(26人)	0.6人(8人)
2)	Sprung	Mayo	1990〜2000	局所麻酔		1.5人	
8)	Auroy	France	1994	Spinal	40,640件	6.4人(26人)	1.5人(6人)
9)	Auroy	France	1998〜1999	Spinal	35,439件	2.7人(10人)	0.8人(3人)
1)	入田	日本	1999〜2002	Spinal	409,338件	1.7人(69人)	0.8人(31人)

表2 心停止に関係する因子（重複あり）

文献	呼吸抑制気道障害	高位脊髄くも膜下麻酔（徐脈）	出血＞700ml	股関節手術	肺塞栓	泌尿器科手術（低Na血症）	その他の手術操作
7)	7人	9人					
3)	3人	11人		6人		3人	5人
8)	0人	26人徐脈先行	7人	7人			
9)		10人徐脈先行		3人			
1)	2人	14人			14人		

神経系の抑制，セメントや脂肪による右心負荷が重なり徐脈から心停止に進行するものと考えられる。ほとんどの症例で徐脈が心停止に先行していることより，Caplanら（後述）は徐脈を呈した場合は早期にアドレナリンを投与することを勧めている。

1 Caplanらの報告[7]

Caplanらは1978〜1986年に米国麻酔科学会（ASA）のClosed Claims Studyより，健康であったにもかかわらず脊髄くも膜下麻酔中に予期せぬ突然の心停止を来した患者14名を抽出し，その原因を詳しく分析した。全員心拍は再開したが6名は重症の脳神経障害により死亡し，7名に重篤な神経機能障害が残存している。麻酔レベルは第4胸椎±1であった。初発症状は徐脈（9名），低血圧（8名），チアノーゼ（7名）であった。12名の患者に鎮静薬が投与され，7名では心停止時にチアノーゼが認められていたことから，鎮静薬による呼吸抑制が心停止に関与していると考えられている。しかし，最も大切なことはほとんどの患者で心停止前に徐脈が観察されていることである。第4胸椎レベルまで交感神経がブロックされた状態に鎮静薬の直接的影響や低酸素血症，高炭酸ガス血症といった要素が加わり，急激に徐脈から心停止に進行したものと考えられている。Caplanらはパルスオキシメータの使用とアドレナリンの早期使用の重要性を提唱している。

2 メイヨーにおける心停止—1[3]

1988〜2002年に34,449名に脊髄くも膜下麻酔が施行され10名に心停止が発生している。硬膜外麻酔は43,236名に施行され4名に心停止が発生している。1983〜1987年に発生した心停止12名を加え，合計26名に対し原因解析が施行されている。第6胸椎レベル以上の高位脊髄くも膜下麻酔が原因と考えられる症例が11名，関節手術におけるセメントの使用や髄内釘の打ち込み，泌尿器科手術における低ナトリウム血症など手術操作が原因と考えられる症例が12名，鎮静薬の使用による呼吸抑制が原因と考えられる症例が3名である。局所麻酔薬の投与から心停止発生までの時間の中間値は50分である。心停止時の心電図は15名（58％）が心静止，5名（19％）が心室細動，6名（23％）がそのほかのリズムであった。

3 メイヨーにおける心停止—2[2]

1990年1月〜2000年12月に局所麻酔（脊髄くも膜下麻酔，硬膜外麻酔，末梢神経ブロック）で1万人あたり1.5人に心停止が発生している。局所麻酔中に心停止に至った原因は記載されていない。

4 フランスにおける心停止—1[8]

1994年1〜5月に40,640名に脊髄くも膜下麻酔が施行され26名（6.4/10,000名）に心停止が発生し6名（1.2/10,000名）が死亡している。すべての心停止症例で徐脈が先行して観察されている。鎮静薬は投与されてなく，チアノーゼも観察されていない。26名中7名が股関節手術患者で，5名が死亡している。26名中7名で出血量が700mlを超えており，4名が死亡している。心停止後に蘇生に成功した症例は年齢が若く（生存57±20，死亡82±7），ASAのphysical statusが良好であった。また，局所麻酔薬投与から心停止発生までの時間は生存した症例（17±16分）のほうが死亡した症例（42±19分）より短い傾向にあった（表3）。

5 フランスにおける心停止—2[9]

1998年8月〜1999年5月に41,251例の脊髄くも膜下麻酔が施行され，10名（2.4/10,000名）に心停止が発生し3名（0.7/10,000名）が死亡している。すべての心停止症例で徐脈が先行して観察されている。死亡した3症例は80歳以上で股関節手術であった。3症例とも麻酔開始から40分以上経過し心停止が発生している。

表3 心停止後の蘇生成功率に関与する因子

因子	蘇生成功	不成功	P値
ASA physical status Ⅰ	13名	0名	
ASA physical status Ⅱ	5名	2名	P<0.05
ASA physical status Ⅲ	2名	3名	
ASA physical status Ⅳ	1名	0名	
年齢	57±20歳	82±7歳	P<0.05
局所麻酔薬投与から心停止発生までの時間	17±16分	42±19分	P<0.05
股関節全置換術		死亡した6名中5名が股関節全置換術	
出血量（>700ml）	3名	4名	

(Auroy Y, Narchi P, Messiah A, et al. Serious complications related to regional anesthesia：Results of a prospective survey in France. Anesthesiology 1997；87：479-86より作成)

6 日本における心停止[1]

　表1に示すように本邦における脊髄くも膜下麻酔中の心停止発生率や死亡率は諸外国と比べ同等〜低い結果になっている。1999〜2002年の麻酔関連偶発症例調査では409,338名に脊髄くも膜下麻酔が施行され69名で心停止が発生している。心停止の発生原因は高位脊髄くも膜下麻酔14名と肺塞栓症14名が最も多い。高位脊髄くも膜下麻酔による死亡は1名のみ（蘇生成功率93％）であるのに対し，肺塞栓症では10名死亡（蘇生成功率29％）している。高位脊髄くも膜下麻酔では徐脈が心停止の原因に関与していると考えられる。

股関節手術

　股関節手術は脊髄くも膜下麻酔中の心停止が数多く報告されている術式である。術式にも改良が加えられ，骨頭打ち込み前の髄腔内の洗浄や，内圧を上げないセメントの流し込みや，セメントを用いない術式が選択されるようになっている。また，術前の患者管理にも注意が必要である。骨折に伴い大腿骨骨頭置換術が施行される場合は仰臥期間の延長に伴い深部静脈血栓が形成され，骨頭打ち込みにより脂肪塞栓に加え深部静脈血栓が遊離する可能性がある[10]。受傷後早期手術を心がけ，ガイドラインに従った血栓予防策を施行しD-ダイマーの推移に注意を払う必要がある。特に仰臥期間が長い場合は要注意である。

まとめ

　脊髄くも膜下麻酔中の心停止はほとんどの場合で徐脈が先行して認められる。第4胸椎レベルまで麻酔レベルが上昇することが原因のひとつと考えられるが，脊髄くも膜下麻酔では麻酔レベルを調節することが難しいのが実情である。等比重麻酔薬では第4胸椎レベルまで麻酔レベルが上昇する確率が低下するが高比重局所麻酔薬と比べて一長一短でどちらがよいか一概には決められない。どのような方法で脊髄くも膜下麻酔を施行するにせよ第4胸椎レベルまで麻酔レベルが上昇しているときは術中の徐脈に注意を払い，早めに対処を行うことが肝要と考えられる。股関節手術で心停止に至った場合は致死率が高く特に注意が必要である。出血も蘇生を困難にする因子のひとつなので，大腿骨のリーミングや骨頭打ち込みの前には循環血液量の補正を心がけるべきである。

■参考文献

1) 入田和男, 川島康男, 森田潔ほか. 区域麻酔で発生している危機的偶発症の現況：「麻酔関連偶発症例調査1999-2002」の解析結果より─（社）日本麻酔科学会安全委員会偶発症例調査専門部会報告─. 麻酔 2005；54：440-9.
2) Sprung J, Warner ME, Contreras MG, et al. Predictors of survival following cardiac arrest in patients undergoing noncardiac surgery：A study of 518,294 patients at a tertiary referral center. Anesthesiology 2003；99：259-69.
3) Kopp SL, Horlocker TT, Warner ME, et al. Cardiac arrest during neuraxial anesthesia：Frequency and predisposing factors associated with survival. Anesth Analg 2005；100：855-65.
4) 吉矢生人編. 麻酔科入門. 大阪：永井書店；1993. p.598-649.
5) Carpenter MB, Sutin J. カーペンター神経解剖学. 近藤尚武, 千葉胤道訳. 新潟：西村書店；1995. p.201-21.
6) Fettes PD, Hocking G, Peterson MK, et al. Comparison of plain and hyperbaric solutions of ropivacaine for spinal anaesthesia. Br J Anaesth 2005；94：107-11.
7) Caplan RA, Ward RJ, Posner K, et al. Unexpected cardiac arrest during spinal anesthesia：A closed claims analysis of predisposing factors. Anesthesiology 1988；68：5-11.
8) Auroy Y, Narchi P, Messiah A, et al. Serious complications related to regional anesthesia：Results of a prospective survey in France. Anesthesiology 1997；87：479-86.
9) Auroy Y, Benhamou D, Bargues L, et al. Major complications of regional anesthesia in France：The SOS Regional Anesthesia Hotline Service. Anesthesiology 2002；97：1274-80.
10) 山田智子, 森脇克行, 城山和久ほか. 大腿骨頸部骨折手術麻酔中の重篤な呼吸・循環合併症─手術術式別の発生頻度と分析─. 麻酔 2007；56：810-6.

（武田　吉正）

VI. 麻酔中の特殊な状況での蘇生

6 高度徐脈（徐脈性不整脈）

はじめに

　麻酔は複数の薬物を使用することにより中枢神経系や自律神経系を抑制して，外科的侵襲より生態を防御する。一方では，麻酔そのものが呼吸器系や循環器系を抑制するため，低酸素症などの呼吸器系合併症，低血圧や不整脈などの循環器系合併症が起きやすく，最悪の場合，死亡事故につながる危険性がある。麻酔科医であれば，麻酔導入後気道確保困難症になり急激な低酸素症の結果，高度の徐脈に陥った経験は，誰しもが有しているであろう。また，麻酔薬に関しては安全性を求めて多くの薬物が開発使用されているが，最近，使用頻度の高いプロポフォールやレミフェンタニルにも徐脈を来しやすい特徴があり，いくつか事例が報告されている[1]。また，術中は迷走神経刺激や大量出血など手術手技そのものにより高度の徐脈が誘発されることもある。したがって，麻酔中は高度の徐脈を含め危険な状態が起こりうることを想定し，臨床的徴候が現れたら重篤な結果になる前に迅速かつ適切に対応しなければならない。特に高度な徐脈の場合は，早急にその原因や病態を同定して根本的な治療を行うとともに，徐脈に対する適切な治療も同時に行う必要がある。

徐脈とは

　徐脈は，毎分60回未満の心拍数と定義されている。心拍数が遅い結果，自覚ならびに他覚症状を伴う場合を症候性徐脈という。徐脈は伝導系の障害や機能不全，または伝導系が正常な組織であっても付随的な要因により引き起こされる[2]。したがって，脈が遅いことは必ずしも病的ではなく健常な者にも見られる現象であり，多くの場合は一過性で自覚症状を伴うことはなく臨床的な意義はないことが多い。一般に無症候性徐脈は治療の必要がなく，われわれが治療の対象とすべき徐脈はめまいや意識混濁など，なんらかの循環不全を示唆する徴候のある症候性徐脈である。外的な要因としては薬物性，電解質異常，低体温，頭蓋内圧亢進などが考えられる。
　心拍出量は心拍数と左心室収縮力によって決定される。また，両心房および両心室の規則正しく有効なリズムがなければ，心室収縮力が十分であっても血液の拍出は減少し

体循環を維持することは困難である．麻酔中に，極度に心拍数が減少すると十分な心拍出量が得られず組織への酸素供給が不十分となる．このような現象は心拍数に多く依存している小児で顕著である．また，高齢者では徐脈が高度になると心筋虚血を起こしやすく，刺激伝導系が障害されれば血圧低下や組織虚血に陥りやすい．特に，全身麻酔中は患者との意思疎通ができない特殊な状況であり，モニタリングや末梢循環の状況などから迅速かつ適正な処置を行わなければならない．

徐脈性不整脈の種類

1 洞不全症候群（sick sinus syndrome：SSS）

洞不全症候群とは，洞機能が低下した結果，洞性徐脈，洞停止，洞房ブロックなどが複合して発生するもので，以下の3つの型に分類されている．

a. 洞性徐脈（sinus bradycardia，図1-a）

洞房結節の自動能低下に基づく徐脈．RR間隔は整である．

b. 洞房ブロック（sinoatrial block）または洞停止（sinus arrest）

洞性P波が突然途絶する．抜けた部分のRR間隔が通常の整数倍の場合を洞房ブロック，整数倍でないものを洞停止という．

c. 徐脈・頻脈症候群（bradycardia-tachycardia syndrome，図1-b）

頻脈停止時に著しい徐脈が一過性に見られる．これらの原因としては，①迷走神経の緊張，②洞房結節循環に影響を与える急性心筋梗塞（多くは下壁梗塞），③薬物誘因（麻酔薬，β遮断薬，Caチャネル拮抗薬，ジギタリス），④著しい低体温などがある．比較的予後の良いものが多いが，高度の徐脈に引き続き心停止に至ることもある．

2 房室ブロック（atrioventricular block：AV block）

a. 第一度房室ブロック（first degree atrioventricular block）

房室結節を通過する上室性興奮の伝導速度の遅延で，房室伝導時間〔PQ時間（間隔）〕が延長するだけで相互の連絡は保たれる．原因としては，①薬物誘因（β遮断薬，Caチャネル拮抗薬，ジギタリスなど），②迷走神経緊張状態などがある．

b. 第二度房室ブロック（second degree atrioventricular block）

●モビッツⅠ型（ウェンケバッハ型）：PQ間隔が徐々に延長し，ついには房室間で伝導の途絶が生じるものであり，PQ間隔が徐々に延長し突然QRS（心室興奮）波が抜け，こ

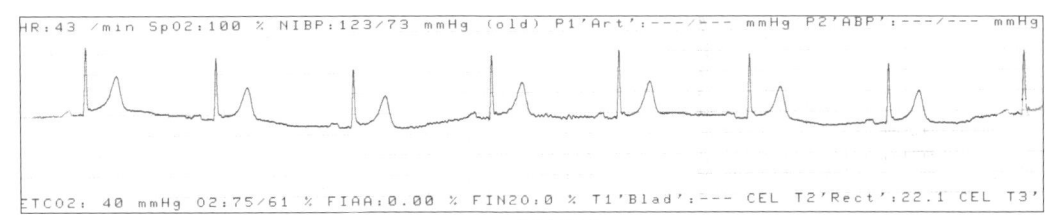

a：洞性徐脈

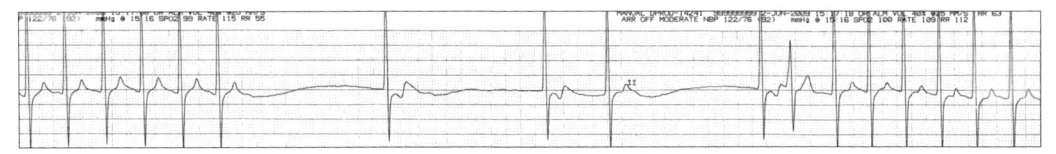

b：徐脈頻脈症候群

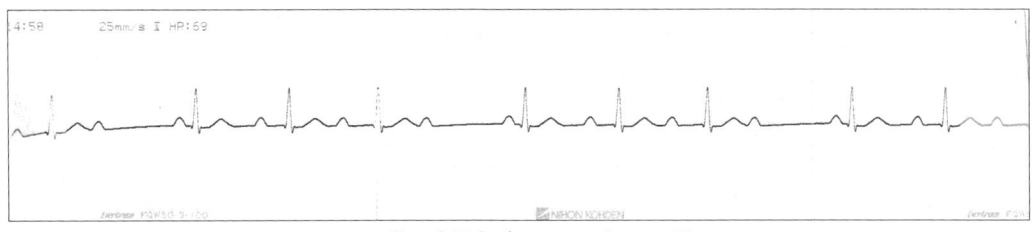

c：第二度房室ブロックモビッツⅡ型

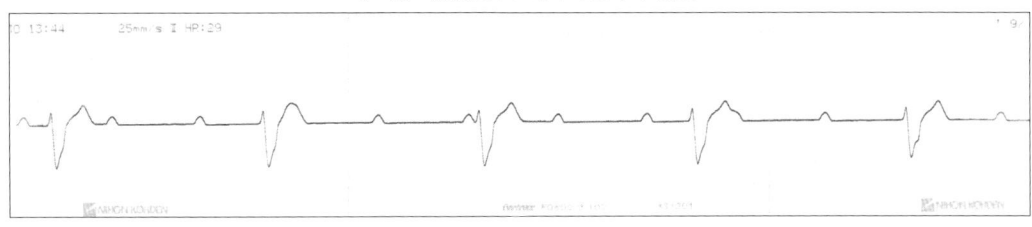

d：第三度房室ブロック

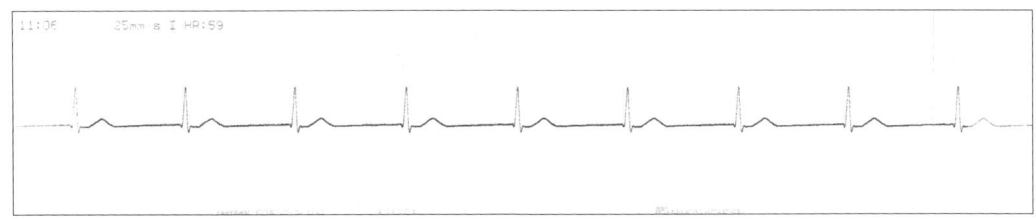

e：接合部性調律

図1　徐脈の心電図

a：洞性徐脈。
b：徐脈頻脈症候群。著明な徐脈性不整脈と発作性上室性頻拍が交互に反復出現している。
c：第二度房室ブロックモビッツⅡ型。ところどころP波に続くQRSが突然抜けている。
d：第三度房室ブロック。心房と心室は独自のレートで動いている。ブロックが房室結節より下位が生じた場合は，幅の広いQRSとなり，レートも遅い（通常20〜40/min）。
e：接合部性調律。心房活動はQRS群の中に隠れ，P波は見えない。臨床的には最も多いパターンである。

の周期を繰り返す。

　原因としては，①迷走神経緊張，②薬物誘因（β遮断薬，Caチャネル拮抗薬，ジギタリス，トランキライザー，鎮静薬），③右冠動脈を含む急性冠症候群，④高カリウム血症などである。

- モビッツⅡ型（図1-c）：房室伝導時のPQ間隔は常に一定で突然房室伝導が途絶する。伝導系細胞の変性などに見られるが，突然起こる場合は右冠動脈の枝を含む急性冠症候群が多い。第三度房室ブロックに移行しやすい。

c. 第三度房室ブロック〔third degree atrioventricular block，完全房室ブロック（complete atrioventricular block）〕

心房から心室への興奮伝導がまったくない状態で心室収縮は下位中枢によって行われている。心房と心室が独立して各々の周期でP波とQRS波が現れる現象を房室解離といい，完全房室ブロックもこの中に含まれる。左冠動脈を含む急性冠症候群，特に左前下行枝や中核枝（脚への枝）や洞房結節循環に影響を与える急性心筋梗塞（多くは下壁梗塞）に見られる。また，重度のジギタリス中毒でも起こりうる。心室補充収縮（図1-d）を伴った場合は緊急ペーシングの適応となる。

3 接合部性調律〔junctional rhythm，房室接合部調律（atrioventricular junctional rhythm），房室結節調律（AV nodal rhythm）〕

洞結節が機能していない場合の心拍数は通常40～60 beats/min（房室結節性補充調律：AV nodal escape rhythm）である（図1-e）が，接合部の自動能が更新している場合は60 beats/min以上となり，心拍数が61～99 beats/minでは促進接合部性調律（accelerated junctional rhythm），心拍数が100 beats/min以上では接合部性頻脈（junctional tachycardia）という[3]。迷走神経緊張，ジギタリス，心筋梗塞などが原因として挙げられるが，実際は原因が不明なことが多い。

第二度房室ブロックモビッツⅡ型や第三度房室ブロックによる徐脈では，たとえ無症状であっても急変する危険性があるので経皮的ペーシング（transcutaneous pacing：TCP）の準備を行う。

また，どの種類の徐脈であっても心拍出量の低下を伴っている場合や，心室の異所性興奮を伴う場合は，心室細動や心停止といった致死性不整脈へと移行するため，早急な治療が必要となる。

麻酔中に発生する徐脈

1 発生頻度

麻酔中の徐脈についてはWattersonら[4]が詳細に調査している。彼らの報告によると，なんらかのインシデントが発生した麻酔4,000件のうち徐脈が関連していた報告は265症例で認められ，心停止や総頸動脈触知不能などの重篤な循環不全へ陥った症例は67症例（25％）であった。また，米国麻酔科学会（American Society of Anesthesiologists：ASA）のリスク分類Ⅰ・Ⅱでは全体の62％を占め，この中で小児（14歳未満）に関しては46症

表1 麻酔に関する徐脈の発生時期

時期	割合（%）
導入前	5
導入時	15
維持中	61
緊急事態発生時	8
術後	<1
回復室	8
特定できず	2
合計	100

（Watterson LM, Morris RW, Westhorpe RN, et al. Crisis management during anaesthesia：Bradycardia. Qual Saf Health Care 2005；4：e9 より引用）

例中33症例がASA Ⅰ・Ⅱであった。このことより，麻酔中の徐脈の多くは合併症のない症例で発生しており，特に小児ではその割合が多い。

2 発生時期および徐脈の種類

麻酔中の徐脈発生時期は，導入時，維持中，覚醒時のいずれでも起こりうる（表1）。麻酔導入時であれば，薬物投与の影響，換気障害による影響などが関与する。一方，維持中であれば麻酔薬の過量投与や出血や手術操作の影響などが加わる。徐脈の発生は麻酔導入時や維持中に多く，発生初期に血圧低下（76％）を伴う[4]。洞性徐脈（心停止を含む）が全体の78.9％を占め，接合部性調律，完全心ブロック，心室固有調律などが見られている（表2）。

3 発生誘因

麻酔薬の多くは循環器系を抑制する薬物が多く，日常的に徐脈性不整脈や低血圧に遭遇することも多い。また，筋弛緩薬を使用して調節呼吸で行うことも多いため，呼吸器系のトラブルを生じる割合も高い。徐脈の原因として薬物によるもの，呼吸に関するトラブル，硬膜外麻酔や脊髄くも膜下麻酔による局所麻酔，迷走神経反射などによるもの[4]が多い（表3）。また，気道のトラブルでは血圧低下がなくても起こっている。これらの要因は，麻酔では避けることのできない因子である。

a. 麻酔薬

薬物としては吸入麻酔薬，麻薬，静脈麻酔薬，筋弛緩薬などが挙げられ，高用量の麻薬では洞性徐脈，第二度房室ブロック（モビッツⅠ型）などが見られる。しかし，麻酔薬は多くは併用薬が多いため，原因薬物を特定することは困難であり，お互いの薬物の相乗効果が多いと思われる。薬物性と判断した場合にはただちに投与量の減量あるいは

表2　徐脈時のリズム

リズム	NO
洞性リズム	
洞性徐脈	43
洞性徐脈？	135
洞停止	12
洞性徐脈（心停止）	19
非洞性リズム	
接合部性調律徐脈	29
接合部性調律徐脈（心停止）	1
完全心ブロック	13
心室固有調律	4
心室細動	3
ブロックを伴う上室性頻拍	1
二段脈	3
非洞性リズム（特定不能）	2
	265

（Watterson LM, Morris RW, Westhorpe RN, et al. Crisis management during anaesthesia：Bradycardia. Qual Saf Health Care 2005；4：e9 より引用）

表3　徐脈の原因の全体に占める割合（N＝319）

原因	低血圧	徐脈	低血圧を伴う徐脈	心停止と関連した徐脈	低血圧に関連しない徐脈
アレルギー	7	2	3	2	0
気道の問題	4	16	7	10	31
循環低容量	9	3	4	5	0
局所麻酔	17	9	16	9	7
薬物	26	28	30	31	19
心肺系	5	5	4	10	3
反射	6	14	14	13	15
体位変換	1	1	1	1	0
敗血症	1	2	1	5	0
手術手技	2	4	2	7	6
すでに徐脈が存在	1	3	3	2	2
中枢神経系	0	1	0	2	0
内分泌	1	3	2	0	2
モニターのエラー	2	1	1	0	2
その他	1	0	0	0	6
特定不能	16	8	11	3	7
合計（%）	99	100	99	100	100

（Watterson LM, Morris RW, Westhorpe RN, et al. Crisis management during anaesthesia：Bradycardia. Qual Saf Health Care 2005；4：e9 より引用）

中止する．また，拮抗薬があれば考慮すべきである．一方，人為的ミス，すなわち吸入麻酔薬の不適切な濃度，麻酔薬の過量投与などもあるため，麻酔にあたっての薬物投与

b. 呼吸に関連したもの（低換気，低酸素）

呼吸器系のトラブルでは，低換気あるいは換気不全による低酸素症が徐脈を引き起こし，喉頭痙攣，薬物による低換気，麻酔回路異常，気道閉塞，気道確保困難症などが原因として挙げられる。低酸素症の初期は代償機転が働きむしろ頻脈となるが，低酸素症が進行し代償機転が破綻すれば徐脈へ転じ心停止へ直結する事態となる。一方，乳幼児では突然徐脈となり，非常に危険な状態となる。したがって，早期発見，早期対応が原則であるが，麻酔科医は気道確保困難症に対して常日頃シミュレーション教育などを通じ，複数の気道確保法に精通しておくことは必須である。

c. 脊髄くも膜下麻酔や硬膜外麻酔など局所麻酔に伴うもの

脊髄くも膜下麻酔や硬膜外麻酔では交感神経が遮断され迷走神経亢進状態になっている。さらに，血管拡張により高度の徐脈と低血圧を生じることがある。また，高位脊髄くも膜下麻酔では呼吸抑制による低酸素症も起こりうる。

d. 迷走神経反射

迷走神経反射による徐脈も見られる。麻酔領域においては眼球操作・圧迫，痛みなどで誘発される三叉神経-迷走神経反応がよく知られている。特に，小児の斜視の手術ではよく見られる反応であるが，低換気や高二酸化炭素血症では徐脈の発生率をさらに上昇させる[5]。また，腹腔内臓器の外科的牽引操作により誘発される場合もある。

e. 手術操作や出血，大静脈の圧迫

出血量として計測されていない出血が多い場合や，突然の下大静脈や肺動脈の圧迫により徐脈を来すこともある。

f. 心血管系合併症

緊張性気胸，血胸，心タンポナーデ，肺空気塞栓，肺血栓塞栓症，心筋虚血なども原因として挙げられる

麻酔に関連する徐脈に対する準備・処置

麻酔中の不整脈は突然発症するため，不幸な転帰となる場合もある。したがって，迅速かつ適切な対応が求められる。徐脈の治療に対応する原則も，徐脈の原因の同定ならびに根本的な治療であることはいうまでもない。しかし，同時に発生した徐脈に対して迅速な処置も不可欠である。米国心臓協会（American Heart Association：AHA）の二次救命処置（advanced cardiovascular life support：ACLS）徐脈のアルゴリズム[6]は，循環器専門医以外にも使用しやすいように単純にまとめられており，初期研修医にかぎらず

多くの臨床医に有用である。

1 麻酔導入前の準備

徐脈をいち早く認知するためには，麻酔科医の五感に加え機械的なモニタリングが必須である。心血管系に合併症を持つ症例や侵襲の大きな手術では，非侵襲的血圧測定に加え心電図，経皮的酸素飽和度，呼気二酸化炭素濃度，侵襲的動脈圧，中心静脈圧などのモニターは必須である。

また，徐脈に対して迅速な薬物投与や輸液負荷ができるように，必要に応じて中心静脈を含め静脈路の確保は必須である。徐脈そのものに対して使用する薬物は，アトロピン，アドレナリン，ドパミンで，緊急時にすぐに使用できるように麻酔カートに準備しておく。また，薬物に反応しない場合のために一時的TCPの準備も必須である。

2 徐脈が発生したときの初期対応（図2）

a. 症候性徐脈の認識

一般的には短時間のうちに心拍数が減少し60 beats/min未満になったら，徐脈と判断する。また，麻酔中に発生する徐脈の多くは血圧低下を伴い重篤な循環不全へ進行することもあるので，適切な初期対応が重要である。

b. 初期対応

ACLS徐脈のアルゴリズムに従い，①気道，呼吸，循環を評価し必要に応じてそれらの補助を行い，酸素を投与，②心電図（心リズムの同定），③血圧，酸素飽和度のモニターを行う。麻酔中では，純酸素投与，麻酔薬の減量または中止，必要に応じ晶質液を急速投与（10 ml/kg）などを行いながら，徐脈の原因（換気/酸素化障害，投与薬物，出血や手術操作の影響，そのほか）を検索する。術者へ操作の確認や異常事態の発生を知らせ，必要に応じて応援医師の要請を行う。応援要請は担当医師が研修医のみならず指導医クラスにとっても非常に強力な助けとなる。

c. 徐脈の治療[7]

上記を行い徐脈は続いているが循環状態が安定していれば，経過観察でよい。しかし，循環状態が不安定であれば，ただちに徐脈の治療を行う

　①TCPの準備
　②硫酸アトロピン0.5 mg投与

アトロピン初回量0.5 mg（成人：0.01 mg/kg）を投与する。徐脈に対して最大1.5 mgまで投与してよい。アトロピンは現在も急性徐脈に対する第一選択薬である（Class Ⅱa）。一方，0.5 mg未満のアトロピン投与はさらに心拍数を減少させる可能性があるので注意する。アトロピンは洞性徐脈や房室結節レベルのブロックには有効であるが，ヒス束-プルキンエ束以下のブロック，すなわち第二度房室ブロックモビッツⅡ型や第三度房室ブ

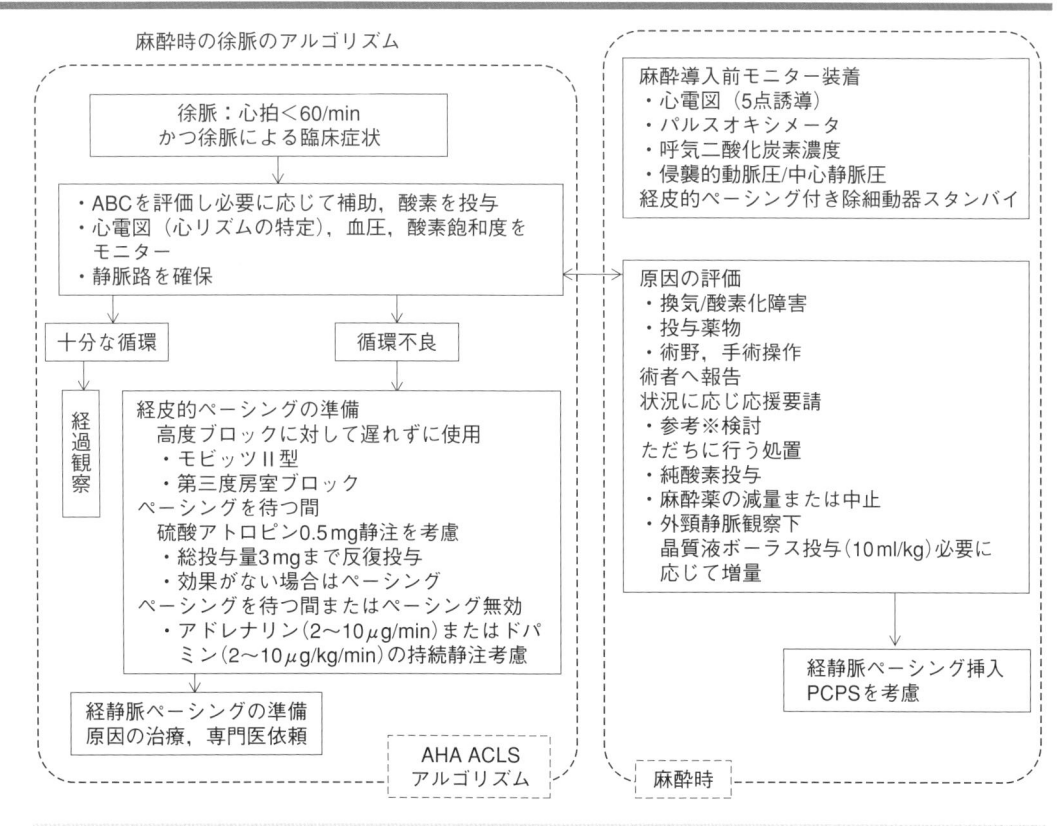

図2 麻酔時のアルゴリズム

左側の点線内が AHA ACLS の徐脈アルゴリズム。右側の点線内は麻酔時の徐脈に対し同時に考慮すべき点。
(Donlon JV, Doyle DJ, Feldman MA. 眼科，耳鼻咽喉科の麻酔. In: Miller RD, editor. 武田純三監訳. Miller's anesthesia. 6th ed. 東京：メディカル・サイエンス・インターナショナル；2007. p. 1957-78 より改変引用)

ロックおよびwide-QRSを伴う第三度房室ブロックでは無効である可能性が高い。また，急性冠虚血や心筋梗塞を合併している症例では，アトロピン投与により心拍数が増加する結果，虚血の増悪や梗塞範囲を広げたりする危険性があるため注意を要する。したがって，このような徐脈の場合にはただちに一時的ペーシングを開始すべきである。

一方，血圧低下を伴うことが多い麻酔では，昇圧作用もあるエフェドリンがしばしば用いられる。エフェドリンはαおよびβ受容体への直接作用と交感神経節後神経からノルアドレナリン遊離作用を持つ。投与量は血圧低下の程度により1回4～8mg（1～2ml：1Aを10mlに希釈）を静脈内へ注射する。

③アドレナリン，ドパミン持続投与を考慮

アトロピンが奏効しない症候性徐脈に対してはアドレナリンの持続静注は有効である（Class Ⅱb）。麻酔中に使用する場合には0.001mg/kg（成人）を単回静脈内へ注射し，必要に応じ2～10μg/minで持続静注を行い患者の反応を見ながら調節する。ドパミンの持続静注は2～10μg/kg/minの投与速度で開始し，反応を見ながら調節する。AHAは臨床医が使い慣れている点などを考慮し，アドレナリンおよびドパミンを推奨している（Class Ⅱb）。しかし，あくまでも徐脈がアトロピンに反応しない場合で，一時的ペーシングが開始されるまでの橋渡し的な手段として考慮されるべきものである。

6. 高度徐脈（徐脈性不整脈）

表4 経皮的ペーシングの適応

- 血行動態が不安定な徐脈（低血圧，意識障害，狭心症，肺水腫など）
- 徐脈によると考えられる不安定な臨床状態
- 急性心筋梗塞：ペーシングの準備（スタンバイペーシング）
  - ――― 症候性洞性徐脈
  - ――― モビッツⅡ型 第二度房室ブロック
  - ――― 第三度房室ブロック
  - ――― 新しい左脚，右脚，または交代性脚ブロック，もしくは二枝ブロック
- 症候性心室補充調律を伴う徐脈
- 治療に抵抗性の頻拍に行うオーバードライブペーシング

（American Heart Association. Part 4 ACLSコアケース，ACLSプロバイダーマニュアル．東京：シナジー；2008．p.78-86より改変引用）

④一時的ペーシング

アトロピンなどの薬物が反応しない場合には，ただちに一時的ペーシングを考慮するべきである．一時的ペーシングにはTCP（表4）や経静脈ペーシングがあるが，緊急時はTCPが推奨される（ClassⅠ）．TCPは非侵襲的であり専門的な技術がなくても短時間で開始できる利点を有する．

⑤ペーシングの使用方法[7]

（1）ペーシング電極（public access defibrillation：PAD）を胸部に貼る．心臓を挟む位置であればよいので，術野の汚染をできるだけ避ける．

（2）ペーシング装置の電源を入れる．

（3）レートを60回/min，デマンドモードに設定する．ペーシングが始まったらこのレートは傷病者の臨床的反応を見て増減する．デマンドモードでは術中の電気メス操作によりペーシング不能になる可能性があるので，必要であれば固定レートモードへ変更する．

（4）刺激閾値を設定する．症候性徐脈では刺激は最小値から徐々に上げていき，安定した補足が得られたら現在の電流（捕捉電流）から2mA（10％でもよい）高く設定する．

（5）大腿動脈の触知や動脈圧モニターの値を見て，血行動態を確認する．TCPによる波形があるから有効な心拍出量が得られているとはかぎらない．したがって，TCP中は常に脈拍を触知して確認しなければならない．

（6）鎮痛・鎮静薬の投与を考慮する．約1/3の患者はTCPの刺激痛に耐えられない．全身麻酔であれば問題ないが，脊髄くも膜下麻酔などではミダゾラムやモルヒネなど循環動態を考慮しながら投与する

⑥以上でも効果がない場合あるいは心停止になった場合

うまくペーシングされない場合には経静脈ペーシングが必要であるのでただちに準備する．なお，TCPは低酸素，薬物過量投与，電解質異常など心筋収縮力が極度に低下している場合は効果がないことを理解する．また，心停止に陥った場合には，心停止のアルゴリズムに沿って治療を開始するが，経皮的心肺補助装置（percutaneous cardiopulmonary support：PCPS）の適応について考慮する．また，TCP実施中に心室細動になっ

た場合には，パッドをそのまま除細動に使用できるのでただちにモードを切り替えて除細動を実施する。

小児麻酔中の徐脈

　14歳以下の小児患者の麻酔中における徐脈は成人と異なり，薬物誘発性は少なく気道系トラブルによって誘発されることが多い．低酸素状態では代償機転が働く前に，突然徐脈になることも多い．また，低酸素状態が遷延すれば突然心停止に陥る危険性が高いため，徐脈を認めた場合には早期に対応しなければならない．心拍数が60 beats/min 未満で，有効な換気を行っても循環不良であれば胸骨圧迫を開始する．また，薬物の第一選択はアドレナリンである．投与量は0.01 mg/kgで，3～5分ごとに繰り返し投与する．迷走神経緊張が亢進している場合は，硫酸アトロピンを初回投与量0.02 mg/kgとし，繰り返し2回まで投与してもよい．

■参考文献

1) 槇田浩史, 真下　節. 超短時間作用性オピオイド鎮痛薬；GG084（塩酸レミフェンタニル）の単回静脈内投与（STEP1）及び持続静脈内投与（STEP2）における薬物動態, 有効性と安全性の探索的検討─前期第Ⅱ相臨床試験─. 麻と蘇 2005；41：105-15.
2) Magnum JM, DiMarco JP. The evaluation and management of bradycardia. N Engl J Med 2000；342：703-9.
3) Grauer K, Cavallaro D. 上室性リズム：接合部性調律. 高尾信廣訳. 不整脈判断トレーニング：Arrythmia Interpretation：ACLS Preparation and Clinical Approach. 東京：医学書院；2004. p.76-9.
4) Watterson LM, Morris RW, Westhorpe RN, et al. Crisis management during anaesthesia：Bradycardia. Qual Saf Health Care 2005；4：e9.
5) Donlon JV, Doyle DJ, Feldman MA. 眼科, 耳鼻咽喉科の麻酔. In：Miller RD, editor. 武田純三監訳. Miller's anesthesia. 6th ed. 東京：メディカル・サイエンス・インターナショナル；2007. p.1957-78.
6) 症候性徐脈と頻拍の管理. 日本蘇生協議会監修. AHA心肺蘇生と救急心血管治療のためのガイドライン2005日本語版. 東京：バイオメディスインターナショナル；2006. p.88-101.
7) American Heart Association. Part 4 ACLSコアケース. ACLSプロバイダーマニュアル. 東京：シナジー；2008. p.78-86.

〈田勢　長一郎，池上　之浩，大野　雄康〉

VI. 麻酔中の特殊な状況での蘇生

7 頻　　　拍

はじめに

　頻脈とは脈拍数が速いことと定義されるが，一般に心臓の拍動数が一定以上に増加すると脈拍数と心拍数は必ずしも一致しなくなるため，この項では頻拍（心拍数が多い）について解説する。頻拍とは成人の場合，1分間に100回以上の心拍数を呈する場合を指す。一般的に治療を要する頻拍とは，症候性の頻拍，すなわち脈が速いことで症状が出ている場合で150回/分以上の場合が多い。他の原因，例えば，発熱で頻拍が生じている場合は冷却などの対症治療や感染源の除去，抗生物質の投与などの原因治療を最優先させる（洞性頻脈の項参照）。

頻拍治療のアルゴリズムによる初期対応（図1）

　まず脈の有無を確認する。脈のない頻拍は，無脈性心室頻拍（ventricular tachycardia：VT）あるいは無脈性電気活動（pulseless electrical activity：PEA）として心停止のアルゴリズムに進む（第Ⅱ章参照）。脈がある頻拍が生じた場合，米国心臓協会（American Heart Association：AHA）のアルゴリズムでは，まずABCを評価しながら必要に応じて補助し，酸素投与，心電図・血圧・酸素飽和度などのバイタルサインズのモニターをしながら症状をとらえる必要がある。軽い動悸のみの安定した頻拍なら静脈路を確保し12誘導心電図を記録する。ふらつきやめまい，さらに意識障害などの脳虚血の症状や，胸部絞扼感や胸痛，上腹部不快感などの心筋虚血の症状，低血圧・末梢冷汗などのショック症状，肺うっ血などの心不全の徴候が現れれば不安定な頻拍として対処する。以下，不安定な頻拍と安定した頻拍とに分けて解説する。

不安定な頻拍

　上述したような頻脈によると思われる重篤な自他覚症状を示す場合は，不安定な頻拍としてただちに同期下カルジオバージョンを施行する。同期下カルジオバージョンを施

VI. 麻酔中の特殊な状況での蘇生

```
┌─────────────────────────────────┐
│ 1  脈拍のある頻拍                  │
└─────────────────────────────────┘
              │
┌─────────────────────────────────┐
│ 2                                │
│ ・ABC（気道・呼吸・循環）を評価し，必要に応じて補助 │
│ ・酸素を投与                        │
│ ・心電図（心リズムの特定），血圧，酸素飽和度をモニター │
│ ・治療可能な原因を特定し，治療            │
└─────────────────────────────────┘
```

網掛けしているボックス 9, 10, 11, 13, 14は，専門医に相談して行う院内手順を示している。

3 患者の状態は安定しているか？ 不安定の徴候には，意識障害，胸痛の持続，低血圧またはその他のショックの徴候などがある。「注意」：心拍数＜150回/分では，心拍数に関連する症状はまれ

- **安定 →** 5
- **不安定 →** 4

4
- ただちに周期下カルディオバージョンを実施
- 意識がある場合は静脈路を確保し，鎮静薬を投与する。カルディオバージョンを遅らせない
- 専門医への相談を考慮
- 無脈性心停止が生じた場合は，無脈性心停止アルゴリズムを参照

5
- 静脈路を確保
- 12誘導心電図（利用可能な場合）または心電図を記録 QRS幅は狭いか？（＜0.12秒）

- **狭い →** 6
- **広い（≧0.12秒）→** 12

6 狭いQRS幅* 心リズムは規則的か？

- **規則的 →** 7
- **不規則 →** 11

12 広いQRS幅* 心リズムは規則的か？ 専門医への相談を推奨

- **規則的 →** 13
- **不規則 →** 14

7
- 迷走神経刺激を試みる
- Adenosine 6 mgの急速静注。転換しない場合は，12 mgを急速静注。さらにもう一度12 mgを反復投与してもよい

8 心リズムは転換するか？ 「注意」：専門医への相談を考慮

- **転換 →** 9
- **転換しない →** 10

9 心リズムが転換した場合は，リエントリー性上室頻拍の可能性
- 再発しないかを監視
- 再発にはAdenosineまたは長時間差応性房室結節遮断薬（ジルチアゼム，β遮断薬など）で治療

10 心リズムが転換しない場合は，心房細動，異所性心房頻拍，または接合部頻拍の可能性：
- レートコントロール（ジルチアゼム，β遮断薬など。肺疾患やうっ血性心不全にはβ遮断薬を慎重に投与）
- 基礎疾患を治療
- 専門医への相談を考慮

11 不規則な狭いQRS幅の頻拍 心房細動が考えられる。または心房拍動が多源性心房頻拍の可能性もある
- 専門医への相談を考慮
- レートコントロール（ジルチアゼム，β遮断薬など。肺疾患やうっ血性心不全にはβ遮断薬を慎重に投与）

13 心室頻拍または不確定な心リズムの場合
- アミオダロン 150 mgを10分かけて静注 必要に応じて最大投与量 2.2 g/24時間まで反復投与
- 持続的周期下カルディオバージョンを準備

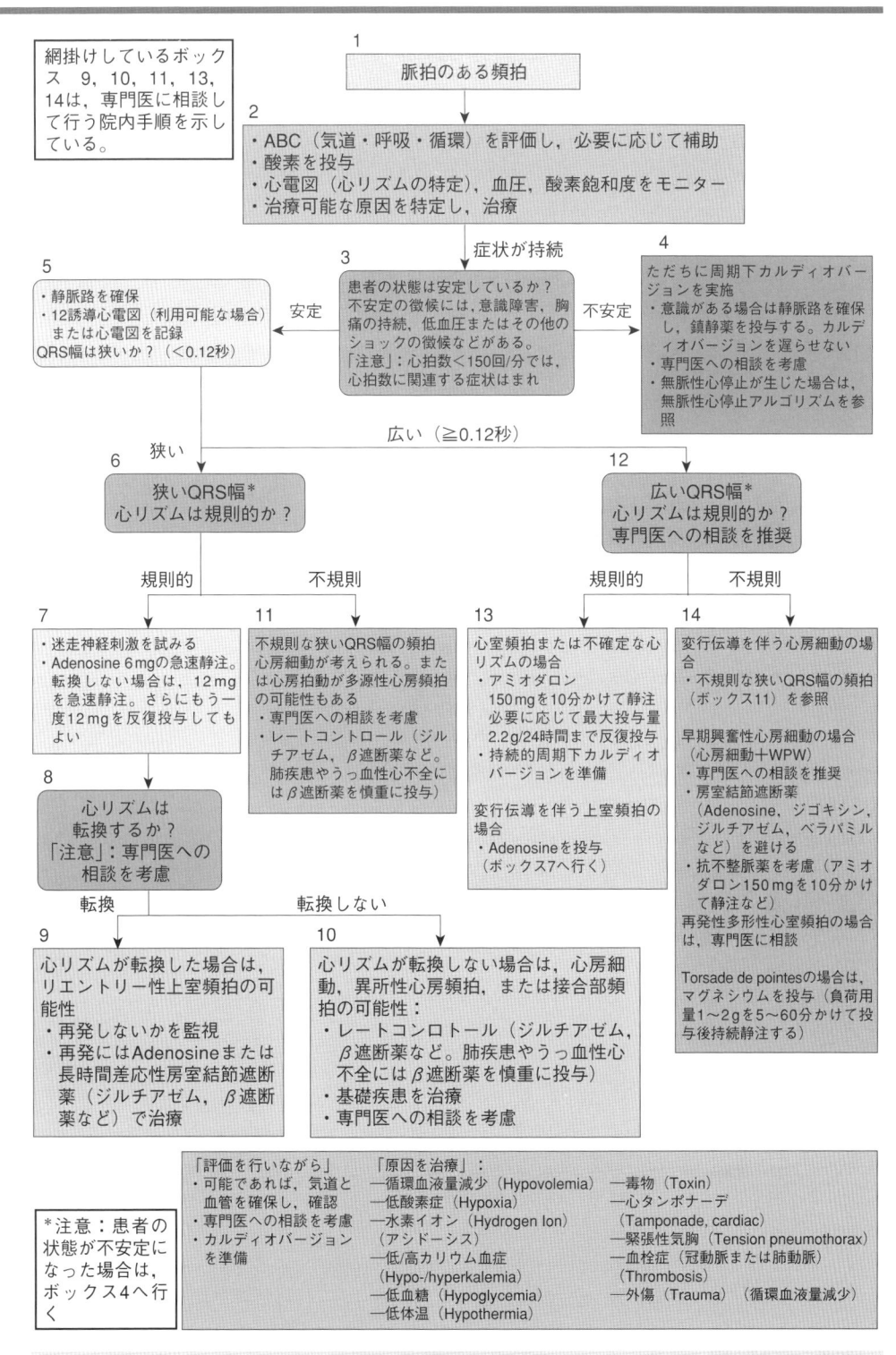

変行伝導を伴う上室頻拍の場合
- Adenosineを投与（ボックス7へ行く）

14 変行伝導を伴う心房細動の場合
- 不規則な狭いQRS幅の頻拍（ボックス11）を参照

早期興奮性心房細動の場合（心房細動＋WPW）
- 専門医への相談を推奨
- 房室結節遮断薬（Adenosine，ジゴキシン，ジルチアゼム，ベラパミルなど）を避ける
- 抗不整脈薬を考慮（アミオダロン150 mgを10分かけて静注など）

再発性多形性心室頻拍の場合は，専門医に相談

Torsade de pointesの場合は，マグネシウムを投与（負荷用量1～2 gを5～60分かけて投与後持続静注する）

*注意：患者の状態が不安定になった場合は，ボックス4へ行く

「評価を行いながら」
- 可能であれば，気道と血管を確保し，確認
- 専門医への相談を考慮
- カルディオバージョンを準備

「原因を治療」：
- 循環血液量減少（Hypovolemia）
- 低酸素症（Hypoxia）
- 水素イオン（Hydrogen Ion）（アシドーシス）
- 低/高カリウム血症（Hypo-/hyperkalemia）
- 低血糖（Hypoglycemia）
- 低体温（Hypothermia）
- 毒物（Toxin）
- 心タンポナーデ（Tamponade, cardiac）
- 緊張性気胸（Tension pneumothorax）
- 血栓症（冠動脈または肺動脈）（Thrombosis）
- 外傷（Trauma）（循環血液量減少）

図1 頻拍アルゴリズム

7. 頻　拍

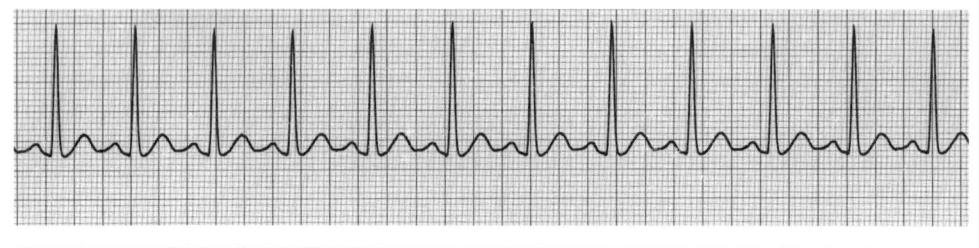

図2　洞性頻脈

行すべき頻拍は，リエントリーによる不安定上室性頻拍（supraventricular tachycardia：SVT），不安定心房細動，不安定心房粗動，不安定単形性VTである。同期下カルディオバージョンの実際については他章（第Ⅳ章参照）に譲るが二相性のショック波形が出る器械で100〜120Jのエネルギーで同期下に行うのが一般的である。しかしながら多形性VTがあり不安定な場合は，二相性の器械でも200Jという除細動のエネルギー量を使った高エネルギー非同期下ショックを施行する。これに対して後述するが心房粗動や発作性上室性頻拍の場合は50J程度の低エネルギーでも洞調律に復帰する場合がある。

安定した頻拍

12誘導心電図を記録し，QRS幅を測定する。QRS幅0.12秒未満を狭いQRS幅の頻拍，0.12秒以上を広いQRS幅の頻拍として分類する。
　頻度順にそれぞれの頻拍の診断・治療を解説した後にAHAのアルゴリズムに従った鑑別方針を解説する。

狭いQRS幅の頻拍

1 洞性頻脈（図2）

　もっともよく見られる頻拍である。通常発熱，貧血，出血性ショックなどの生理学的刺激で，洞結節放電が刺激され100回/分を超える。180回/分を超えることはほとんどなく，徐々に始まり徐々に終わる。治療の目標は頻拍の抑止ではなく，原因の同定と治療を優先する。例えば出血性ショックの場合，止血や輸液を優先させることが必要で，逆に頻拍を先に抑止するとさらなる全身状態の悪化を来す可能性がある。

2 心房細動（図3）

　不規則で狭いQRS幅の頻拍は心房細動であることが多い。心房細動の治療は大きく分けてレートコントロールとリズムコントロールすなわち洞調律への転換（薬理学的除細

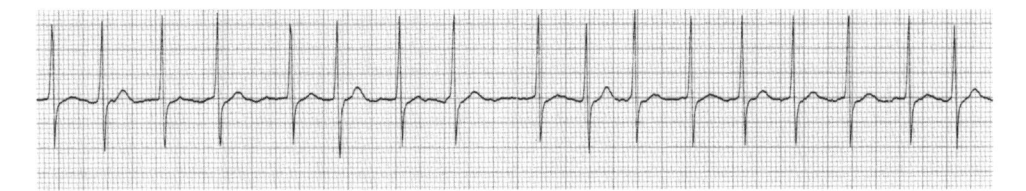

図3 心房細動

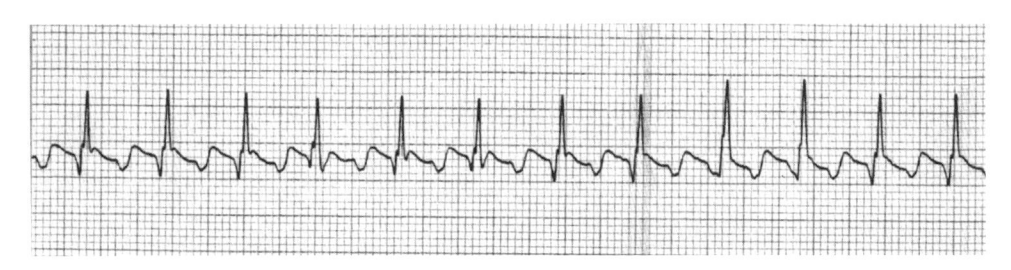

図4 心房粗動2:1伝導

動)とに分けることができる。速い心室応答を遅らせる,いわゆるレートコントロールに使用する薬物には比較的エビデンスレベルの高いものとして塩酸ジルチアゼムの静注(0.25 mg/kg),ときにベラパミルなどのカルシウム拮抗薬がある。あるいはβ遮断薬の静注,初期投与量としてプロプラノロールなら0.1 mg/kg,短時間作用性のエスモロールなら0.5 mg/kg,同じくランジオロールなら0.125 mg/kgの使用も可能である。維持投与量はそれぞれの薬物のほぼ同量を1～10分間かけて持続投与する。薬理学的除細動に用いるものは最近のAHAの指針ではアミオダロンが推奨されている。その初期投与量として150 mgを10分間かけて投与した後,0.5～1 mg/分を1日最大2～3 g投与するとされている。本邦でその他使用が推奨されているものとしてフレカイニド(1.0 mg/kg),ピルジカイニド(1.0 mg/kg),シベンゾリン(1.5 mg/kg),アプリンジン(1.5 mg/kg),さらに古典的ではあるが,ジソピラミド(1.0 mg/kg)やジギタリス製剤がある。またレートコントロールリズムコントロールのいずれにも使用可能な薬物としてマグネシウムがある。薬理学的除細動(電気的除細動もこれに準ずる)を行う際には経食道心エコーなどを用いて心内血栓の有無の検索とワルファリンなどの予防的抗凝固薬の投与を考慮する必要がある。

3 心房粗動 (図4)

規則的で狭いQRS幅の頻拍の一つに分類される。心房のレートは240～440回と非常に速く心室応答様式によって,例えば1:1伝導の場合は心室レートが300回/分,2:1の場合は150回/分となる。薬物治療は心房細動に準ずるがレートコントロールとしてβ遮断薬やカルシウム拮抗薬が用いられ,洞調律復帰を目的としてアミオダロン,フレカイニド,ピルジカイニド,シベンゾリン,ジソピラミド,プロカインアミドなどが使用される。

7. 頻　拍

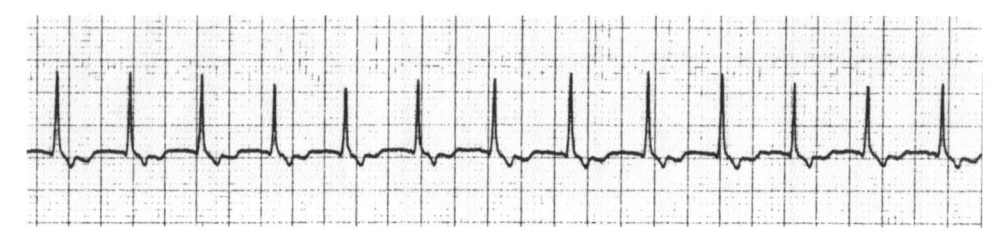

図5　発作性上室性頻拍（PSVT）

発作性上室性頻拍（paroxysmal supraventricular tachycardia：PSVT，図5）

　リエントリー性上室性頻拍（SVT）が代表的なもので，房室結節リエントリー性頻拍（atrioventricular nodal reentrant tachycardia：AVNRT）が90％を占め，その他に副伝導路を有する房室リエントリー性頻拍（atrioventricular reentrant tachycardia：AVRT），心房内リエントリーがある。心拍数は一般的に150～200回/分となる。P波は先行するT波やQRSの中に隠れることが多く一般的に認められないか逆行性の心房波となる。突然始まり突然終息するのが特徴でストレス存在下や冠動脈疾患や心不全患者に起こりやすい。治療は不安定な場合は上述した同期下カルディオバージョンであり，エネルギーは50Jぐらいの比較的低エネルギーでも戻りうる。安定な場合はまず，息こらえによるバルサルバ手技あるいは頸動脈洞マッサージ顔面浸水などのいわゆる迷走神経刺激を試みる。迷走神経刺激単独でも約25％は発作が停止する。もし発作が停止しない場合はアデノシン〔本邦ではアデノシン三リン酸（adenosine triphosphate：ATP）〕6mgのボーラスによる急速静注を行う。発作が1～2分以内に停止しない場合は12mgに増量してボーラス投与を繰り返す。AVNRTの場合にはほぼ100％停止するとされている。第二選択薬はベラパミルやジルチアゼムのカルシウム拮抗薬やβ遮断薬であるが有効性は90％とやや劣る。ジルチアゼムやβ遮断薬の投与方法は上述した心房細動に準ずる。ベラパミルの場合は2～3分間かけて2.5～5mgのボーラス静脈投与を行う。治まらない場合は15分ごとに5mgずつを20～30mgまで投与できる。心機能低下患者・心不全患者では血圧低下などの心拍出量減少による症状が出るため注意が必要である。

多源性心房頻拍（multifocal atrial tachycardia：MAT，図6）

　SVTの範疇に入るが，その機序はリエントリーではなく異所性自動能の亢進である。自動性が心房のさまざまな場所から生じるのでP波の形が1拍ごとに変化する。慢性肺疾患などで肺高血圧が生じ右心房心室負荷のかかった場合に起こりやすい。右心系の減負荷療法やβ遮断薬やアミオダロンが有効である。

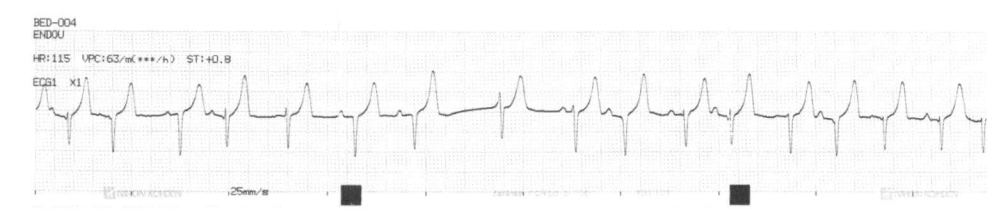

図6 多源性心房頻拍（MAT）

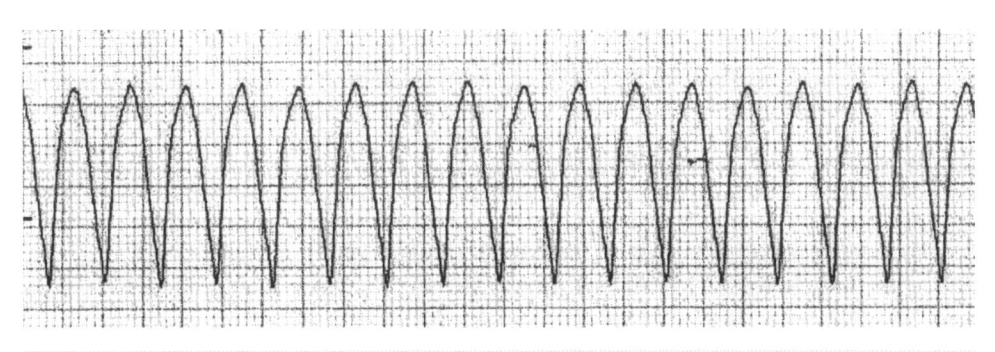

図7 単形性心室頻拍

広いQRS幅の頻拍

　規則的で広いQRS幅の頻拍の90％以上は心室頻拍とされる。その他変行伝導を伴うSVTや不規則なものとしては同じく変行伝導を伴う心房細動，ウォルフ・パーキンソン・ホワイト症候群（Wolff-Parkinson-White syndrome：WPW症候群）に合併した心房細動，あるいはトルサード・ド・ポアント（torsade de pointes：TdP）に代表される多形性VTの可能性がある。

単形性心室頻拍（VT，図7）

　ヒス束分岐部以下を起源とする頻拍で一定のQRS幅の広い心電図波形を示す。200回/分を超えると高率に失神発作が起きる。虚血性心疾患や心筋症に合併する場合はリエントリーが機序である場合がほとんどで右室流出路起源の場合のみカテコラミンや交感神経刺激などで誘発されうるtriggered activityによる機序が考えられている。

　安定した広いQRS幅の頻拍はおそらくVTとして治療を行う場合が多いが，抗不整脈薬の静注が有効と考えられる。AHAはアミオダロンの静注を推奨している。アミオダロンの量は10分間かけて150 mgを静注し24時間あたり最大2.2 gまで反復投与する。その他の選択薬としてプロカインアミド（50 mg/分のスピードで17 mg/kgまで），リドカイン（1.0 mg/kg），メキシレチン（1.0 mg/kg）などが選択されうる。まれにカルシウム拮抗薬

7. 頻　拍

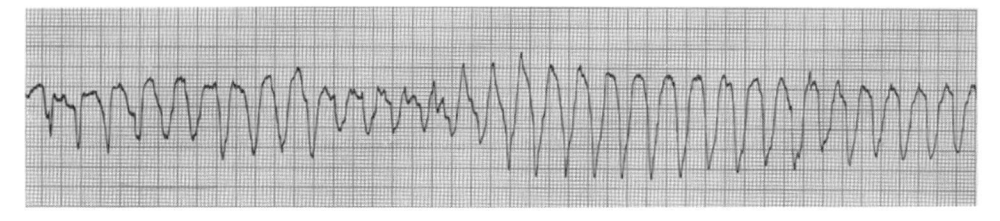

図8　多形性心室頻拍（torsade de pointes）

感受性VTがありベラパミルが著効することがある。

多形性心室頻拍（VT，図8）

　多形性心室頻拍は頻拍中のQRS波形が刻々と変化し心室細動にも移行しやすい危険な頻拍症の1つである。血行動態が不安定な場合は前述したように200Jという除細動のエネルギー量を使った高エネルギー非同期下ショックを施行する。頻拍の合間にQT延長を伴う洞調律が観察される場合はTdPであることが多い。TdPの場合はマグネシウムの投与（1〜2gを5分以上かけて静注）が有効である。そのほかにQT間隔を短縮させるための処置としてイソプロテレノールの静注やオーバードライブペーシングが有効である。正常QT間隔を示す多形性VTのなかにはBrugada症候群（図9）によるものやカテコラミン誘発性多形性VTがある。アミオダロンの静注が有効であるとされている。

変行伝導を伴う上室頻拍，心房細動あるいはWPW症候群を合併した心房細動（図10）

　規則的な幅の広いQRSを伴った頻拍の場合，変行伝導を伴う上室性頻拍のことがあり，迷走神経刺激やアデノシンで発作が停止することがある。

　不規則な幅の広いQRSを伴った頻拍の場合，変行伝導を伴う心房細動のことがありうる。治療は前述した心房細動に準ずるが，12誘導心電図でも判断がつきにくいことがある。それに対してWPW症候群を合併した心房細動の場合は発作前の心電図でΔ波が顕在化していれば診断が可能である。治療は今まで述べてきたような房室結節遮断薬であるアデノシン，カルシウム拮抗薬，ジゴキシン，β遮断薬は副伝導路を亢進させる可能性があるので相対的禁忌とされており注意が必要である。WPW症候群の頻脈治療には，アミオダロンを10分間かけて150mgを静注し24時間あたり最大2.2gまで反復投与する。その他の選択薬としてプロカインアミド（50mg/分のスピードで17mg/kgまで），ジソピラミド（1.0mg/kg）などを使用する。

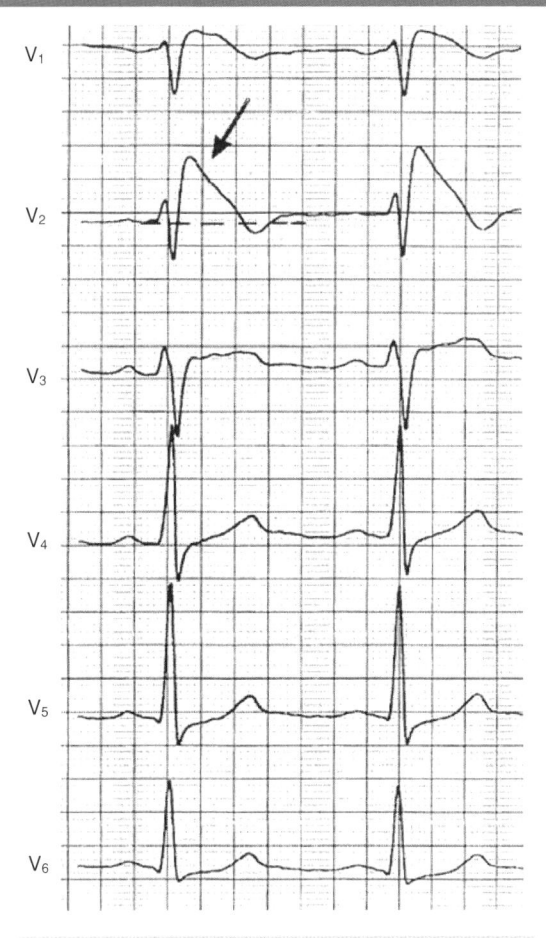

図9 Brugada症候群患者の心電図（非発作時）

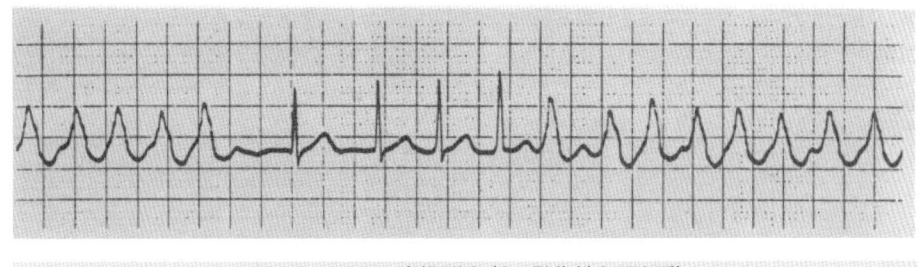

図10 WPW症候群患者の発作性心房細動

頻拍治療のアルゴリズムによる頻拍の鑑別（図1および図11）

　AHAの頻拍治療のアルゴリズムに沿った初期対応は前述した。患者の状態が安定している場合，12誘導心電図によって狭いQRS幅か広いQRS幅かを鑑別する。さらに心リズムは規則的か否かによって鑑別を進める。すなわち狭いQRS幅の頻拍で心リズムが規則

7. 頻拍

1 臨床状態の適切さを評価
心拍数は頻拍なら通常は≧150回/分

2 原因の同定と治療
・気道確保：必要に応じて呼吸補助
・酸素（低酸素ならば）
・モニターによる波形同定，血圧とオキシメトリ

3 持続性頻拍が以下を引き起こしている
・血圧低下？
・急性の意識障害？
・ショックの徴候？
・虚血性胸部症状？
・急性の心不全？

→はい→ **4** 同期下カルジオバージョン
・鎮静を考慮
・規則的でQRS幅が狭いなら，アデノシンを考慮

→いいえ→ **5** 広いQRS幅か？≧0.12s

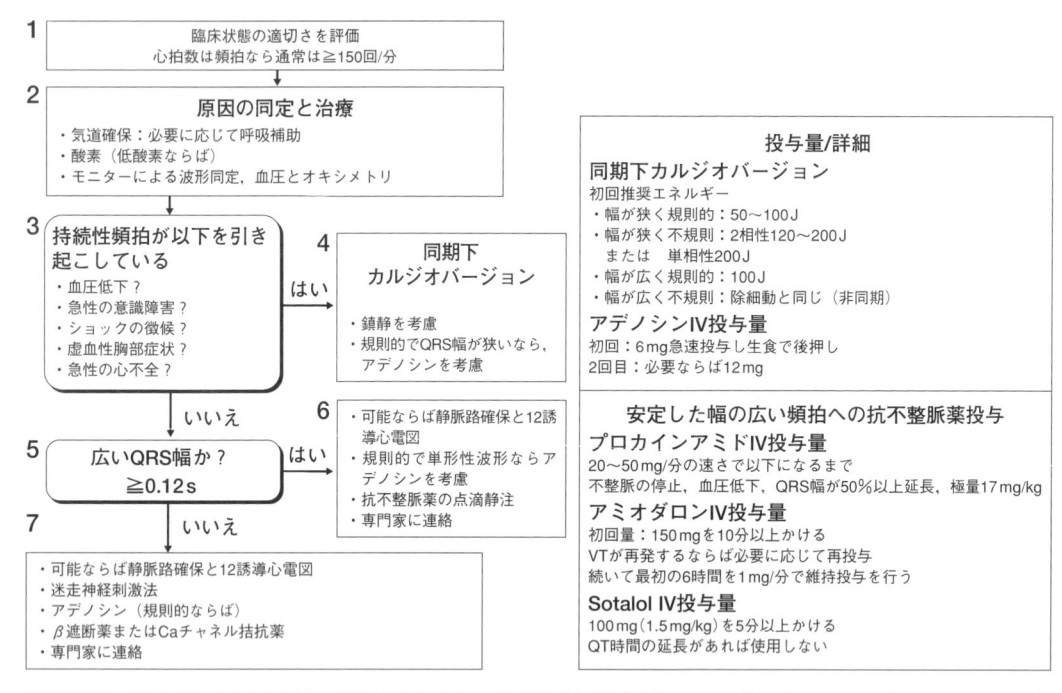

→はい→ **6**
・可能ならば静脈路確保と12誘導心電図
・規則的で単形性波形ならアデノシンを考慮
・抗不整脈薬の点滴静注
・専門家に連絡

→いいえ→ **7**
・可能ならば静脈路確保と12誘導心電図
・迷走神経刺激法
・アデノシン（規則的ならば）
・β遮断薬またはCaチャネル拮抗薬
・専門家に連絡

投与量/詳細

同期下カルジオバージョン
初回推奨エネルギー
・幅が狭く規則的：50～100J
・幅が狭く不規則：2相性120～200J
　または　単相性200J
・幅が広く規則的：100J
・幅が広く不規則：除細動と同じ（非同期）

アデノシンIV投与量
初回：6mg急速投与し生食で後押し
2回目：必要ならば12mg

安定した幅の広い頻拍への抗不整脈薬投与

プロカインアミドIV投与量
20～50mg/分の速さで以下になるまで
不整脈の停止，血圧低下，QRS幅が50%以上延長，極量17mg/kg

アミオダロンIV投与量
初回量：150mgを10分以上かける
VTが再発するならば必要に応じて再投与
続いて最初の6時間を1mg/分で維持投与を行う

Sotalol IV投与量
100mg（1.5mg/kg）を5分以上かける
QT時間の延長があれば使用しない

図11　成人頻拍のアルゴリズム（脈あり）

的ならば迷走神経刺激を試み，不応な場合はアデノシンを投与する．心リズムが転換した場合はリエントリー性SVTの可能性があり同時に長時間作用性の房室結節遮断薬の内服などの再発防止に努める．心リズムが転換しない場合は心房粗動や多源性心房心拍の可能性がありレートコントロールなどに努める．狭いQRS幅の頻拍で心リズムが不規則な場合は心房細動の場合が考えられ，レートコントロールなどに努める．広いQRS幅の頻拍で心リズムが規則的ならばVTをまず念頭に置きアミオダロン投与あるいは不安定化を予測し待機的同期下カルジオバージョンを行う．不規則な幅の広いQRSを伴った頻拍の場合，変行伝導を伴う心房細動のことがありうる．WPW症候群を合併した心房細動の場合もあり前述したように治療薬が異なるので注意が必要である．

おわりに

　頻脈あるいは頻拍に対してはアルゴリズムに沿って鑑別・治療していくことが大切である．特に緊急の場合，正確な不整脈診断にあまりこだわらないと，心電図を治療することではなく頻拍によって悪化している患者の状態を改善することを第一目標とすることが大切である．

　執筆中にAHA2010年のガイドラインに沿った頻拍（脈あり）のアルゴリズム（図11）が発表されたので参考にされたい（簡略化されているものの基本的には図1の2005年のものと相異はない）．

■参考文献
1) American Heart Association（AHA）編. AHA心肺蘇生と救急心血管治療のためのガイドライン 2005（日本語版）. 東京：シナジー；2008.
2) American Heart Association（AHA）編. ACLSプロバイダーマニュアル（日本語版）. 東京：シナジー；2008.
3) 水島　裕編. 今日の治療薬 2009. 東京：南江堂；2009.

（岡本　浩嗣）

VII

心肺停止蘇生後に対する脳低体温療法の適応と施行法

はじめに

　自動体外式除細動器（automated external defibrillator：AED）の普及は，院外心肺停止症例に対する心拍再開率の改善に大きく貢献しているが，一方では重篤な脳障害患者の増加が懸念され，心肺"脳"蘇生の重要性が改めて強調されている。しかし心肺蘇生法の有効性を臨床的に証明することは，エンドポイントの決め方など問題が多く困難である。これまで心肺停止に伴う低酸素や虚血に曝された脳に対する唯一有効な治療法として"脳低体温療法"が注目されたが，動物実験での効果は多数報告されたにもかかわらず，臨床での有効性はなかなか認められなかった。

　2002年3月，多施設無作為化比較対照試験（randomized controlled trial：RCT）で心肺停止患者に対する軽度脳低体温療法の有効性を示す論文が同時に2つ報告[1,2]され，心肺蘇生法の世界標準である国際蘇生連絡協議会（International Liaison Committee on Resuscitation：ILCOR）でも推奨されるようになった。ただし心肺停止後脳蘇生以外の重傷頭部外傷，くも膜下出血術後，脳梗塞などに対しては動物実験での有効性はあるものの[3,4]，臨床での本治療の有効性をはっきりと示す報告はない。現時点では，脳低体温療法の適応，プロトコール，脳虚血後の脳病態生理，全身の侵襲および生体反応コントロールなどに対してすべて解明されているわけではないが，今後エビデンスがさらに蓄積され，臨床応用が有効に行われていくと考えられる。本章では，基礎から臨床応用まで，現在解明されていることや未解決の問題点を，文献的考察をもとに整理しながら論じていきたい。

脳低体温療法の目的および効果

　脳障害後に行う低体温療法は，心臓血管外科手術中の循環停止などで行われている障害のない脳細胞に対する虚血耐性時間延長を目的とした低体温管理とは違い，脳血流が遮断され虚血状態に陥った後の脳蘇生を目的として行われる。頭部外傷や脳卒中，心肺停止後などでは，脳血流低下による相対的虚血や興奮性アミノ酸であるグルタミン酸放出などの一次脳障害に続いて，ドミノ倒し的に拡大するフリーラジカルによる脳細胞障害，血液脳関門障害，脳浮腫，頭蓋内圧亢進，脳温が39〜40℃以上となる脳内熱貯留現象による細胞障害などの二次的脳障害を引き起こし，やがて脳細胞死へと至らしめる[5,6]。脳低体温療法は，これらの急性期脳障害と受傷後の時間とともに悪化する脳浮腫の増強や頭蓋内圧亢進などの二次的脳障害に対して，脳浮腫の増強や神経細胞興奮の連鎖などの悪循環による障害を最低限にとどめ，神経細胞の修復と機能再生のためのtherapeutic time windowを確保し興奮性遅発神経細胞死を予防することを目的としている。

歴史と問題点

　脳神経障害に対する低体温療法は，すでにFay[7]が1943年に症例報告を行っており，その後脳保護目的に心臓外科領域で術中導入されるようになった。しかし脳蘇生臨床症例で脳虚血後に25～30℃の低体温療法が試みられたものは合併症が多く，生命予後は改善しなかった。1989年Bustoら[8,9]が動物の脳虚血実験で33～34℃軽度低体温の有効性を報告した以降，基礎研究が活発化し，臨床でも軽度脳低体温療法が有効であると報告がなされたが，比較対照試験が行われず根拠に基づいた医療（evidence-based medicine：EBM）とはなりえなかった。2001年 New England JournalにCliftonら[10]による頭部外傷の多施設大規模究で否定的な論文が掲載された。しかし，心肺停止後脳蘇生例に対し2002年に同じNew England Journalに掲載された2編のRCTでは有効性が報告された[1,2]。後にこれらの成績の違いは，①イベント発症から脳低体温開始および目標温度到達時間，②低体温温度と維持期間，③復温速度，④高血糖管理にあったと指摘されている[11]。

低体温療法の理論的背景

■ 脳循環代謝の恒常性維持と脳障害時の病態生理

a. 脳エネルギー代謝の維持

　脳は生体内で最も酸素とエネルギーの供給を優先されている臓器で，重量は体重の約2％でありながら安静時心拍出量の15％を供給され，全身酸素消費量の20％，グルコース消費量では25％ときわめて高いエネルギー消費と代謝を維持している。このエネルギー代謝の大部分は膜活動電位維持，つまりNa^+，K^+イオン濃度勾配の維持に費やされており，Na^+，K^+-ATPaseは安静時に生産されたアデノシン三リン酸（adenosine triphosphate：ATP）の約50％を消費する。脳基礎活動はすべてグルコースのみの好気的解糖（酸化的リン酸化）で行われ，1mmolのブドウ糖に対して酸素6mmolを必要とし呼吸商は1のはずであるが，実測値は5.5mmolであると報告されている。また脳エネルギー基質は，培養ニューロンでは乳酸が使用可能であり，そのほかグルタミン酸などのニューロントランスミッターからもエネルギーを産生しうる。しかし，in vivoで使用されるエネルギー基質は血液脳関門（blood-brain barrier：BBB）で制限されており，乳酸はほとんどBBBを通過できないためグルコースのみが使用される。つまり脳内には貯蔵型グリコーゲンが少量あるのみでエネルギー基質の予備はなく，エネルギー供給源は脳血流以外にはないのである[12]。

　そもそも脳機能活動亢進時のエネルギー基質についてまだ一定の見解は得られていない。ポジトロンCT（positron emisson tomography：PET）を用いたヒト体性感覚野における脳血流（cerebral blood flow：CBF）と脳酸素消費量（cerebral metabolic rate of oxygen：CMRO₂）を測定した研究[13]では，知覚刺激によりCBFは29％増加したのに対してCMRO₂は5％の増加にとどまった。またCBF, CMRO₂, および脳グルコース消費量（CMRglu）を測定したヒト視覚野の研究では，CMRO₂/CMRglu（糖代謝速度）は安静時の4.1から視覚刺激により0.4に減少した[14]。別の磁気共鳴分光法（magnetic resonance spectroscopy：MRS）を用いたヒト視覚野の研究では，視覚刺激後6分以内に嫌気的解糖の産物である乳酸産生が急激に増大しその後減少したことを報告した[15]。動物実験でも脳機能活動亢進時のCMRO₂/CMRgluの低下と同時に脳内乳酸産生量の増加を伴い，一定のタイムラグ後にCMRO₂が大きく増大し，CMRO₂/CMRglu＞6となる結果を得ている[12]。これはヒトを対象とした研究を裏づける結果となり，脳機能活動時の急激なエネルギー代謝に対して酸化的リン酸化がすぐには対応できず一時的に嫌気的解糖により膜脱分極が起こり，遅れてその嫌気的解糖の収支を合わせるように乳酸を酸化的に消費しているのではないかと考えられるが，まだ十分に解明されていない。この脳機能亢進時における一時的な嫌気性解糖の説明としてastrocyte-neuron lactate shuttle仮説[16]がある。脳機能が亢進すると興奮性ニューロントランスミッターであるグルタミン酸が神経終末からシナプス間隙に放出され，すぐにNa⁺と一緒にアストロサイトに取り込まれる。取り込まれたNa⁺は濃度勾配による膜電位の維持のためにNa⁺, K⁺-ATPaseにより細胞外へ移動するが，それに必要なATPを産生するためアストロサイトの代謝は亢進する。アストロサイト内では接する血管内から供給されたグルコースの一部が嫌気性解糖を経て乳酸にまで代謝され，そこで産生されたATPがNa⁺, K⁺-ATPaseによるNa⁺の移動に使用される。また，嫌気性解糖後に産生された乳酸はアストロサイト内のTCAサイクル（tricarboxylic acid cycle）に入るが，一部はモノカルボン酸トランスポーター（monocarboxylate transporter：MCT）によってニューロンに移送されニューロンのエネルギー基質になっているという仮説である。しかし，ニューロンには血管内から直接グルコースを取り込むためのグルコーストランスポーターが細胞膜に存在し，少なくとも安静時にはグルコースを消費していることが証明されている[17)18)]。したがって，神経機能亢進時における一時的な嫌気性解糖のメカニズムおよびグルコース大量消費の場所については，まだ結論が出ていない。

b. 虚血時の脳代謝と再灌流障害

心肺停止で全脳虚血に陥ると15秒で意識消失し脳波は平坦化する。グルコースと酸素の供給がなくなった脳細胞は，初期には嫌気的反応が促進し，細胞内乳酸とH⁺濃度の上昇を来し脳細胞内はアシドーシスとなる。また解糖系によるATPの産生が減少し，Na⁺, K⁺-ATPaseが障害され，細胞内Na⁺と細胞外K⁺が上昇し，神経細胞は膜電位の維持ができなくなり脱分極した状態となる。その結果，膜電位依存性Ca²⁺チャネル（voltage-sensitive calcium channels：VSCCs）を介したCa²⁺の流入が起こりシナプス前膜部よりシナプス間隙に過剰なグルタミン酸放出が誘発され，過剰なグルタミン酸はアストロサイト細胞膜上のグルタミン受容体であるN-methyl-D-aspartic acid（NMDA）依存性受容体と結合し，細胞内への持続的なCa²⁺の流入を惹起するとされる（Ca²⁺ overload）。またCa²⁺ overloadはCa²⁺依存性酵素の活性化を介してフリーラジカルを産生し神経細胞障害に至

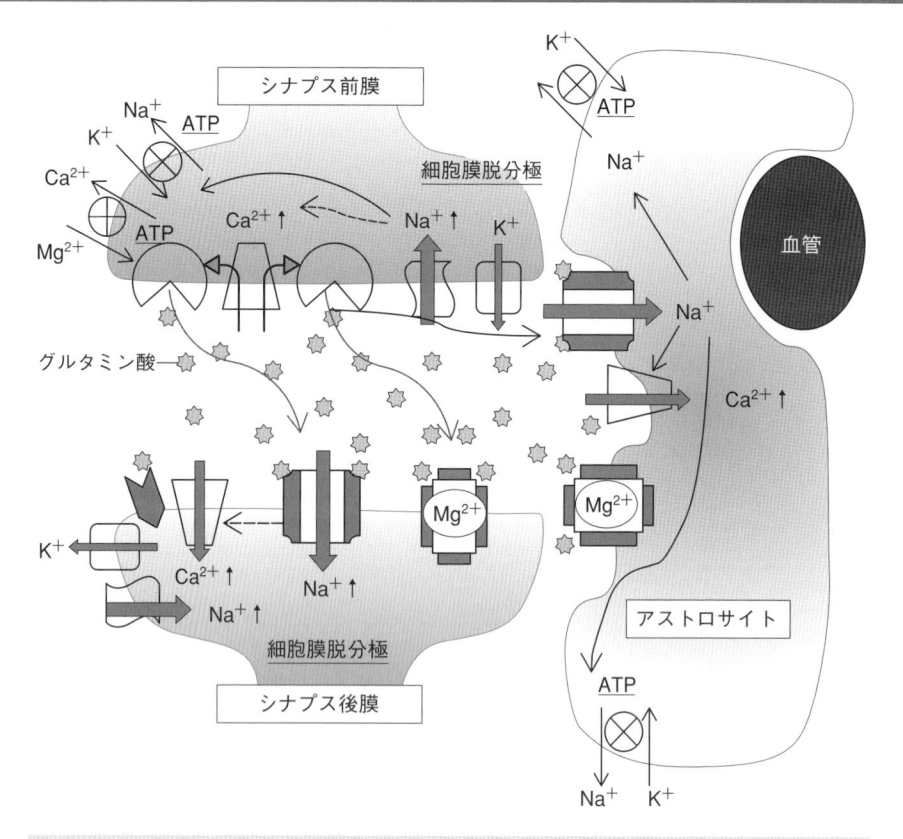

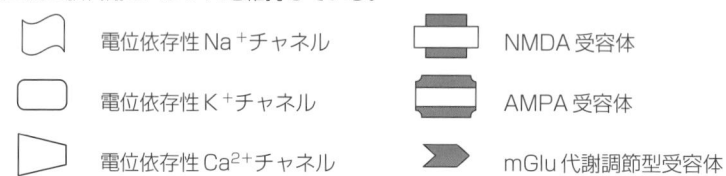

図1 イオンチャネル受容体と細胞膜分極

シナプス前膜：なんらかの刺激により生じた脳細胞の活動電位がシナプス前ニューロンの神経終末となるシナプス前膜に伝わると電位依存性Na$^+$チャネルが開き濃度勾配によって細胞外から細胞内へNa$^+$が流入する。細胞内Na濃度（[Na$^+$]$_i$）が増加すると細胞膜が脱分極し電位依存性Ca^{2+}チャネルを開き細胞内へ濃度勾配によるCa^{2+}の流入が起こる。細胞内Ca^{2+}濃度（[Ca^{2+}]$_i$）が増加するシナプス小胞がシナプス前膜に融合しグルタミン酸をシナプス間隙に放出する。細胞内に取り込まれたNa$^+$とCa^{2+}はATPaseによるイオンポンプにより細胞外へ排出され，膜電位が維持される。

シナプス後膜：シナプス前膜からシナプス間隙に放出されたグルタミン酸はシナプス後膜にあるAMPA上の受容体に結合しAMPA受容体チャネルを開口させNa$^+$を流入させる。同様にグルタミン酸はNMDA受容体に結合するが，Mg^{2+}によりブロックされNMDA受容体チャネルは閉鎖されたままとなる。シナプス前膜からの興奮が高頻度か，または複数のシナプス前膜が同時に興奮しシナプス後膜に大きな脱分極が起こるとNMDA受容体のMg^{2+}ブロックが解除され，NMDA受容体チャネルを開口しNa$^+$とCa^{2+}を細胞内に流入させる。また，[Ca^{2+}]$_i$増加とグルタミン酸と代謝調節型受容体の結合はセカンドメッセンジャーを介して血管拡張作動物質を産生し局所脳血管を拡張，脳血液量を増加させる。

アストロサイト：グルタミン酸はアストロサイト細胞膜上のAMPAとNMDA受容体チャネルを開口させ[Na$^+$]$_i$と[Ca^{2+}]$_i$を上昇させる。[Ca^{2+}]$_i$増加はNO，PGE$_2$や，エポキシエイコサトリエン酸などの強力な脳血管拡張物質を産生させ，脳血管を拡張し，脳血流と脳代謝のバランスを維持している。

- 電位依存性Na$^+$チャネル
- 電位依存性K$^+$チャネル
- 電位依存性Ca^{2+}チャネル
- NMDA受容体
- AMPA受容体
- mGlu代謝調節型受容体

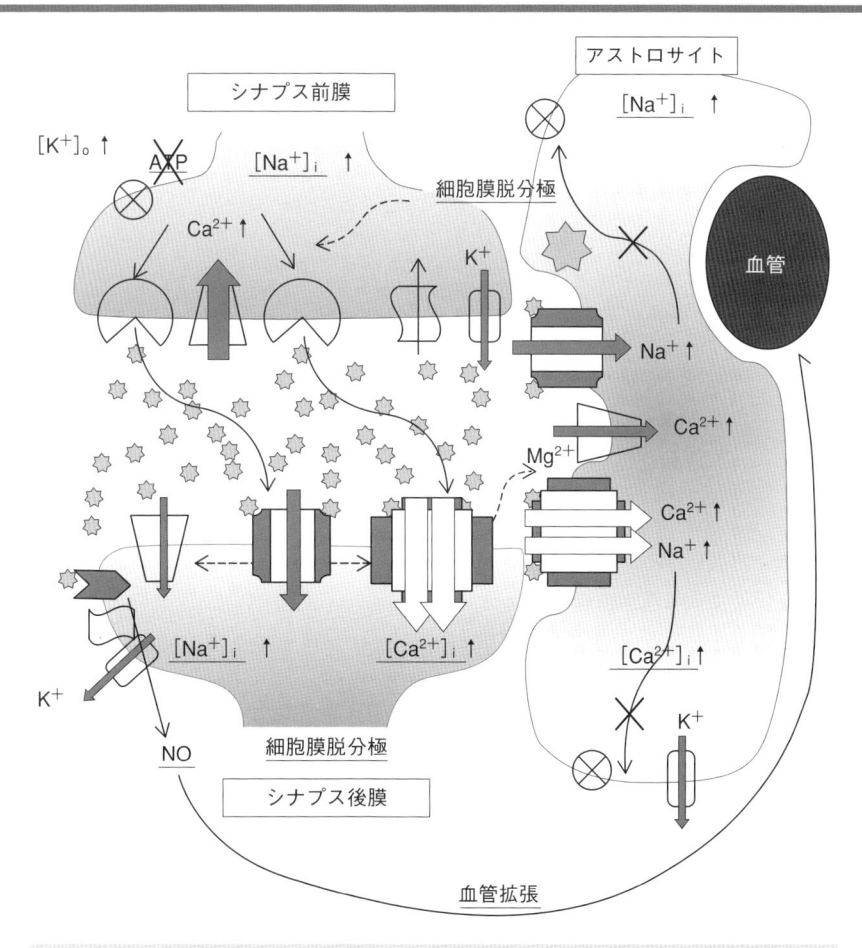

図2 脳虚血時のイオンチャネル受容体とNa⁺, Ca²⁺カスケード

シナプス前膜：脳虚血によるATP産生低下は脳細胞内エネルギー不全を来し，Na⁺，K⁺-ATPaseを停止させ細胞内Na濃度（$[Na^+]_i$）を増加させる。$[Na^+]_i$上昇は細胞膜の持続的脱分極を誘発し，電位依存性Ca^{2+}チャネルを開口させ濃度勾配に従って細胞内にCa^{2+}を流入させ細胞内Ca^{2+}濃度（$[Ca^{2+}]_i$）を増加させる。$[Ca^{2+}]_i$増加はシナプス小胞内のグルタミン酸をシナプス間隙へ多量に放出する。

シナプス後膜：シナプス前膜からシナプス間隙に多量に放出されたグルタミン酸はシナプス後膜にあるAMPA上の受容体に結合しAMPA受容体チャネルを開口させNa⁺を流入させると同時にNMDAのMg^{2+}のブロックを解除しNMDA受容体チャネルを開口しNa⁺とCa^{2+}を細胞内に流入させる。また，電位依存性Ca^{2+}チャネルを開口させ，さらに$[Na^+]_i$と$[Ca^{2+}]_i$を上昇させる。$[Ca^{2+}]_i$増加はフリーラジカルによる細胞障害や，ミトコンドリア内膜透過性亢進（MPT）誘発によるミトコンドリア機能不全となり細胞死に至る。

アストロサイト：シナプス間隙の過剰なグルタミン酸は同様にアストロサイト細胞膜上のAMPAとNMDA受容体チャネルを開口させ$[Na^+]_i$と$[Ca^{2+}]_i$を上昇させる。$[Ca^{2+}]_i$増加はNOやPG，エポキシエイコサトリエン酸などの強力な血管拡張物質を産生させ脳血管を拡張する。

ると考えられてきた（図1，図2）。しかし最近では虚血後再灌流に伴う持続的な細胞内Ca^{2+} overloadがミトコンドリア内膜透過性亢進（mitochondrial permeability transition：MPT）を誘発し，ミトコンドリア機能不全と神経細胞死へ至らしめる可能性を示唆する

報告[16]）が注目されている。つまりCa^{2+} overloadによりミトコンドリア膜電位の低下およびATPの産生低下が起こり，MPT poreを通してアポトーシスやネクローシスを誘発する因子やシトクロムCがミトコンドリアから細胞質へ放出され，アポトーシスまたはネクローシスに至る。

　脳血流において酸素運搬能は基本的に一定で，グルコース運搬能は血糖値に依存する。シミュレーション上，十分な酸素供給の下でグルコースが供給の約7％，酸素が約28％使用されると仮定すると，脳血流が低下した場合は脳細胞への酸素供給が先に枯渇してくる[19]）。虚血状態になると脳細胞は脳酸素摂取量（oxygen extraction fraction：OEF）と血管拡張によって脳血液量を増加させ，局所血液含有酸素量を増やすことで需給のバランスを維持する。さらに脳血流が低下するとOEFの増加では対応できず嫌気的代謝の割合が増加する。好気的解糖ではグルコース1分子から36ATPを産生するが，嫌気的解糖となると2ATPの産生となる。虚血にさらされた脳細胞はエネルギー不全となることを防ぐためにATP産生効率としては1/16の嫌気的解糖を亢進させて32ATPを産生するため，16倍のグルコースを消費し32倍の乳酸が産生され細胞内アシドーシスが進行する。このようにして酸素に比べ予備力のあるグルコースも急激に低下する。以上より心停止から脳血流停止後ただちに脳細胞が死滅するのではなく，上記の過程が3〜5分持続した後，膜電位維持に必要なATPが不足しエネルギー代謝が滞って不可逆的脳障害に至ると考えられる。

c．脳血流の維持と虚血性脳障害の脳血流閾値

　脳血流は一定範囲の脳灌流圧に対して脳血流量を一定に維持する自己調節機能で維持されている。自己調節の機序としては，正常脳の脳血流に最も影響する因子であるP$_{CO_2}$やP$_{O_2}$による化学的調節，交感神経あるいは副交感神経などの神経性調節，ニューロンやアストロサイトの機能亢進時に産生されるNOやプロスタグランジンなどの血管拡張物質による代謝性調節などが考えられるが，完全には解明されていない。健康成人は平均動脈圧が約70〜150mmHgの範囲で自己調節機能は維持されている。また，急激な自己調節範囲内の血圧変動に対して，脳血流の変化は約4秒で正常脳血流に復帰すると報告されている[20]）。自己調節の範囲以下に血圧が低下した場合，脳血流はほぼ直線的に低下する。局所脳代謝亢進時の周囲血管拡張については，局所代謝産物（K$^+$，H$^+$，乳酸，アデノシン）や，興奮性神経伝達物質であるグルタミン酸による細胞内Ca^{2+}濃度の上昇を介して産生された血管拡張因子（NO，プロスタグランジン）などが毛細血管の拡張を促し，局所脳血液量を増加させる[21]）。またグルタミン酸を取り込んだアストロサイトはATP産生のため代謝が亢進し，シトクロムP-450エポキシゲナーゼ活性によるエポキシエイコサトリエン酸産生で強力に血管を拡張させる[22]）。全脳血流量は45〜55 ml/100g/minで，60％までの軽度脳血流量低下に対して脳血管拡張により脳血液量を増加させ，酸素摂取率亢進で対処するためCMRO$_2$はあまり低下しない。50％以下に脳血流が低下するとCMRgluが上昇しCMRO$_2$との不均衡が出現し脳波は徐波化傾向となり，細胞代謝や修復に必要なタンパク合成が障害される。さらに40％以下になると興奮性アミノ酸を含む神経伝達物質の遊離が起こり，脳波も平坦となり誘発電位も消失し著明な脳虚血状態とな

る。25％以下になるとATPの合成が阻害される。20％以下ではもはや不可逆的神経障害となり脳細胞は回復不能となる[23]。脳代謝エネルギーは約60％を活動代謝に消費し残り40％を膜電位維持などの基礎代謝に消費している。脳血流での対比で考えると40％以下の脳血流低下は少なくとも基礎代謝になんらかの障害を及ぼしてくる可能性がある。虚血時脳細胞エネルギー代謝の動物実験で、脳内グリコーゲンクレアチンリン酸、リン酸化化合物のエネルギー基質への変換率、乳酸濃度の変化率を測定したところ、5分以内にグリコーゲン、クレアチンリン酸、リン酸化化合物がほぼゼロになり、乳酸は急激な上昇を認めた。このことは脳虚血発症後5分以内に脳細胞は好気的代謝が停止し嫌気的代謝に置き換わったことを意味する。また再灌流後はすぐにエネルギー代謝が元の状態に復帰した[24)16)]。

10分以上かかった心肺蘇生が再灌流された場合、脳虚血で誘発された過剰なグルタミン酸分泌から交感神経系脳細胞が興奮して内因性カテコラミンサージが起こり、それとともに蘇生に使用したアドレナリンの影響で、心拍再開後30～60分間は血圧が維持され脳血流も心停止前以上に増加する。しかしその後はカテコラミン低下、全身再灌流後のアシドーシス進行による心筋収縮力の低下、心筋再灌流障害による心筋浮腫、カテコラミンサージによる拡張障害などが影響し徐々に血圧が低下して6～9時間後には最低となり、それにより脳血流も低下する。脳細胞は虚血後再灌流のため細胞内Ca^{2+}濃度が上昇してNO、プロスタグランジン、エポキシエイコサトリエン酸、フリーラジカルなどを増加させ、毛細血管が拡張して脳血液量が増え充血状態となり頭蓋内圧が上昇する。またこれらは再灌流脳細胞障害やBBBの透過性亢進と破綻を招き、さらに一過性の蘇生後高血圧や急激な反応性高血糖による浸透圧の変化も影響して脳浮腫が進行する。同時に脳虚血時に分泌された大量のグルタミン酸を取り込んだ脳細胞は再灌流により酸素とグルコースを供給され、膜電位の回復や細胞内Ca^{2+}代謝などのために脳細胞代謝は亢進する。しかし、蘇生後一過性の血圧安定後、血圧低下と心拍出量低下により脳血流は低下し、脳代謝と脳血流の不均衡を作り相対的虚血により再灌流障害をさらに悪化させる。頭部外傷では脳血流自己調節が破綻していることが多く、短時間の血圧低下でも脳血流の低下が認められ予後を左右するとの報告がある[25]。

d. 血液脳関門と透過性

脳の毛細血管は一層の内皮細胞と基底膜からなり、その周囲をアストロサイトの足突起が取り囲んでいる。この毛細血管内皮細胞がBBBの透過性制限を行っており、透過性は脂溶性ほど高くなる。また脂溶性の低いものでも、血管内皮細胞に発現するモノカルボン酸、アミノ酸、アミン、ヌクレオチド、甲状腺ホルモンなどのトランスポーターが積極的に脳内に移行させる。さらにペプチドレセプタを介した輸送系も存在し、インスリンやトランスフェリンなどを輸送する。ほかにも内皮細胞内に取り込んだ有害物質を血管内に排泄するポンプがある。脳虚血状態に陥ると細胞内Na^+濃度の上昇により細胞内への水の移動が生じる。また虚血反応によるブラジキニン、ヒスタミン、アラキドン酸は血管拡張から、メタロプロテアーゼは血管基底膜の障害から透過性を亢進させ、NOはフリーラジカルを引き起こしサイトカインとともに内皮細胞障害を引き起こす。

e. 虚血に対する脳細胞感受性と遅発性脳細胞死

　脳細胞はエネルギー不全やフリーラジカルなどの細胞障害を起こして細胞死に至る。しかし短時間の血流低下による軽度エネルギー不全で急性細胞死に至らない程度の虚血にもかかわらず，4～7日後に遅発性の細胞死となる神経細胞群がある。脳細胞の虚血耐性は均一でなく，特に海馬CA1細胞などの一部でドパミン産生ニューロンの局在と関連し，軽度虚血による遅延性神経細胞死を起こしやすいといわれている。海馬CA1領域を含むA10神経系は学習，意欲，感情などをつかさどり，細胞間神経伝達物質である興奮性グルタミン酸，抑制性γアミノ酪酸（γ-aminobutyric acid：GABA）とA10神経系機能バランスを制御するドパミンにより調節されている。虚血再灌流後にドパミン放出に伴うフリーラジカルの影響と海馬組織でのアストロサイトのCa^{2+}依存性蛋白脱リン酸化酵素カルシニューリンの高発現がアポトーシスの増悪因子と指摘されている[16]が，まだ十分な解明はされていない。

脳低体温療法の実際

1 脳低体温療法の適応

　脳低体温療法は現在のところ，心肺停止後と周産期脳虚血および低酸素症の新生児について有効性が認められている。心肺停止後の症例を対象としたRCTのヨーロッパグループ（The Hypothermia After Cardiac Arrest Study Group：HCAS）[2]は適応基準を，①目撃者のある18～75歳のうち心停止後5～15分で救急隊により心肺蘇生が開始，②最初の心電図所見でVf，または無脈性VTで60分以内に自己心拍再開した症例を対象としている。除外条件としては，a）搬入時30℃以下の低体温，b）心停止前より中枢神経抑制薬による昏睡状態，c）妊婦，d）心拍再開後指示動作可能，e）心拍再開後30分以上持続する60 mmHg以下の低血圧，f）心拍再開後15分以上持続する酸素飽和度85％以下の低酸素血症，g）末期疾患，h）救急隊到着後の心停止，i）血液凝固異常などである。心停止3,551人中，上記の適応基準を満たさない3,276人を除いた275人を対象にかなり限局して脳低体温を行った結果，32～34℃で24時間の脳低体温管理で，HCASグループは神経学的予後良好が占める割合がコントロール群で39％であったのに対して低体温群では55％に改善し，オーストラリアのBernardら[1]はコントロール群26％から低体温群49％に改善したと報告している。

　重症頭部外傷例やくも膜下出血に対しての脳低体温療法の有効性は証明されていない。頭部外傷の臨床データとして低体温が頭蓋内圧（intracranial pressure：ICP）を下げるというEBMは十分あるものの，脳障害以外に合併する外傷の重症度と合併症が予後の改善に大きく影響するため，適応を十分に考慮しなくてはいけない。頭部以外の多臓器にわたる高度重症外傷を合併する場合，さらなる体への侵襲となる低体温療法は全身管理が

難しくなり，脳蘇生の効果以上に合併症の危険性が高くなるため適応とは考えていない。くも膜下出血に関しては血管攣縮の予防的効果は認められている[26]が，RCTでの評価がないため適応は難しい。脳梗塞に対する低体温療法はいくつかの臨床試験においてICP低下および脳浮腫の改善を認め有効であった[27]が，対象症例数が少なかった。動物実験では心停止症例に比べtherapeutic time windowが短いとの報告もあり，さらなる迅速な再灌流と低体温療法への導入が必要かもしれないが，こちらもRCTでの結果が出ていない。適応基準は施設間にやや違いがあるが，基本的には脳低体温を導入しても予後不良と思われる症例と，導入しなくても予後が期待できる症例の除外を考慮して行われており，低体温導入のタイミング，維持温度，期間，復温時の速度などそれほど大きな隔たりはないようである。

著者らの施設では，①目撃者のある18～75歳，②最初の心電図所見でVFまたは無脈性VT，③心停止後5～15分で救急隊により心肺蘇生が開始，④心停止から心拍再開までの時間が5～20分以内，⑤蘇生後1時間以内のグラスゴー昏睡尺度（Glasgow coma scale：GCS）≧5（M6は除く）としている。ただし，①～③を満たし20分以内に自己心拍再開しない場合は経皮的心肺補助（percutaneous cardiopulmonary support：PCPS）装置を積極的に導入し1時間後のGCSを評価してから脳低体温療法継続の適応を判断する。PCPS導入後の脳低体温療法は良好な結果報告[28]はあるもののEBMとしては確立されておらず賛否の分かれるところであるが，低体温への導入速度，体温管理，循環動態維持など有利な点は多いと考えられる。

2 脳低体温療法の導入

虚血後に脳低体温を導入し脳温が低下していれば，脳血流と脳代謝はコントロールされ急激な脳障害は起きないが，脳温低下途中では脳細胞代謝が虚血前に比べ非常に亢進して脳血流と代謝のアンバランス状態が持続している。そのため脳低体温療法導入時期の管理が脳細胞救済のためには最も重要である。特に導入時の水分バランス管理の失敗は復温期以降の合併症に影響してくるため注意が必要である。

a. 麻酔・鎮静

脳低体温療法は脳蘇生に対しては脳浮腫，脳血流，脳代謝を低下させ，興奮性グルタミン酸による脳細胞の興奮，細胞内Ca^{2+}によるフリーラジカルなどを抑制し脳細胞の回復が期待できるが，急激な低体温は脳以外の臓器にとっては強い侵襲となり，末梢血管収縮，シバリングの出現，高血糖などを誘発する。鎮静による交感神経系抑制とシバリングによる発熱および代謝亢進を抑制するため，人工呼吸器管理下に全身麻酔を行う。シバリングにより代謝は40～100％増加する[29]といわれており，また発熱や不快感コントロールのためにも鎮静は重要である。GABGアゴニストであるミダゾラム，鎮痛薬，シバリング防止目的での非脱分極筋弛緩薬（ベクロニウム）を併用したニューロレプト麻酔（neuroleptanesthesia：NLA）で管理する。低体温中はこれらの薬物の代謝が低下するため，作用時間の延長に注意する。

人工呼吸中は，低体温とNLA麻酔下管理のため気管支線毛運動の低下や咳嗽反射の消失などの影響で無気肺を作りやすく，特に肺背側に好発するため，6～10cmH$_2$Oの呼気終末陽圧（positive end-expiratory pressure：PEEP）を付加して無気肺の予防に努める。またICPに注意しながら体位交換や呼吸理学療法が必要であり，ICP上昇を予防するため15～30°の頭部挙上を行う[30]。低酸素血症は脳血流に影響を与えるが通常のPo$_2$値では特に影響はない。Pco$_2$の低下は脳血管収縮によって脳血流を低下させ，上昇すると脳血管拡張から頭蓋内血液量を増加させICPを上昇させる可能性があるため，Pco$_2$は35～40mmHgの範囲で管理する。呼吸器合併症については，特に復温期以降の肺炎予防のため積極的に気管切開を行っている報告[31]もあり，感染コントロールとしては非常に有効な戦略と思われる。

b．導入時間と目標低体温度

HCASの研究[2]では，自己心拍再開より目標温度到達（32～34℃）までの時間が平均8時間（4～16時間）かかっているが神経学的転帰は改善している。また動物実験では6時間を超えても効果を認めるという報告があるが，高次機能や大脳基底核の機能については評価できず，できるだけ速やかに，可能なら3時間以内の導入が望ましい。6時間以内であれば許容範囲と考えられる。目標低体温度は，低体温による神経機能回復効果と合併症とのバランスで考えると，33～34℃が有効とする報告が多い。35℃では合併症管理や血行動態の維持は容易になるが，自己拍動再開まで時間がかかった症例では効果が少ない。また，心肺蘇生後1時間くらい経過したころより起きるカテコラミンサージのリバウンドや再灌流障害による心機能低下によって心拍出量が低下する可能性があり，その際には脳血流による熱洗い流しが低下し深部体温は低くても脳温が上昇する脳内熱貯留現象が認められる[5]。したがって，神経学的予後を悪化させる脳損傷後の発熱[32]は，できるだけ脳温が上昇してくる前に脳温を低下させることが必要となる。

冷却速度は若年者ほど基礎代謝率が高く筋肉量も多い傾向にあるため冷却速度は遅くなり，高齢ほどコントロールしやすくなる。また肥満体型では表面冷却速度は遅くなる。低体温維持は48時間を目標に管理するが，ICPが高い症例や復温と同時に上昇する症例は72時間まで延長を考慮する。ただ48～72時間以上の低体温は感染の可能性が高くなると報告[33)34)]されており，感染のコントロールが重要となる。

c．脳損傷後脳温上昇

重症脳損傷後では，深部体温（直腸温，膀胱温）より脳温がより上昇する。直接脳温測定と深部体温との差は約0.1～2.0℃で，測定の10％は2℃上昇し，深部体温が38～39℃時は脳温が40～41℃まで上昇している可能性があると報告[35]している。

d．脳灌流圧と脳血流調整

脳損傷後は脳血流の自動調節能が破綻している可能性があるため，脳灌流圧〔cerebral perfusion pressure：CPP＝MAP（平均動脈圧）－ICP（頭蓋内圧）〕を適切に管理する必要がある。CPPはBBBと自動調節能の破綻から高すぎると脳浮腫を増悪させICPをさら

に上げる可能性があり[36]，CPPを60〜70mmHg以上，平均血圧で90〜110mmHgに維持するようにする。CPPが50mmHg以下になると脳温と深部体温との差が拡大するとの報告[37]もある。外傷以外の症例では低血圧は少ないとの報告もあるが，Cliftonら[10]は頭部外傷後の脳低体温療法中に平均血圧70mmHg以下が2時間以上持続した低血圧を10％に認めたと報告している。

　頭蓋内圧は20mmHg以下でコントロールし，30mmHg以上のときはマンニトールやグリセオールを投与する。効果がないときはバルビツール投与，髄液ドレナージなどを考慮する。同時に脳温を可及的速やかに下げ，脳酸素運搬能を上げるために心拍出量を増加させ，Hbを11g/dl以上にして血糖を下げる必要がある。

e. 併用薬物

　シクロオキシゲナーゼ阻害薬などの非ステロイド性抗炎症薬（インドメタシンなど）は解熱薬として使用できるだけでなく，ミトコンドリア不全による神経細胞死抑制効果やフリーラジカルスカベンジャーとして注目され[38,39]ている。また，マンニトール，エダラボン[40]にもフリーラジカルスカベンジャーとしての効果があり，シクロスポリン[41]はミトコンドリア膜透過性亢進（mitochondrial permeability transition：MPT）を抑制しアポトーシスを抑制する。硫酸マグネシウムはグルタミン酸レセプタであるNMDAのCa^{2+}チャネル開口をブロックしCa^{2+} overloadを抑制する。リドカインはミトコンドリアからのシトクロムCの放出抑制などのアポトーシス抑制効果が報告[42]されている。

f. 循環管理と水分バランス

　心肺停止後は1時間を過ぎるころから心機能および血圧が低下するため，ドパミンなど強心薬が必要となる。急激な低体温と蘇生後のカテコラミンサージは末梢血管抵抗を上昇させ，末梢毛細血管，消化器系動静脈などが収縮して循環血液プーリング容量を低下させるため，中心静脈圧（central venous pressure：CVP）が上昇する。これにより心臓の前負荷が増え1回心拍出量は増加する。併用麻酔薬や低体温による筋肉・消化器系への血流低下は腎血流を増加させ，心房性ナトリウム利尿ペプチド（atrial natriuretic peptide：ANP）と高血糖やマンニトールによる浸透圧利尿も合わさって尿量は増加し血管内水分量は低下する。これは脳灌流圧や脳血流量を低下させる原因となり，脳温洗い流しの作用を悪化させ体温が下がっても脳温が下がらないという現象が起きる。また末梢循環不全は下肢での放熱効果を低下させ，深部体温の低下を阻害する。したがって，ただ単に輸液量を増やしても尿量が増量するのみで水分バランスはマイナスになるため，末梢循環を維持しつつ輸液を負荷することにより脱水傾向にならないよう注意する。そのためには鎮静を十分に行って交感神経系を抑制し，末梢血管の拡張を図る。また，ミルリノンなどのホスホジエステラーゼ（phosphodiesterase：PDE）III阻害薬を血圧低下に注意しながら少量から投与開始し，末梢血管拡張と心拍出量増加に見合うように輸液を負荷する。ミルリノン導入で血圧が下がる傾向にあるときは，ドパミンの増量や少量のノルアドレナリン投与で適度な末梢血管抵抗を維持し低血圧を予防できる。低体温療法開始後35℃で一時的に温度を一定にし，慣らし期間を数時間作りながら末梢循環の改

善を待つ。水分バランスが調節でき血圧が上昇してきたらノルアドレナリンは中止する。また，侵襲による血管透過性の亢進で血管内血漿成分の漏出が増加し循環血液量が低下する。高齢者では，浸透圧を維持するためにアルブミン製剤の投与を考慮する。末梢循環を維持できるように十分な容量負荷を行いながらさらに34℃まで低下させる。ただし心機能低下症例では34℃前後で心機能の急激な低下や不整脈の頻度が増す危険性があるため，経食道心エコーなどで心機能の評価を行い，目標温度を決定する。特にくも膜下出血後にタコつぼ心筋症を併発する症例[43]もあり，心電図およびエコーによる心機能評価は必ず行う。低体温導入時に末梢血管抵抗をできるだけ低く保ち十分な輸液を負荷し循環血液量を維持することは一過性の重要性にとどまらない。低体温中の脱水は復温時の低血圧，喀痰粘稠，腸管脱水による腸管麻痺の原因となる。復温時の低血圧に合わせて輸液量を急激に増しCVPを維持しようとすると，復温と同時に喀痰が増加し，酸素化低下や肺間質水分量の増加などの肺合併症につながる。また腸管運動と肺機能の低下はbacterial translocationや肺炎の原因になる可能性があると考えられる。以上より，復温前に循環血液量を十分に保つことは低血圧の予防だけでなく，腸管循環の維持や肺合併症の予防のためにも非常に重要である。

g. 抗不整脈治療

脳低体温療法時の不整脈に対しては硫酸マグネシウムやリドカインを投与する。マグネシウムやリドカインは脳保護効果も期待される。最近では，塩酸ランジオロールが心筋再灌流障害だけでなく脳再灌流障害にも有効であるとの報告もある[44]が，評価は定まっていない。

h. 体温冷却方法

脳低体温療法適応患者はできるだけICU個室管理とし，室温18℃以下，湿度60％とする。湿度の低下は皮膚の湿潤を低下させ，気化熱による放熱を悪化させることになる[45]。

躯幹を綿シーツでくるんだ後，前後を冷却ブランケットで包む。またアルコール湿布と扇風機による気化熱蒸散や，腋窩，膝窩，頸部の局所冷却を行う。特に頸部冷却は脳血管冷却以上に気道冷却の意味で重要と考えている。最近では，ウォーターパッドを左右から前胸部～背部，両大腿に張りつけて行う体表冷却装置（米国Medivance社製，Arctic Sun 2000）を使用した体温管理が，アルゴリズムにより設定どおり行うことができ安全で便利である。またフリーラジカルスカベンジャーとして注目されているインドメタシンなどを少量から使用する。そのほか輸液路冷却も行う。頭部の局所冷却については，4～5歳くらいまでの小児のように頭蓋容積が小さく，骨の厚みが薄く，体循環に対する脳循環の割合が大きい場合は直接冷却だけでも脳温や体温も有効に下げることができる。心臓外科領域では，以前フォンタン術後の低心拍出量症候群（low output syndrome：LOS）に対して循環血液容量管理と代謝低下を目的として軽度低体温管理を行っていたことがあるが，やはりLOSの場合はうつ熱となりやすく体温管理に難渋することがあった。つまり十分な心拍出量の維持に注意しながら末梢での放熱を行わなければならない。また，急性腎不全を併発した場合に持続的血液透析濾過（continuous hemodiafiltration：CHDF）を導入することがあるが，CHDF返血側を冷却すると迅速な低体温の導入が可能である．CHDFの導入についてはまだエビデンスは得られていないが，脳損傷後のサイトカイン，活性補体除去，浮腫の改善に対する有効性が期待できる可能性がある．

i. モニター

脳循環は，頭蓋内圧，血管抵抗，灌流圧だけでなく心拍出量と密接に関連している．正確な脳循環の維持管理を行うためには，脳循環代謝および心拍出量，全身代謝をモニターする必要がある．

体温および脳温は，膀胱温，直腸温，肺動脈圧カテーテル先端あるいは頸静脈酸素飽和度カテーテル先端の温度センサーを使用する．脳外傷後の障害部脳温は深部体温より1.1℃高く，頸静脈球部温は直腸温や膀胱温との相関はあるが脳温との相関は低い[37]との報告もある．

鼓膜温は脳表面の温度を反映するとの報告もある[46]が，鼓膜は外頸動脈支配のため脳血流が低下すると相対的に外頸動脈血流が増加し，脳温が上昇しても鼓膜温は上昇しない可能性がある．直接的に脳温を測定する場合は局所麻酔下に専用ドリルで穴を開け，硬膜下，脳実質内，脳室内にセンサーを挿入し各部位の圧と温度を持続モニターする．しかし障害部位が局所的であると正確に温度を反映しない可能性がある．

頭蓋内圧（ICP）は正常値が15mmHg以下となっているが，20〜25mmHg以上を治療対象とする．モニター留置により感染の危険性があり，特に低体温中は注意が必要である．間接的にICPおよびCBFを評価する方法として経頭蓋ドプラーがある．血流方向により補正は可能であるが絶対値としては血流速度の信頼性に欠ける．収縮期最大血流速度と拡張期最大速度の比率を見ることにより，頭蓋内圧の経時的変化や脳血流量の推定には有用である（図3）．ただし特に高齢女性など側頭骨窓が確保できない場合があり，約10％の症例で検査不能である．

全身循環モニターは通常の動脈圧，SpO_2，心電図などに追加して肺動脈圧カテーテルを挿入し，肺動脈圧（PAp），心拍出量係数（CI），混合静脈血（$S\bar{v}O_2$），血液温測定を行う．CIは太った筋肉量の少ない，特に高齢の女性では過小評価する可能性があるため，PaO_2や$S\bar{v}O_2$を考慮に入れ内頸静脈酸素飽和度（$SjvO_2$）を正常範囲で維持できるよう総合的に評価する．低体温でヘモグロビン解離曲線が左方に移動し酸素運搬能が低下する場合はCIの増加で補う．

脳代謝血流モニターとして$SjvO_2$を正常値の55〜75％に維持するよう血行動態や輸液・輸血の管理を行う．$S\bar{v}O_2$の連続モニターは輸血などによるHbの急激な変化で*in vivo*補正が必要となる．近赤外分光法（near-infrared spectroscopy：NIRS）による局所脳酸素飽和度も有用である．開発メーカーにより違いはあるが，正常値55〜85％を基準とする．酸化ヘモグロビンと還元ヘモグロビンの絶対値を測定できる器械もあり，総ヘモグロビン量モニターにより経時的脳内血液量変化を推察するのに有用である．脳内は静脈系に75〜80％の血液量が存在するため，酸素飽和度自体はほぼ静脈系の値がモニターされている．ただし脳表面1〜1.5cmの深さを局所的にモニターしているので，脳梗塞や頭

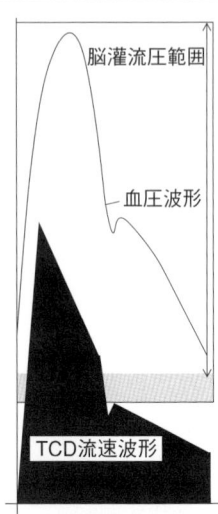

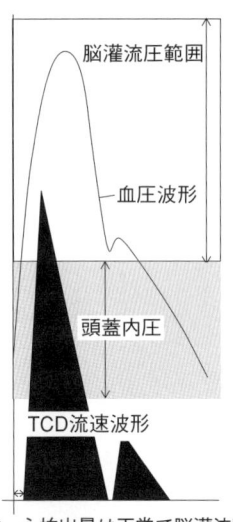

| 1. 心拍出量が良好で脳灌流圧が正常の場合 | 2. 心拍出量は正常で脳灌流圧が軽度上昇している場合 | 3. 心拍出量は正常で脳灌流圧が非常に高い場合 | 4. 脳灌流圧は正常でも低心拍出量の場合 |

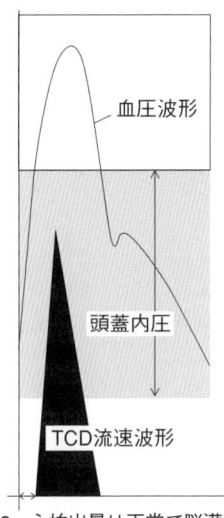

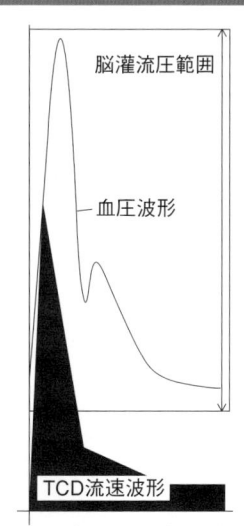

図3

1. 頭蓋内ドプラー流速波形は心拍出量が良好で脳灌流圧が正常に維持されている場合、収縮期は幅広い波形をとり拡張期もなだらかな定常流に近い波形を取る。2. しかし血圧は同じでも徐々に頭蓋内圧が上昇し脳灌流圧が小さくなるに従って収縮期と拡張期の境界流速が小さくなり、3. さらに灌流圧が低下すると拡張期に全く流速が検出できない。また、収縮期血圧は同じでも心拍出量が少ない症例では駆出期が相対的に短くなるため流速波形から算出する1心拍あたりの脳血液灌流量が低下する。TCD流速波形を経時的に測定することにより脳血液灌流量の変化を推定できる。

部外傷のモニターとしては問題がある。

3 脳低体温療法中の全身管理

a. 感染管理

　低体温による好中球遊走能、貪食能やリンパ球〔特にTリンパ（CD4＋helper cell）球〕数の低下によって、細胞性免疫能が低下するとの報告[47]がある。脱水や低心拍出による末梢循環不全は感染の可能性をさらに高くするため、末梢循環とS$\bar{v}$o$_2$の維持に注意する。高血糖は有意に重症患者の感染や生命予後を悪化させるため厳重に管理する。抗潰瘍薬（H$_2$遮断薬、PPI）投与による胃内pH上昇はbacterial translocationの原因となりやすいため、胃液pH＜3.5を維持する。また低体温中の消化管蠕動運動低下に対しては、低体温導入前より浣腸による糞便の排泄を行い、胃内容物を除去し、上部消化管から酪酸菌製剤（ミヤBM®）、耐性乳酸菌、水溶性ファイバー（グアガム）、ラクツロース、大健中湯などを投与して腸管内環境と大腸栄養を維持する。35℃以上に復温された後、感染防止も含め経管栄養を早期に開始する[48]。

b. 高血糖

　心肺停止や重症外傷に伴う脳損傷は交感神経系興奮などによる生体防御反応を過剰に刺激し、インスリン抵抗性高血糖となる。脳低体温療法は目標温度までの素早い低下が

効果を左右する要因の一つであるが，一方では体内温度の急激な変化は生体には強い侵襲となる。低体温下での全身代謝と酸素消費量の低下はブドウ糖の需要を低下させ，急激に生まれる糖の需給不均衡が高血糖をさらに悪化させる。ヘモグロビンと結合し末梢血管において酸素を組織へ解離するために必要な解糖中間産物である2,3-DPG（2,3-diphosphoglycerate）は高血糖で低下する[49]。また虚血後再灌流時にすでに2,3-DPGは正常値の1/2～1/5に低下しているとされており，2,3-DPG低下によりヘモグロビン解離曲線が左方移動しヘモグロビンと結合している酸素を末梢組織へ受け渡しができず脳灌流が維持されているにもかかわらず脳への酸素供給が低下する事態が起こる。高血糖は虚血環境下で乳酸蓄積によるアシドーシスを引き起こし，フリーラジカル産生など神経細胞障害因子を誘発し損傷を悪化させる。また，重篤な症例では感染合併率を増加させ生命予後を悪化するとの報告[50]もある。したがって，脳低体温療法中はエネルギー供給過剰にも注意するべきで，800～1,000 kcal/day（18～22 kcal/kg）の栄養で十分との報告[51]がある。

血糖管理は即効性インスリン持続点滴で行うが，ベースの血糖値を下げるため少量の中間型インスリン皮下注射を併用するほうが容易にコントロール可能である。血糖目標値は100～150とする。血糖目標値が低すぎると低血糖の危険性が高くなるうえ，鎮静下では低血糖の症状が出ないため発見が遅れがちになり，交感神経興奮と脳へのグルコース供給低下を起こし脳障害増悪の要因[52]となる。復温期は代謝亢進に対して投与エネルギーを増やすため高カロリー輸液と脂肪製剤を開始する。インスリンの量にも注意する。

c. 電解質

低体温管理中は高確率に低カリウム血症を認める。ただし復温と同時に上昇してくるため，不整脈の原因とならないかぎりは2.5 mEq/l以下の場合に補正する。また，低体温での尿量増加に伴う排泄増加で低マグネシウム血症を認めるとの報告があり，マグネシウムは脳保護作用もあるため積極的に補正する。

d. 凝固系

脳低体温療法中は血小板低下を認める。血小板減少の原因として肝脾臓網内系への取り込みが原因といわれており，復温後に回復してくる。低体温中は酵素活性低下による凝固機能低下も起きる可能性があるが，軽度低体温では明らかな出血傾向は認めないと報告[53]されている。

e. 復温

復温速度は0.5～1.0℃/dayの速度でゆっくり行い，35℃で1日慣らし期間を置いた後36℃までさらに復温する。復温によってICPの上昇を認める場合は復温を中止し，再度低体温にもっていく。復温期は代謝の正常化に伴って血管外から血管内へ血漿水分がリフィリングを起こし，温度上昇により活性化するサイトカインや気管支線毛運動の改善により，喀痰の急激な増加あるいは肺水腫を起こすことがあり，強制利尿による水分のマイナスバランス調整が必要になることがある。動物実験では，循環停止前に脳虚血の

ない場合には急激な復温でも脳障害は認められないが，虚血がある場合は急激な復温は脳障害を悪化させる[54]。また臨床例でも復温の速度は低体温療法の成績に影響すると報告[55]されていることから，復温は最も重要な期間となる。急激な復温はCO_2，アセチルコリンに対する血管反応性を悪化させ，循環と代謝の乖離は血管反応性が関係している可能性があるとの報告[56]もある。体温上昇によって脳ばかりでなく全身の代謝亢進が起こり，心拍出量との需給バランスが狂いやすい。特に低体温導入期から維持期にかけて血管内容量が不十分であると復温によって末梢血管拡張と循環血液プーリング容積が拡大してくるため，循環血液量を体循環にとられCVPが低下し血圧が不安定となり相対的に脳血流が不足しSjvo$_2$は低下する。大動脈置換術中の人為的循環停止後は復温中にNIRSモニターやSjvo$_2$が低下する場合がある[57]が，体外循環フローと血圧を上げ，復温をやめてモニター値の上昇を見てから再度ゆっくり復温している。同様に脳低体温療法の復温中は，タイミングを見極めてバランス管理に注意する。また，腸管運動改善と腸内細菌活性化によるbacterial translocationやサイトカインによる肺炎，全身性炎症反応症候群（systemic inflammatory response syndrome：SIRS）の発症に注意する。予防のために免疫強化として経管栄養剤を早期に開始する。

おわりに

脳低体温療法は虚血後脳蘇生に対して非常に有効な方法であるが，それ自体に高い危険性を併せ持った治療法である。虚血後の脳代謝に対する深い理解とモニターから得られるデータの正しい解釈，合併症に対する注意深い予防と治療経験を必要とする非常に高度な治療法である。救急医，集中治療医，麻酔科医，脳外科医，循環器科医と多くの専門医のみならず，看護師，理学療法士など医療スタッフによるチーム医療の集大成がこの治療を良い結果に導くと確信するものである。

■参考文献

1) Bernard SA, Gray TW, Buist MD, et al. Treatment of comatose survivors of out-of-hospital cardiac arrest with induced hypothermia. N Engl J Med 2002；346：557-663.
2) The Hypothermia After Cardiac Arrest Study Group. Mild therapeutic hypothermia to improve the neurologic outcome after cardiac arrest. N Engl J Med 2002；346：549-56.
3) Rosomoff HL. Protective effects of hypothermia against pathologic processes of the nervous system. Ann N Y Acad Sci 1959；80：475-86.
4) Rosomoff HL, Clasen RA, Hartstock R, et al. Brain reaction to experimental injury after hypothermia. Arch Neurol 1965；13：337-45.
5) Hayashi N, Hirayama T, Udagawa A, et al. Systemic management of cerebral edema based on a new concept in severe head injury patients. Acta Neurochir Suppl（Wien）1994；60：541-3.
6) Schwab S, Spranger M, Aschhoff A, et al. Brain temperature monitoring and modulation in patients with severe MCA infarction. Neurology 1997；48：762-7.
7) Fay T. Observations on generalized refrigeration in cases of severe cerebral trauma. Res Publ Assoc Nerv Dis 1945；24：611-9.
8) Busto R, Dietrich WD, Globus MY, et al. Small differences in intraischemic brain temperature

critically determine the extent of ischemic neuronal injury. J Cereb Blood Flow Metab 1987；7：729-38.
9) Busto R, Globus MY, Dietrich WD, et al. Effect of mild hypothermia on ischemia-induced release of neurotransmitters and free fatty acids in rat brain. Stroke 1989；20：904-10.
10) Clifton GL, Miller ER, Marion DW, et al. Lack of effect of induction of hypothermia after acute brain injury. N Engl J Med 2001；344：556-63.
11) Polderman KH. Application of therapeutic hypothermia in the ICU：Opportunities and pitfalls of a promising treatment modality. Intensive Care Med 2004；30：556-75.
12) 高橋慎一. 脳循環代謝に関する最近の知見：ニューロン-アストロサイト-微小循環のネットワーク. 慶應医学 2005；82：119-7.
13) Fox PT, Raichle ME. Focal physiological uncoupling of cerebral blood flow and oxidative metabolism during somatosensory stimulation in human subjects. Neurobiology 1986；83 February：1140-4.
14) Fox PT, Raichle ME, Mintun MA, et al. Nonoxidative glucose consumption during focal physiologic neural activity. Science 1988；241：462-4.
15) Prichard J, Rothman D, Novotny E, et al. Lactate rise detected by 1H NMR in human visual cortex during physiologic stimulation. Proc Natl Acad Sci U S A 1991；88：5829-31.
16) 内野博之, 黒田泰弘, 平林　剛ほか. 虚血性神経細胞障害の基礎的解明と臨床応用への展望. 日臨麻会誌 2007；27：1-26.
17) Silver IA, Erecin'ska M. Energetic demands of the N＋/K＋ ATPase in mammalian astrocytes. Glia 1997；21：35-45.
18) Itoh Y, Abe T, Takaoka R, et al. Fluorometric determination of glucose utilization in neurons *in vitro* and *in vivo*. J Cereb Blood Flow Metab 2004；24：993-1003.
19) 武田吉正, 森田　潔. 高気圧酸素療法. 坂部武史編. 脳保護・脳蘇生. 東京：克誠堂出版；2008. p.168-79.
20) Aaslid R, Lindegaard KF, Sorteberg W, et al. Cerebral autoregulation dynamics in humans. Stroke 1989；20：45-52.
21) Zonta M, Angulo MC, Gobbo S, et al. Neuron-to-astrocyte signaling is central to the dynamic control of brain microcirculation. Nat Neurosci 2003；6：43-50.
22) Harder DR, Alkayed NJ, Lange AR, et al. Functional hyperemia in the brain：Hypothesis for astrocyte-derived vasodilator metabolites. Stroke 1998；29：229-34.
23) Botteri M, Bandera E, Minelli C, et al. Cerebral blood flow thresholds for cerebral ischemia in traumatic brain injury. A systematic review. Crit Care Med 2008；36：3089-92.
24) Smith ML, Bendek G, Dahlgren N, et al. Models for studying long-term recovery following forebrain ischemia in the rat. 2. A 2-vessel occlusion model. Acta Neurol Scand 1984；69：385-401.
25) American Association of Neurological Surgeons. The joint section on neurotrauma and critical care. Guidelines for cerebral perfusion pressure. J Neurotrauma 2000；17：507-11.
26) Nagao S, Irie K, Kawai N. et al. The use of mild hypothermia for patients with severe vasospasm：A preliminary report. J Clin Neurosci 2003；10：208-12.
27) Schwab S, Georgiadis D, Berrouschot J, et al. Feasibility and safety of moderate hypothermia after massive hemispheric infarction. Stroke 2001；32：2033-5.
28) Nagao K, Hayashi N, Kanmatsuse K, et al. Cardiopulmonary cerebral resuscitation using emergency cardiopulmonary bypass, coronary reperfusion therapy and mild hypothermia in patients with cardiac arrest outside the hospital. J Am Coll Cardiol 2000；36：776-83.
29) Frank SM, Fleisher LA, Olson KF, et al. Multivariate determinants of early postoperative oxygen consumption in elderly patients：Effects of shivering, body temperature, and gender. Anesthesiology 1995；83：241-9.

30) Feldman Z, Kanter MJ, Robertson CS, et al. Effect of head elevation on intracranial pressure, cerebral perfusion pressure, and cerebral blood flow in head-injured patients. J Neurosurg 1992；76：207-11.
31) 土肥謙二, 有賀　徹. 脳外傷における脳低温療法の適応と実際. ICUとCCU 2003；27：733-41.
32) Marion DW. Controlled normothermia in neurologic intensive care. Crit Care Med 2004；32 Suppl：S43-5.
33) Shiozaki T, Hayakata T, Taneda M, et al. A multicenter prospective randomized controlled trial of the efficacy of mild hypothermia for severely head injured patients with low intracranial pressure. Mild Hypothermia Study Group in Japan. J Neurosurg 2001；94：50-4.
34) Schwab S, Georgiadis D, Berrouschot J, et al. Feasibility and safety of moderate hypothermia after massive hemispheric infraction. Stroke 2001；32：2033-5.
35) Henker RA, Brown SD, Marion DW, et al. Comparison of brain temperature with bladder and rectal temperatures in adults with severe head injury. Neurosurgery 1998；42：1071-5.
36) Rosner MJ, Rosner SD, Johnson AH, et al. Cerebral perfusion pressure：Management protocol and clinical results. J Neurosurg 1995；83：949-62.
37) Rumana CS, Gopinath SP, Uzura M, et al. Brain temperature exceeds systemic temperature in head-injured patients. Crit Care Med 1998；26：562-7.
38) Johshita H, Asano T, Hanamura T, et al. Effect of indomethacin and a free radical scavenger on cerebral blood flow and edema after cerebral artery occlusion in cats. Stroke 1989；20：788-94.
39) Matsui T, Basugi N, Asano T, et al. The effect of indomethacin on ischemic brain edema. A study using cat middle cerebral artery occlusion combined with recirculation. Neurol Med Chir(Tokyo)1984；24：5-12.
40) Aizawa H, Makita Y, Sumitomo K, et al. Edaravone diminishes free radicals from circulating neutrophils in patients with ischemic brain attack. Intern Med 2006；45：1-4.
41) Friberg H, Ferrand-Drake M, Bengtsson F, et al. Cyclosporin A, but not FK 506, protects mitochondria and neurons against hypoglycemic damage and implicates the mitochondrial permeability transition in cell death. J Neurosci 1998；18：5151-9.
42) Lei B, Popp S, Capuano-Waters C, et al. Lidocaine attenuates apoptosis in the ischemic penumbra and reduces infarct size after transient focal cerebral ischemia in rats. Neuroscience 2004；125：691-701.
43) Yoshimura S, Toyoda K, Ohara T, et al. Takotsubo cardiomyopathy in acute ischemic stroke. Ann Neurol 2008；64：547-54.
44) Goyagi T, Kimura T, Nishikawa T, et al. Beta-adrenoreceptor antagonists attenuate brain injury after transient focal ischemia in rats. Anesth Analg 2006；103：658-63.
45) Polderman KH. Application of therapeutic hypothermia in the ICU：Opportunities and pitfalls of a promising treatment modality—Part 2. Intensive Care Med 2004；30：757-69.
46) 武信洋平, 成冨博章. 脳温測定法. 脳と循環 2006；11：69-72.
47) 雅楽川聡, 林　成之. 脳低体温療法と生体防御機構. 新井達潤. 東京：真興交易医書出版部；1997. p.73-84.
48) Beale RJ, Bryg DJ, Bihari DJ. Immunonutrition in the critically ill：A systematic review of clinical outcome. Crit Care Med 1999；27：2799-805.
49) 林　成之. 重症脳障害の脳低体温療法とその進展. ICUとCCU 2006；30：260-8.
50) Van den Berghe G, Wouters P, Weekers F. et al. Intensive insulin therapy in critically ill patients. N Engl J Med 2001；345：1359-67.
51) 丹正 勝久, 白井邦博, 林　成之. 重症頭部外傷に対する脳低温療法中の輸液と栄養管理. 栄評治 2004；21：139-45.

52) NICE-SUGAR Study Investigators, Finfer S, Chittock DR, et al. Intensive versus conventional glucose control in critically ill patients. N Engl J Med 2009 ; 360 : 1283-97.
53) Resnick DK, Marion DW, Darby JM. The effect of hypothermia on the incidence of delayed traumatic intracerebral hemorrhage. Neurosurgery 1994 ; 34 : 252-5.
54) Nakamura T, Miyamoto O, Yamagami S, et al. Influence of rewarming conditions after hypothermia in gerbils with transient forebrain ischemia. J Neurosurg 1999 ; 91 : 114-20.
55) McIntyre LA, Fergusson DA, Hébert PC, et al. Prolonged therapeutic hypothermia after traumatic brain injury in adults ; A systematic review. JAMA 2003 ; 289 : 2992-9.
56) Suehiro E, Ueda Y, Povlishock JT, et al. Posttraumatic hypothermia followed by slow rewarming protects the cerebral microcirculation. J Neurotrauma 2003 ; 20 : 381-90.
57) Sapire KJ, Gopinath SP, Farhat G, et al. Cerebral oxygenation during warming after cardiopulmonary bypass. Crit Care Med 1997 ; 25 : 1655-62.

〔押富　隆，長谷　敦子〕

VIII

外科的気道確保の適応と実施法

心肺蘇生と外科的気道確保の適応

　外科的気道確保は，口腔あるいは鼻腔から咽頭を経て喉頭，気管へとつながる生理的気道を経ず，直接気管へ到達するための近道をつくることである．前頸部の組織損傷を伴い，重大な合併症を招来しうる侵襲的な手技であるため，その適応はほかの気道確保法が困難な場合あるいはほかの気道確保法では弊害がある場合となる．心肺蘇生での適応としては，緊急に気道確保を要するがほかの気道確保法が困難な場合あるいは蘇生後の呼吸管理において長期の気管挿管を避けたい場合などが考えられる．

1 緊急気道確保を目的とする場合

　心肺蘇生では一般に，循環の維持に重点が置かれるが，心停止の原因として気道や呼吸の問題が考えられる場合，早期に気道確保と換気，酸素投与を開始することが重要となる．下顎挙上，異物除去に努めてもフェイスマスクで換気ができず，口咽頭あるいは鼻咽頭エアウェイを挿入しても換気ができなければ，気管挿管やラリンジアルマスクなどの適応となるが，気管挿管もできない，ラリンジアルマスクなどの挿入もできない，挿入できても換気ができない場合，緊急に外科的気道確保が必要となる．重度の顔面外傷，口腔内の大量出血，喉頭の浮腫・腫脹・腫瘍などで，上気道からの気道確保が困難と判断される場合も同様である．この目的では一般に，輪状甲状膜穿刺・切開が推奨される．

2 呼吸管理を目的とする場合

　蘇生後，換気補助（肺酸素化能・二酸化炭素呼出能の低下，呼吸仕事量の増加に対して）と気道分離（嚥下機能・気道反射・咳嗽力の低下・消失に対して）を目的に，引き続き呼吸管理を行う場合は通常，経口あるいは経鼻気管挿管が必要となる．しかし，気管挿管が長期化すると，挿管経路の周囲組織に浮腫や潰瘍などの傷害を生じるようになる．そこで，気管挿管が長期化した場合（例えば1週間以上），あるいは長期化する可能性が高い場合は当初より，気管切開を行う．気管切開への移行は，気管挿管に伴う組織傷害を防ぐことのほかにも，表1に示すような呼吸管理上の種々の意義を有する[1]．長期呼吸管理を想定して，蘇生後にフェイスマスクあるいはラリンジアルマスクなどによる換気下で，気管挿管を経ずに気管切開を施行することも可能である．

外科的気道確保法の種類

　外科的気道確保法は一般に，輪状甲状膜穿刺・切開と気管切開に分けられる．しかし，セルジンガー法を用いて行う場合，輪状甲状膜穿刺・切開と気管切開の間に大きな手技

表1 経口・経鼻気管挿管から気管切開に移行する意義

1) 挿管経路（口唇，舌，鼻翼，喉頭など）の組織傷害を回避できる
2) 不快感が軽減する
　（→鎮静薬・鎮痛薬の減量・中止，自己抜管の危険性低下）
3) 気管内吸引，トイレットが容易になる
4) 気道抵抗，死腔が減少する
　（→人工呼吸器からの離脱促進）
5) チューブの固定が容易になる
　（→事故抜管の危険性低下）
6) 挿管経路の機能の維持・回復を図れる
　①発声ができる
　②痰の喀出ができる
　③嚥下ができる
　④口腔の清浄化が容易になる（vs. 経口挿管）
　⑤表情の表出ができる（vs. 経口挿管）
　⑥副鼻腔炎の合併を回避できる（vs. 経鼻挿管）

（森　正和, 工藤享祐. 経皮的気管切開法. 岡元和文編. エキスパートの呼吸管理. 東京：中外医学社；2008. p.51-6より一部改変引用）

上の差異はない。一方，輪状甲状膜穿刺・切開を行うキットや方法にはさまざまなものがあり，それぞれ異なる特徴を有しているため[2)3)]，これらを同じ括りの中で，あるいは代表例を1つ取り上げ論じることには無理がある。また，"－穿刺"，"－切開"，"－tomy"，"－stomy" などの用語は，本来の定義に基づいて正しく用いられているわけではなく，必ずしも手技の内容を表現していない[2)4)]。そこで，外科的気道確保法を気管へのアクセス経路，施行方法，カニューレ（チューブ）の3点から分類し，それぞれの特徴について整理してみる（図1）。

1 アクセス経路

前頸部には舌骨，甲状軟骨，輪状軟骨，気管があるが，気管へのアクセス経路には，経輪状甲状膜経路と経気管壁経路がある。経輪状甲状膜経路（輪状甲状膜穿刺・切開）は甲状軟骨-輪状軟骨間から，経気管壁経路（気管切開）は輪状軟骨-第1気管軟骨間あるいは第1気管軟骨以下の気管軟骨間（通常は第1気管軟骨以下の気管軟骨間）からアクセスする。誤って甲状軟骨上部からアクセスすると咽頭に通じる。

経輪状甲状膜経路のほうが経気管壁経路よりも皮膚から気道までの距離が短く，近くに大きな血管や神経がないため，緊急時には通常，経輪状甲状膜経路が選択される。経輪状甲状膜経路の場合，組織損傷が大きいと喉頭機能への影響や気道狭窄の発症が懸念されるため，太径のカニューレの挿入には向かないとされる。経気管壁経路は一般に，待期的に慎重に施行できる状況下で，太径カニューレを長期留置する目的で選択される。

```
アクセス経路            施行方法              カニューレ（内径）
                                   ┌─ セルジンガー法 ─┬─ ≦2～3mm
              ┌─ 経皮的方法 ─┤                    ├─ 4mm
経輪状甲状膜 ─┤              └─ 直接穿刺法  ─┴─ 5～6mm
（輪状甲状膜穿刺・
  切開）       └─ 外科的切開法 ─────────── ≦6～7mm

経気管壁 ─┬─ 経皮的方法 ── セルジンガー法 ── ～フルサイズ
（気管切開）└─ 外科的切開法 ──────────── ～フルサイズ
```

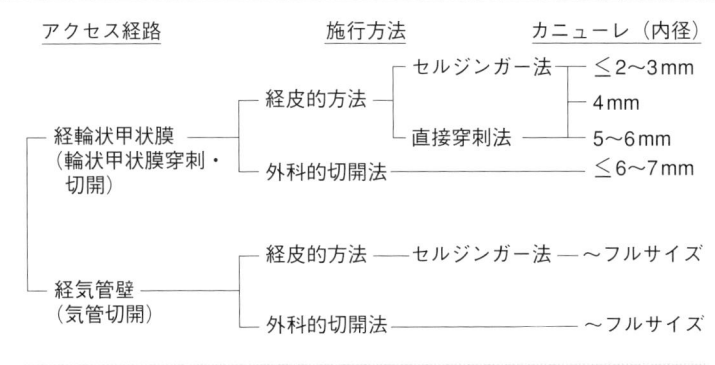

図1　外科的気道確保法の種類
（森　正和. 外科的気道確保. 麻酔科学レクチャー 2009；1：78-84 より引用）

2　施行方法

　経皮的方法と外科的切開法がある。経皮的方法にはセルジンガー法と直接穿刺法がある。セルジンガー法は穿刺孔にガイドワイヤを通してカニューレを誘導して挿入するもので，手順は中心静脈カテーテルなどの挿入時と同様である。直接穿刺法はカニューレを金属針とともに直接穿刺して挿入するもので，静脈内留置針の要領と同様である。外科的切開法は旧来のメスと鉗子を使って行う方法である。

　セルジンガー法は比較的安全，確実，簡便に施行でき，穿刺孔をダイレータで必要分だけ拡張できるため，挿入できるカニューレのサイズに制約がないという利点がある。しかし，手順が多くなるため，多少時間を要する。直接穿刺法は最短の時間でカニューレを挿入できる利点があるが，カニューレのサイズが大きくなるほどスキルを要するようになる。外科的切開法はキットがなくてもメスと鉗子があれば施行でき，挿入できるカニューレの種類やサイズに制約がないという利点があるが，経皮的方法に比べ組織損傷は大きくなる。

3　カニューレ（チューブ）

　カニューレはサイズから，内径2～3mm以下，4mm，5～6mm，フルサイズ（＞6mm）の4つに大別できる。内径2～3mm以下のカニューレは14Gや16Gの静脈内留置針のカニューレで代用できる。

　内径2～3mm以下の細径カニューレは，比較的容易に直接穿刺して挿入できる手軽さはあるが，気道としては抵抗が大きいため，成人ではジェット換気が必要になる（ボタンを押して高圧酸素の吹送を行う専用装置がある）。吸気は高圧によって行われるが，呼気は基本的には肺胸郭の弾性収縮力によって上気道から呼出されることになるため，上気道閉塞があるときは吸気操作のたびに気道内圧が上がり，血圧低下や圧外傷を生じる危険性がある。

　内径4mmのカニューレでは，ほぼ通常の陽圧換気が可能であり，当座の急場凌ぎとし

ては十分である。内径5〜6mm以上であれば，フルサイズのカニューレに近い換気が可能である。内径4mm以上のカニューレにはカフ付きのものがある。

　カニューレのサイズはアクセス経路の制約を受ける。経輪状甲状膜経路は緊急時の気道確保や酸素吹送，気管内分泌物の吸引の目的で選択されるが，喉頭機能への影響などを考慮すると，細径カニューレのほうが好ましいため，経輪状甲状膜経路で用いられるカニューレは，ふつう内径6〜7mmまでであり，経輪状甲状膜経路のキットでは，内径6mmのカニューレが最大である。緊急気道確保が目的ならば内径5〜6mmで十分だが，通常の人工呼吸管理ができるよう，より太径のカフ付きカニューレを経輪状甲状膜的に挿入するのであれば，外科的切開法によるか，例外的ではあるが，経皮的気管切開キットを用いることになる[5]。しかし，通常，そのような場合にはやはり，経輪状甲状膜経路ではなく経気管壁経路を選択する。

外科的気道確保法の選択

　外科的気道確保法の理想は，迅速，安全，確実，簡便に最小限の侵襲で施行でき，十分な換気量が得られる方法ということになるが，実際にはこれらの要件をすべて満たす方法はない[3]。したがって，それぞれの状況に応じて，各要件の優先性を考慮し，アクセス経路や施行方法，カニューレの種類を選択することになる。それぞれの状況とは，緊急性の有無・程度，前頸部の状態，上気道閉塞の有無・程度，期待する換気量，術者のスキル，準備・サポート体制，キットの有無などである。以下に，外科的気道確保法の一般的および例外的な選択の例を挙げる。

1 一般的な選択

　呼吸管理目的で待期的に行うのであれば，換気量を最優先し，喉頭機能への影響を考慮して，経路は経気管壁，カニューレはフルサイズのカフ付きカニューレとなるであろうが，方法は簡便性，低侵襲性を優先するのであればセルジンガー法，前頸部に腫瘍，腫脹などがあり，安全性，確実性を優先するのであれば，直視下で施行する外科的切開法となるかもしれない。

　緊急気道確保の目的では，経路については，換気量よりも迅速性，安全性，確実性などを優先することになるので，一般的には経輪状甲状膜経路，方法は迅速性の点では直接穿刺法や外科的切開法，安全性，確実性などの点からはセルジンガー法や細径カニューレを用いる直接穿刺法となるであろう。カニューレについては，迅速性，安全性，確実性，簡便性，低侵襲性の点からは細径であるほど穿刺操作上は有利かもしれないが，ジェット換気を要するような細径では，ジェット換気自体の安全性，確実性の問題も生じうる。換気量の点からは，太径ほど有利だが，セルジンガー法では穿刺孔の拡張操作が加わる分，迅速性の，直接穿刺法では安全性，確実性の問題が生じてくる。外科的切開法ならば，ある程度太径のカフ付きカニューレの挿入も可能であるが，経輪状甲状膜

経路ではサイズの制約がある。このように，緊急気道確保の目的で施行する外科的気道確保法は，経路の点では一般的に経輪状甲状膜経路となるが，施行方法とカニューレの選択はそれぞれの状況次第といえる。

2 例外的な選択

外科的気道確保法のうち，輪状甲状膜穿刺・切開は気道確保自体を目的とした緊急的施行，気管切開は長期呼吸管理を目的とした待期的施行に適する方法ではある。しかし，実際には，緊急気道確保を目的とした気管切開も慣れた術者ならば可能な場合もあろうし，小児では輪状甲状膜穿刺ではなく，外科的切開法による気管切開を選択すべき場合もあろう。逆に，呼吸管理を目的に気管切開チューブを輪状甲状膜から挿入しなければならないような症例もあろう。種々の臨床状況の中では，このような医師の裁量によるさまざまな例外的な選択がありうる。ただし，緊急気管切開については問題を生じる可能性がある。経皮的気管切開のキットの添付文書には，いずれも禁忌あるいは絶対的禁忌症例として緊急気道確保が挙げられている[6]。基本的に，医師には添付文書の遵守義務があるため，禁忌症例に適用するには，それなりの合理的理由が必要となる[1)6]。

輪状甲状膜穿刺・切開

1 各方法と特徴

輪状甲状膜穿刺・切開のキットには表2に示すとおり，種々のものがある。実際にわが国で施行できる方法を大別すると以下のようになる。

a. Patil®（Cook Medical）またはQuicktrach® I（VBM Medizintechnik）の2mmあるいは静脈内留置針（14G，16G）を直接穿刺してジェット換気（小児ではバッグ換気）

穿刺自体は簡便であるが，成人ではジェット換気を準備し，適切に設定を行う必要があるため，方法を十分理解しているスタッフのサポートが必要となる。また，先述のとおり，ジェット換気自体がうまくいかないおそれがある。

b. Quicktrach® Iの4mmまたはトラヘルパー®（トップ）を直接穿刺

外径が大きくなると穿刺時の抵抗も大きくなり，少しスキルを要するようになるが，迅速性の点では優れている。このサイズになれば，通常の陽圧換気もある程度可能である。トラヘルパー®では，呼吸回路との接続に工夫が必要となる。

c. Mini-Trach II®（Smiths Medical）またはMelker®（Cook Medical）の4 mmをセルジンガー法で挿入

少し手間がかかるが，穿刺針を正中に刺入でき，ダイレータやカニューレの挿入操作を円滑に進めることができれば，比較的安全で確実な方法である。

d. Mini-Trach II®を付属のメスで切開して挿入

イントロデューサの挿入時に気管外への迷入が起こりやすいので注意する必要がある[7]。

e. Melker®の6 mmをセルジンガー法で挿入

内径6 mmなので吸気抵抗はほとんど問題にならない。カニューレ挿入時の抵抗は多少大きくなる。

f. キットを使用せず，外科的切開法により内径5〜7 mmのカフ付き気管チューブ（気管切開チューブ）を挿入

キットがない場合や前頸部の解剖が分かりにくい場合，カフ付きの太径チューブを迅速に挿入したい場合などが適応になると思われる。英国のDifficult Airway Society（DAS）の気道管理ガイドラインでは，外科的輪状甲状膜切開の手技として"4-step technique"を紹介している[8]。これは，①輪状甲状膜の位置を確認し，②皮膚と輪状甲状膜を穿刺切開し（横切開），鈍的に拡張（例えば，メスの柄，鉗子またはダイレータで），③tracheal hookで輪状軟骨を尾側に牽引し，④6〜7 mmのカフ付き気管チューブあるいは気管切開チューブを挿入し，カフを膨らませる，というものである。

2 そのほかのキットと特徴

表2に示すように，わが国では市販されていないキットがいくつかある。以下に代表的なものを挙げる。

a. LifeStat®（French Pocket Airway），Wadhwa®（Cook Medical）

それぞれキーチェーン型，ペン型の器具で，常時携帯しやすいようになっている。院内外の緊急時に即時に対応できるよう考案されたもので，呼吸回路にも接続できるようになっている。Wadhwa®には，内径7 mm，長さ9.5 cmの鼻咽頭エアウェイも付属している。

b. Quicktrach® II（VBM Medizintechnik）

内径4 mmのQuicktrach® Iにカフが付いたもので，Quicktrach® Iと同様，直接穿刺法により挿入する。カフ付きカニューレとしては最小のものである。

c. Melker®-cuffed（Cook Medical）

内径5mmのカフ付きカニューレをセルジンガー法で挿入するキットで，カフなしのMelker®と同様，イントロデューサがダイレータの機能も兼ねている。カフは直径二十数mmまで膨らむ。わが国でも市販が予定されている。

d. Melker®-universal（Cook Medical）

カフ付きのMelker®に加え，外科的切開法のための器具も揃えたキットで，穿刺が困難な症例にも対応できるようになっている。メスによる輪状甲状膜切開後，切開口が閉じてしまわないよう輪状軟骨を前下方に引き上げるためのtracheal hookと切開口を拡張してカニューレの挿入を助けるTrousseau dilatorが付属している。

e. Pertrach®（Engineered Medical Systems）

成人用と3種の小児用がある。成人用は内径5.6mmのカフ付きカニューレ，小児用は内径3mm（6カ月〜1歳用），3.5mm（1〜4歳用），4mm（3〜10歳用）のカフなしカニューレを挿入できる。施行方法はユニークで，表2には"セルジンガー法変法"としているが，実際にはセルジンガー法と直接穿刺法の両方の要素を併せもつ。通常のセルジンガー法と同様，留置針（成人用は14G，小児用はいずれも17G）の穿刺後，カニューレを残し，前半部が細長いイントロデューサを通したカフ付きカニューレ（成人の場合）を（留置針の）カニューレに挿入する。縦割れする（留置針の）カニューレを取り除き，イントロデューサとカフ付きカニューレを押し進めた後，イントロデューサを抜去する。結局，イントロデューサの前半部がガイドワイヤの役割を兼ねるセルジンガー法の変法といえるが，留置針の穿刺操作が加わった直接穿刺法の変法ともいえる。生後6カ月からの小児も対象としているため，緊急輪状甲状膜切開のほか，緊急あるいは待期的気管切開も適応としている。

f. PCK-Portex®（Smiths Medical）

内径6mmのカフ付きカニューレを直接穿刺法で挿入するキットで，安全，確実に穿刺できるよう工夫されている。輪状甲状膜を穿通するまで押し上げられていた穿刺針内の鈍針が，穿通して抵抗がなくなることによりバネで押し下げられる。さらに進めると鈍針が輪状軟骨後壁に当たり，再び押し上げられる。この鈍針の動きを上部のインジケータでとらえることにより，カニューレ先端を確実に気道に到達させ，気管方向へ正しく押し進めることができるようになっている。DASが経皮的方法よりも外科的輪状甲状膜切開法を推奨するのは，セルジンガー法では時間を要し，直接穿刺法では太径カニューレの挿入が困難であるのに対し，外科的輪状甲状膜切開法では迅速にカフ付きの太径カニューレの挿入が可能なためである[8]。もし，このキットが十分臨床使用に耐えるものならば，外科的輪状甲状膜切開法に代わりうるものと思われる[2]。

表2　輪状甲状膜穿刺・切開キット

	サイズ	カフ	方法	日本での市販
PCK-Portex® cricothyroidotomy kit（Smiths Medical）	I.D. 6 mm	○	直接穿刺法	−
Pertrach®-Adult（Engineered Medical Systems）	I.D. 5.6 mm	○	セルジンガー法変法	−
Pertrach®-Pediatric（Engineered Medical Systems）	I.D. 3, 3.5, 4 mm	−	セルジンガー法変法	−
Melker® emergency cricothyrotomy catheter tray-universal（Cook Medical）	I.D. 5 mm	○	セルジンガー法 外科的切開法	−
Melker® emergency cricothyrotomy set‐cuffed（Cook Medical）	I.D. 5 mm	○	セルジンガー法	○予定
Melker® emergency cricothyrotomy catheter set（Cook Medical）	I.D. 3.5, 4, 6 mm	−	セルジンガー法	○
Mini-Trach II® Seldinger kit（Smiths Medical）	I.D. 4 mm	−	セルジンガー法	○
Mini-Trach II® kit（Smiths Medical）	I.D. 4 mm	−	穿刺切開法	○
Quicktrach® I（VBM Medizintechnik）	I.D. 1.5, 2, 4 mm	−	直接穿刺法	○
Quicktrach® II（VBM Medizintechnik）	I.D. 4 mm	○	直接穿刺法	−
トラヘルパー®（トップ）	I.D. 3, 3.5 mm	−	直接穿刺法	○
Arndt® emergency cricothyrotomy catheter set（Cook Medical）	9 Fr	−	セルジンガー法	−
Patil® emergency cricothyrotomy catheter set（Cook Medical）	I.D. 2, 3 mm	−	直接穿刺法	○
Emergency transtracheal airway catheter（Cook Medical）	I.D. 2 mm	−	直接穿刺法	−
Ravussin® jet ventilation catheter（VBM Medizintechnik）	16, 14, 13 G	−	直接穿刺法	−
LifeStat® emergency airway device（French Pocket Airway）	I.D. 3 mm	−	直接穿刺法	−
Wadhwa® emergency airway device（Cook Medical）	9 Fr	−	直接穿刺法	−

3 キットの使用例（Mini-Trach II® Seldinger kit，図2）

　上述のとおり，輪状甲状膜穿刺・切開に分類されるキット，方法にはさまざまなものがあり，唯一最良の選択は不可能であるが，わが国で使用でき，比較的簡便で用途が広く，臨床での実地トレーニングの機会もありうると思われるMini-Trach II® Seldinger kitを使用例として取り上げる。これは，内径4mm，外径5.4mm，長さ9cmのカフなしカニューレを挿入するキットで，緊急気道確保のほか，気管内分泌物の吸引や酸素吹送，換気補助の目的にも使用される。

a. 輪状-甲状軟骨間の同定と皮膚切開（図2-①）

- 可能ならば肩にタオルなどを入れ，頭頸部を伸展させる。
- 甲状軟骨と輪状軟骨を触知して，輪状-甲状軟骨間を同定する。

　（補足）喉頭隆起を触知して甲状切痕が確認できたら，それを尾側に辿ると前方に突出する輪状軟骨の上縁に当たる。輪状-甲状軟骨間は輪状軟骨上縁頭側のくぼみとして同定できる。緊急に外科的気道確保が必要になるような患者は往々にして猪首であったり，頭頸部の後屈が不可能であったりする。このような場合，喉頭軟骨の位置関係を同定しにくくなり，甲状軟骨の上縁を輪状軟骨の上縁と，奥に触れる舌骨を甲状軟骨の下端と間違えることがあるので注意する。

- 前頸部を消毒し，余裕があれば局所浸潤麻酔を行う。
- 輪状-甲状軟骨間の皮膚を1cm弱，縦または横切開する。

b. 輪状甲状膜穿刺（図2-②）

- Tuohy針に生食か局所麻酔薬を入れたシリンジを取り付け，ベベルが尾側に向くようにして，垂直に輪状-甲状軟骨間を穿刺する。

　（補足）上気道狭窄などでtracheal tugを生じ，輪状-甲状軟骨間の動きが大きく速いとき，穿刺が困難となる。このような場合は，喉頭の動きが束の間停止する呼気時にタイミングを合わせて穿刺するとよい[9]。

- 空気を吸引して，Tuohy針が正しく刺入されたことを確認する。

　（補足）粘稠な分泌物が貯留している場合，空気の逆流を確認できないことがある。Tuohy針が輪状甲状膜を貫通した感触があっても空気の逆流がない場合は，ガイドワイヤが抵抗なく入るか確認してもよい[9]。

c. ガイドワイヤの挿入（図2-③，④）

- シリンジを外し，Tuohy針にガイドワイヤを挿入する。

　（補足）挿入の際，Tuohy針の針先を少し尾側に向けていないと，ガイドワイヤが頭側に進むことがある。また，ガイドワイヤの先端は柔軟に成形されているが，Mini-trach II®の場合，いったんケースから出してしまうと両端ともストレートのため，触れないかぎり，いずれが本来の先端部か見ただけでは区別できなくなる[7]。硬性端から挿入すると

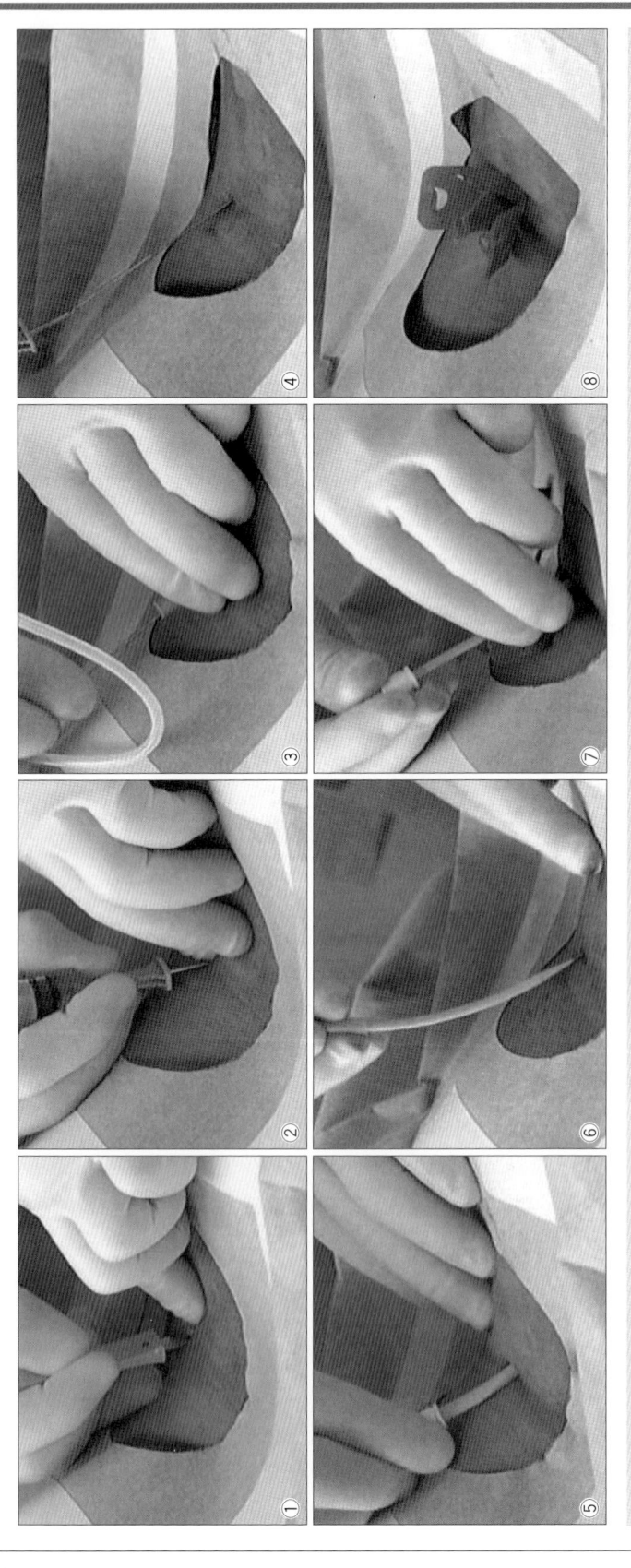

図2 Mini-Trach II® Seldinger kit (Smiths Medical) の手順

①皮膚切開
②輪状甲状膜穿刺
③ガイドワイヤの挿入
④ガイドワイヤを残し、穿刺針を抜去
⑤ダイレータによる拡張
⑥イントロデューサとカニューレの挿入
⑦カニューレを残し、ガイドワイヤとイントロデューサを抜去
⑧挿入終了

(森 正和. 外科的気道確保. 麻酔科学レクチャー 2009；1：78-84 より一部改変引用)

気管壁を貫通し，縦隔を経て肺まで達しうる。初回挿入時も念のため，先端が柔軟であることを確認したほうがよい。

・ガイドワイヤを残して，Tuohy針を抜去する。

（補足）ガイドワイヤの挿入長に留意する必要がある。次に挿入するイントロデューサの先端部は鋭いので，ガイドワイヤの挿入長が不十分な場合，気管膜性部を損傷するおそれがある。少し深めに挿入しておく。

d. ダイレータによる拡張（図2-⑤）

・ガイドワイヤに沿ってダイレータを挿入しながら，穿刺孔を拡張する。

（補足）拡張時，ダイレータには少し力を加える必要がある。ただし，ガイドワイヤの走行に沿って力を加えないと穿刺孔を拡張できず，ガイドワイヤも屈曲し，癖がついてしまう。ダイレータの挿入方向が正しいかどうかは，ガイドワイヤを抜き差しして抵抗のないことを確認することで分かる[7]。

e. イントロデューサとカニューレの挿入（図2-⑥）

・イントロデューサを通したカニューレを一体として，ガイドワイヤに沿って挿入する。

（補足）ダイレータで穿刺孔を拡張しているので，イントロデューサ部分は抵抗なく挿入できるが，カニューレの挿入時には多少の力を要する。抵抗が大きいのはカニューレの外径が5.4mmであるのに対し，ダイレータの外径が5.3mmしかないことと，イントロデューサからカニューレへの移行部の段差が大きいことが原因である[7]。英文の添付文書には"挿入時に捻りを加えたり，再度ダイレータで拡張したりすると挿入しやすくなる"との説明があるが，それでも抵抗はある。

f. カニューレの留置（図2-⑦，⑧）

・カニューレを押さえながら，イントロデューサとガイドワイヤを一緒に抜去する。
・カニューレを付属のテープで固定するか，縫合糸で皮膚に固定する。

経皮的気管切開

1 キットの種類

わが国で市販されている経皮的気管切開キットは，Ciaglia法とGriggs法の2法に大別できる。いずれもセルジンガー法を応用したもので，穿刺孔の拡張にダイレータを用いるのがCiaglia法，特殊鉗子を用いるのがGriggs法である。Ciaglia法のキットには，Ciaglia Blue Rhino®（Cook Medical），ネオパーク®（日本シャーウッド），ULTRAperc®（Smiths Medical），Griggs法には，Percutaneous Tracheostomy Kit（Smiths Medical）が

ある。

2 キットの使用例（ネオパーク®，図3）

a. 準備

- 鎮静薬，鎮痛薬などを投与し，100％酸素で換気を行う。
- 仰臥位にして肩枕を入れ，頭頸部を伸展させる。
- 口腔，咽頭，気管，胃内を吸引しておく。
- 内視鏡を準備しておく。
- 喉頭鏡を用いて直視下に，気管チューブをカフが声門直下に位置するところまで抜いてくる。

（補足）声門を直視下に確認することができない場合，気管チューブを不用意に動かすと事故抜管も起こりうるので，内視鏡による観察下で慎重に行うようにする。

- 甲状軟骨，輪状軟骨，胸骨頸切痕を同定し，気管切開口が第1-2または第2-3気管軟骨間になることを想定しながら，皮切線の位置を確認する。

（補足）腕頭動脈や右総頸動脈が気管前部を横・斜走していることがある。気管切開口がこれらの動脈に近いと操作中にこれらの動脈を損傷する危険があることはもちろん，気管腕頭動脈瘻など致死的合併症を生じるおそれもある[7]。通常，これらは視診，触診で分かるが，エコーやCTで確認しておいてもよい。

- 前頸部を消毒しドレープをかけ，局所浸潤麻酔（エピネフリン含有）を行う。

b. 皮膚切開（図3-①）

- 気管切開チューブの外径より少し長めに横または縦切開する。

（補足）横切開のほうが気管切開チューブ抜去後の瘢痕は目立たない。気管を触知しにくく，皮膚切開を延長する可能性がある場合や前頸静脈を避けたい場合には，縦切開のほうが都合がよい[1]。

c. 組織剥離（図3-②）

- 気管前壁を触知できるよう，鉗子で組織を剥離する。

（補足）通常，左右の胸骨舌骨筋，胸骨甲状筋間を分け入っていく必要まではない。気管が深い位置にある場合には，筋鈎が必要な場合もある。

d. 気管穿刺（図3-③）とカニューレの留置（図3-④）

- 内視鏡を気管チューブに挿入し，内腔を確認しながら，シリンジを接続した留置針で気管前壁を穿刺する。

（補足）気管穿刺の前に，気管チューブを声門直下まで抜いておくことが一般的であるが，声門から穿刺部までの距離のほうが，気管チューブのカフ近位端からチューブ先端までの距離よりも長いとはかぎらない[1,7]。したがって，内視鏡で穿刺の様子を確認するため，あるいはカフ損傷を避けるために，さらに気管チューブを抜いてくる必要がある

場合もある．この際，カフが声門上に逸脱し，換気不全や事故抜管が起こるおそれがあるが，すぐに内視鏡下で再挿管できるともかぎらない．そこで，挿管困難や重症呼吸不全の症例の場合，必ずしも内視鏡の併用を必要としないのであれば，気道確保と換気の維持を最優先に考え，カフ損傷を避けるために，先端が気管分岐部直上に位置するよう気管チューブを深く押し入れておくという方法もありうる[7)10)]．

・ガスを吸引できることを確認した後，カニューレを留置する．

e. ガイドワイヤの挿入（図3-⑤）とカニューレの抜去（図3-⑥）

・ガイドワイヤを挿入し，カニューレを抜去する．

f. 1次ダイレータによる拡張（図3-⑦）

・1次ダイレータをガイドワイヤに被せ，穿刺孔を拡張した後，ガイドワイヤを残して抜去する．

g. 2次ダイレータによる拡張（図3-⑧）

・2次ダイレータ（表面を水で湿らせると潤滑性を発現）をガイディングカテーテルと組み合わせてガイドワイヤに被せ，穿刺孔をさらに拡張した後，ガイドワイヤを残して抜去する．

（補足）ガイドワイヤの走行に沿って力を加えないと穿刺孔を拡張できず，ガイドワイヤは屈曲し癖がついてしまう．ときどき，ガイドワイヤを抜き差しして抵抗のないことを確認する（ガイドワイヤの抜きすぎに注意）．

h. オブチュレータと気管切開チューブの挿入（図3-⑨，⑩）

・オブチュレータとガイディングカテーテルを通した気管切開チューブをガイドワイヤに被せ，一体として気管内に挿入する．

（補足）オブチュレータまでは抵抗なく挿入できるが，気管切開チューブに移行する際に大きな抵抗がある．抵抗はオブチュレータと気管切開チューブとの段差のためだが，挿入時の過大な力は気管軟骨や気管膜性部の損傷につながる[1)7)]．挿入時の抵抗が強い場合は，ガイドワイヤを抜き差しして，挿入方向が正しいことを確認する．挿入できない場合は無理な力を加えず，2次ダイレータで再拡張を図る．

i. 気管切開チューブの留置（図3-⑪，⑫）

・気管切開チューブを残して，ほかのオブチュレータ，ガイディングカテーテル，ガイドワイヤを抜去する．
・カフに空気を入れ，気管切開チューブと呼吸回路を接続し，換気できることを確認した後，気管チューブを抜去する．
・気管切開チューブを縫合糸で皮膚に固定する．

（補足）付属のネックホルダーで固定するようになっているが，少なくとも7日間は，事故・自己抜去が起こった場合，気管切開口がすぐに狭小化して再挿入が困難になるお

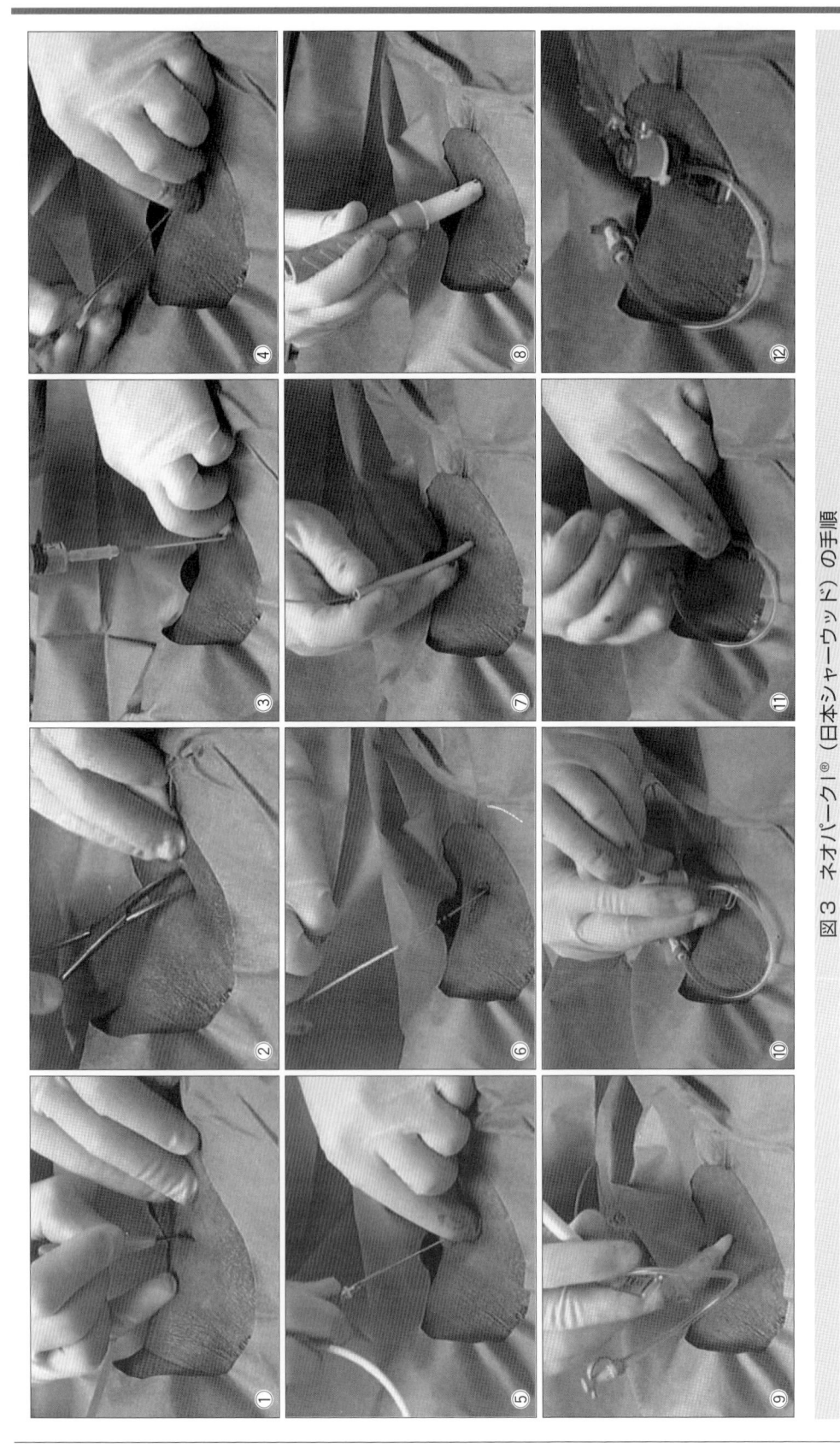

図3 ネオパーク®(日本シャーウッド)の手順

①皮膚切開，②組織剥離，③穿刺，④カニューレの留置，⑤ガイドワイヤの挿入，⑥ガイドワイヤを残し，カニューレを抜去，⑦1次ダイレーターによる拡張，⑧2次ダイレーターによる拡張，⑨⑩オプチュレーターと気管切開チューブの挿入，⑪気管切開チューブを残し，ほかを抜去，⑫挿入終了

それがあるため，確実に固定しておく必要がある。

■参考文献
1) 森　正和, 工藤享祐. 経皮的気管切開法. 岡元和文編. エキスパートの呼吸管理. 東京：中外医学社；2008. p.51-6.
2) 森　正和. 麻酔科医に必要な外科的気道確保法. 日臨麻会誌 2008；28：85-92.
3) 森　正和. 外科的気道確保. 麻酔科学レクチャー 2009；1：78-84.
4) 森　正和, 野口隆之. 抜管後の呼吸困難：麻酔科医による外科的気道の確保. LiSA 2001；8：1076-9.
5) Mori M, Fujimoto J, Iwasaka H, et al. Emergency percutaneous dilatational cricothyroidotomy after failed intubation. Anaesth Intensive Care 2002；30：101-2.
6) 森　正和, 野口隆之. 経皮的気管切開キットの添付文書情報における問題点. 麻酔 2007；56：1104-10.
7) 森　正和, 野口隆之. 経皮的気管切開と輪状甲状膜切開：その手技と問題点. 日集中医誌 2007；14：289-97.
8) Henderson JJ, Popat MT, Latto IP, et al. Difficult Airway Society guidelines for management of the unanticipated difficult intubation. Anaesthesia 2004；59：675-94.
9) 森　正和. 経皮的外科的気道確保. 岩崎　寛, 野口隆之, 福田和彦編. 麻酔手技上達のコツ. 東京：南江堂；2006. p.337-42.
10) Mori M, Kira S, Noguchi T. Tracheal tube position during percutaneous tracheostomy. Anaesth Intensive Care 2008；36：911.

（森　正和）

IX

周術期の虚血性脳卒中の予防，診断，治療

はじめに

周術期に起こる虚血性脳卒中は，頻度は低いもののひとたび発生した場合の死亡率は極めて高いため，周術期管理の安全性を脅かす重大な因子の一つである。ことに全身麻酔下の患者では脳機能のモニタリングは困難であり，診断はもちろんのこと予防さえも容易ではないことから，周術期における虚血性脳卒中の克服は現状では極めて困難な課題であると考えられる。

本章では周術期における虚血性脳卒中の疫学，発生機序，リスク因子，予防，診断，治療などについて述べる。さらに近年進歩しつつある脳モニタリング機器の有用性，限界などについても，詳しく説明する。

疫　学

1 周術期の虚血性脳卒中

周術期には虚血性脳卒中のリスクが高まると考えられている。1960～1984年にわたってミネソタ州ロチェスター在住の虚血性脳卒中患者1,455人を調査した研究[1]では，発症直前の30日間手術を受けていた患者の割合が4.1％であり，コントロール群として設定した同年齢・同姓の1.2％に比べて有意に高いことが示された。Larsenら[2]は同様に，一般手術後の脳卒中の頻度は0.2％で，同一期間における同一地域の年齢をマッチさせた対照群の約6倍になると報告している。周術期は手術や麻酔のみならずベッド上での安静や薬物投与，種々の検査が課せられる特殊な環境であり，複合的な要因によってリスクが高まると考えられる。

周術期の脳卒中は死亡率が26％と，非周術期の場合（15％）に比べて高くなることが示されている[3]。死亡原因としては周術期初期では脳梗塞に伴う脳浮腫や頭蓋内圧亢進，晩期では誤嚥，肺炎，敗血症などが挙げられる[4]。

2 一般手術における頻度

心臓外科手術および内頸動脈内膜剥離術（carotid endarterectomy：CEA）などを除く一般外科手術では，周術期虚血性脳卒中の発生率は心臓外科に比べて低い。血管手術と頭頸部手術では高い傾向にあるが，その他はおおむね1％以下である（表1）。半結腸切除術，股関節全置換術，肺葉・区域切除術を受けた37万人以上の成人患者を含むデータベースを用いた最近の研究[7]では，虚血性脳卒中の発生率はそれぞれ0.7％，0.2％，0.6％であった。65歳以上の高齢者では，頻度はそれぞれ1.0％，0.3％，0.8％と高くなった。虚血性脳卒中は発生した場合の死亡率はそれぞれ31.1％，12.0％，32.6％であり，脳

表1　非心臓手術における周術期虚血性脳卒中の頻度とリスク因子

文献	発表年	対象患者（術式）	頻度	リスク因子
5	1980	血管手術	3.1％	
2	1988	一般手術	0.2％	過去の脳血管病変，心疾患，末梢血管病変，高血圧
3	1993	一般手術，血管手術	0.08％	高血圧，喫煙，過去の神経学的徴候，心電図の異常リズム
6	1993	頭頸部手術	4.8％	
7	2009	頭頸部手術	0.2～0.7％	高齢，女性，糖尿病，心房細動，心不全，脳卒中の既往，腎疾患，弁疾患

卒中が発生しない場合に比べて有意に死亡率が高くなることが示された。

3 リスクの高い手術における頻度

　一般的には心臓手術，血管手術，脳手術を受ける患者において，虚血性脳卒中のリスクが高いと考えられている。心臓手術ではおおむね1～6％（表2）と報告されており，しかも虚血性脳卒中が発生した場合の死亡率は1年で33％，5年で53％[15]と高い。冠動脈バイパス術（coronary artery bypass graft：CABG）とCEAの組み合わせでは，脳梗塞の発生率が15.4％と極めて高い[15]。Salazarら[15]によると，虚血性脳卒中が心臓術後に発生した場合の長期的予後の予測因子としては，梗塞のタイプ，クレアチニン上昇，長時間に及ぶ人工心肺，術後の覚醒遅延，術後の集中治療に要した時間が挙げられている。

　表3にCEAにおける周術期虚血性脳卒中の発生頻度を示した。症候の有無によって頻度がやや異なり，症候性では7％程度にもなる。虚血性脳卒中として術後に診断されないまでも，術中に種々のモニターで異常が感知される割合はさらに高く，CEAではおおむね20％程度となる[28)29)]。

4 発生時期

　周術期の脳卒中は術中よりも術後に起こることが多い。一般外科手術では，術中の発症が17％に対して術後発症は83％という報告[4]がある。一般手術を対象としたLarsenら[2]の報告では，術後の神経学的合併症は術後5～26日と比較的遅い時期に発生している。

　心臓大血管手術では覚醒を待たずに集中治療部へ搬送されることが多いため，いつ脳卒中が発生したかの厳密な判断は難しい。Salazarら[15]によると74％の患者では脳卒中が手術当日に，91％の患者で3日以内に明らかになっている。CABG後の患者で心房細動が脳虚血に先行する場合には，脳虚血は平均術後6日で発生するという報告[19]もある。

表2 心臓手術における周術期虚血性脳卒中の頻度

文献	発表年	対象手術	患者数	頻度
5	1980	CABG	170人	4.7%
8	1983	CABG	421人	5.2%
9	1992	CABG	2,000人	2.8%
10	1996	CABG（CEA同時手術を含む）	1,835人	2.5%
11	1996	CABG	2,417人	3.2%
12	1997	CABG	456人	5.7%
13	1999	CABG, 弁手術	2,972人	1.6%
14	1999	CABG, 弁手術など	4,941人	3.4%
16	2001	CABG単独手術（4枝未満）	16,528人	2.0%
15	2001	CABG, 弁手術, 大動脈手術, 心移植など（CEAを含む）	5,971人	3.6%
17	2003	CABG	33,062人	1.61%
18	2003	心臓手術（詳細不明）	2,972人	1.6%
19	2004	オンポンプCABG	2,630人	2.0%
20	2008	CABG	744人	1.1%
20	2008	オフポンプCABG	447人	0.0%
21	2008	CABG	7,145人	1.2%
21	2008	オフポンプCABG	5,667人	2.0%

CABG：冠動脈バイパス手術, CEA：内頸動脈内膜剥離術

表3 内頸動脈内膜剥離術における周術期虚血性脳卒中の頻度

文献	発表年	対象患者（術式）	頻度
22	1995	CEA（非症候性）	2.3%
23	1998	CEA（症候性）	2.1%
24	1998	CEA（症候性）	6.6%
25	1999	CEA	5.5%
26	2003	CEA（症候性）	7.1%
27	2007	CEA（局所麻酔下）	1.2%

CEA：内頸動脈内膜剥離術

周術期脳虚血の発生機序

1 低灌流と血栓・塞栓

　頸動脈の閉塞や狭窄は脳血流量低下の原因となりうる。特に手術中に薬物や出血によって血圧や心拍出量が低下しているときは，脳虚血のリスクが高まるものと考えられる。われわれはラットにおいて片側頸動脈を結紮し，大量出血を模して脱血することで低灌流に基づく脳虚血を作製した[30)31)]。病変の規模や進展は，脱血の強さ（目標血圧）と脱血時間によって異なることが，磁気共鳴画像（magnetic resonance imaging：MRI）

を用いた経時的モニタリングによって示された。

　実際の臨床においては，どのような機序で虚血性脳卒中が発生したのかを知るのは容易ではないため，いくつかの傍証を組み合わせて機序を推測せざるをえないことが多い。過去の報告ではコンピュータ断層撮影（computed tomography：CT）やMRIを用いた脳病変領域の描出，および心エコーを用いて左房内血栓の有無から検討したものなどが見られる。一般手術では42％が心源性の塞栓によるもので，そのうち1/3の症例で心房細動を合併していたという報告[4]がある。

2 術後の過凝固状態（hypercoagulability）

　凝固因子，血小板数，血小板機能，線維素溶解活性の変化によって，術後に凝固能が亢進することが知られている[32)33]。さらにフィブリノゲンの増加や赤血球の変形能が低下することと関連して，術後に血液の粘性が増すことが示されている。これらの因子が直接ではないにしても，間接的に脳虚血の原因になっている可能性がある。

3 心臓大血管手術における虚血性脳卒中

　術後の画像診断から心臓手術における虚血性脳卒中の発生機序について調べた研究[15]では，重複はあるものの塞栓（大血管閉塞）が83％，低灌流状態が24％であった。CABG後に脳卒中に陥った388人を対象にした研究[34]では，塞栓が62.1％と最も多く，低灌流（8.8％），ラクナ梗塞（3.1％），血栓（1.0％）が続いた。そのほか，心臓手術後の急性脳梗塞の原因の大部分が塞栓によるという報告は多い[13)35)～38]。

　心臓手術中の塞栓の原因として，大動脈遮断やカニュレーションといった大動脈の操作を挙げることができる。送血管から大動脈壁に吹きつける血流の影響も塞栓の原因となりうる。空気や血小板やトロンビンの凝集塊が人工心肺の送血回路のフィルタをすり抜け，脳塞栓の原因となっている可能性もある[39]。さらに開心術，特に左心系が関与するものでは，気泡や血栓などが脳へ飛ぶリスクが高くなる。

4 CEAにおける虚血性脳卒中

　CEAでは周術期の虚血性脳卒中の発生頻度が症候性では最大約7％と高い（表3）が，その内訳としては多くが塞栓によるもので，頸動脈の一過性の血流遮断に基づく脳の低灌流が原因となるものはわずか20％程度と考えられている[22)40)41]。

　CEAの麻酔管理において，Unoら[28]は脳の低灌流が起こっている指標として表4に示した各項目を挙げている。これらの所見が見られた場合，血圧や心拍出量を高めるような治療が効果的である可能性がある。

表4　CEAにおいて脳の低灌流を疑う所見

（1）頸動脈血流遮断後に術中モニターが異常を感知した場合
（2）経頭蓋ドプラーが塞栓のシグナルを感知しなかった場合
（3）シャント造設によって術中モニターの所見が改善している場合
（4）術中の手術側頸動脈のデジタルサブストラクション血管造影で血管開存性が良好である場合
（5）術後の拡散強調画像で新しい病変の所見がない場合
（6）術後の磁気共鳴血管造影で手術側内頸動脈の開存性が良好な場合

（Uno M, Suzue A, Nishi K, et al. Hemodynamic cerebral ischemia during carotid endarterectomy evaluated by intraoperative monitoring and post-operative diffusion-weighted imaging. Neurol Res 2007 ; 29 : 70-7 より引用）

5 奇異性塞栓症（paradoxical embolism）

　空気や血栓，脂肪などの塞栓子が静脈から右心系に流入すると，多くの場合は肺循環で捕捉されるが，卵円孔が開存している場合はそれを介して動脈系に到達することがある。卵円孔開存の頻度は年齢によって異なり20〜34％[42]とされているが，いずれの世代においても卵円孔開存が原因不明の脳梗塞と関連があることが指摘されている[43,44]。

　股関節全置換術を受けた23人の患者を対象に，術中に経頭蓋ドプラーで中大脳動脈血流をモニターしたところ，8人の患者で1〜200個の塞栓子の信号が得られたという研究[45]がある。経食道心エコーを用いて心腔内に多数の塞栓子を証明した研究[46]があることから，動脈系で認められる塞栓子は肺循環を通過したか，開存する卵円孔を通過したものと考えられる。股関節全置換術後に脳梗塞が発生した患者で，繰り返し心エコー検査を行うことにより，卵円孔開存が証明されたという症例報告[47]がある。一方で卵円孔開存がないことが証明されている患者においても股関節手術によって脳，心臓，腎に脂肪塞栓が引き起こされた事例[48]があることから，卵円孔開存がなくても肺循環を介して動脈系に塞栓子が到達する可能性は否定できない。

リスク因子

1 高　齢

　加齢によって，脳卒中の発生率は上昇する。英国での人口1,000人あたりの初回脳卒中の年間発生率は，55〜64歳では2.2〜3.5％に対し，65〜74歳では4.9〜8.9％，75〜84歳では9.6〜24.2％と高くなった[49]。周術期における脳卒中の頻度が加齢によって高まるのは，動脈硬化，高血圧，心房細動などの不整脈を合併するためであると考えられている。

2 腎疾患

腎疾患が周術期虚血性脳卒中のリスク因子となる理由としては，腎疾患の合併によって動脈硬化が促進されること[50]が想定されている．さらに透析患者においては，輸液投与を控えめにすることで低血圧に陥りやすくなることが関与しているかもしれない．

3 弁疾患

弁疾患を合併する患者では，異常な弁自体が塞栓形成の原因となっていること，弁が原因で心拍出量が低下することで脳灌流が低下する可能性があることが挙げられる．手術のために抗凝固療法を中止せざるをえないこと，術後は一般に凝固亢進状態にあることから，弁疾患患者ではいっそう虚血性脳卒中のリスクが高まる傾向にある．

4 心房細動

50歳代以降は加齢に伴い，心房細動の頻度が急激に高まる．心房細動の患者では洞性リズムの患者に比べて，脳血栓塞栓症のリスクが5倍になるといわれている．多くの臨床研究の結果から，ワルファリンでプロトロンビン時間-国際標準比（prothrombin time-international normalized ratio：PT-INR）を2.0～3.0に厳密に維持することで出血をコントロールしつつ脳卒中の予防に役立てることができることが示されている[51]．一方，日本循環器学会のガイドラインによるワルファリン投与におけるPT-INRの目標値は，70歳未満では2.0～3.0，70歳以上では1.6～2.6と低めになっているので，注意が必要である[52]．

5 心臓手術におけるリスク因子

表5に示すとおり，心臓手術を受ける患者の虚血性脳卒中のリスク因子が多数知られている．まず，脳卒中の既往自体は周術期における新しい脳卒中のリスクであり，特に女性では強いリスク因子となることが示されている[18]．動脈硬化や血管病変はリスクとなりうるが，頸動脈雑音は必ずしも有意なリスク因子とは見なされない[5,56,57]ので注意が必要である．

心臓手術直後には神経学的な問題が起こらなくても，術後しばらくしてから脳卒中に陥る可能性があるため，術後早期および遅発性に起こる脳卒中のリスク因子を別々に解析している研究[13]もある．Hogueら[13]によると脳卒中の既往が周術期に新たに発生する予測因子としては最も強く，発生の時期（早期か遅発性か）に依存しない．また，心臓手術後に周術期虚血性脳卒中が発生した場合の院内死亡率は，早期の脳卒中では41％と遅発性の場合（13％）よりも高いことが示されている．女性で周術期虚血性脳卒中の頻度が高いことはHogueら[13]によって初めて示されたが，CABGよりもむしろ弁手術にお

表5　心臓手術における周術期虚血性脳卒中のリスク因子

リスク因子	文献
患者因子	
高齢	9, 11, 12, 14, 16, 17, 53
女性	13*, 13**, 17
合併症	
糖尿病	11, 12, 13**, 16, 17, 18*
高血圧	12, 14, 16
心房細動	10, 13**, 16
洞性リズムの欠如	54
不安定狭心症	11
腎機能障害	14, 16, 17
心機能低下	16, 17, 54
低心拍出量	13**, 18*
既往歴	
虚血性脳卒中の既往	9, 10, 11, 12, 13*, 13**, 14, 16, 18
CABGの既往	11
心筋梗塞後の狭心症	10
（最近の）心筋梗塞	9, 16, 54
肺疾患の既往	11
血管系病変	
血管病変	10, 11, 17, 53
頸動脈病変	16
頸動脈雑音	12
上行大動脈の動脈硬化性病変	10, 13*, 13**, 18*
手術関係	
緊急手術	17
人工心肺時間	9, 10, 12, 13*, 14
大血管修復手術	14
再手術	54
術中の血行動態	
拡張期高血圧	53
肺動脈拡張期高血圧	53
薬物関係	
強心薬の使用	10, 14
気管支拡張薬	14
利尿薬	14

　文献13では術後早期および遅発性に起こる脳卒中のリスク因子を分けて解析しているため，それぞれ13*，13**と示した．
　文献18では男女別にリスクを評価しており，女性のみのリスクを18*とした．

いてその傾向が強い．

予　防

1 内頸動脈内膜剝離術（CEA）

　虚血性脳卒中のリスクが高い手術では，術式を理解し，手術のどの段階で脳虚血が発生するリスクが特に高くなるかを把握する必要がある。例えばCEAでは周術期の虚血性脳卒中の発生頻度が最高7％（表3）と高いが，その内訳としては多くが塞栓によるもので，頸動脈の一過性の血流遮断に基づく脳の低灌流が原因となるものはわずか20％程度と考えられている[22)40)41)]。シャントを造設することで血流低下は防ぐことはできるが，シャント造設自体が手術操作を妨げ，逆に内膜の解離，空気塞栓，血栓形成といった合併症のリスクを増すことが指摘されている。したがって，現在では，適切なモニタリングによって虚血のリスクが高い患者をとらえたうえでシャントを用いるべきであると考えられている[57)58)]。

2 冠動脈バイパス術〜人工心肺を避けることの是非〜

　オフポンプ冠動脈バイパス術（off-pump coronary artery bypass grafting：OPCABG）では人工心肺そのものによる合併症，および上行大動脈へのカニュレーションや大動脈クランプに伴う合併症を避けることができることから，従来の人工心肺を用いる冠動脈バイパス術（conventional CABG：CCABG）に比べて転帰を改善させることができる可能性がある。1990年代後半からOPCABGが世界的に増えてきたことに伴い，OPCABGの採用が虚血性脳卒中の頻度に与えた影響について，メタ解析も含めて数多くの研究が行われてきた。OPCABGがCCABGに対して優位であるかどうかについての結果はさまざまであるが，OPCABGが統計学的に勝っているという報告は少ない。

　ランダムに患者をOPCABGとCCABGに分けた研究のみを対象としたメタ解析[59)]では，術後脳卒中のみならず心筋梗塞の発生率や死亡率にも差が生じなかった。同様にランダム化研究を対象にしたParolariら[60)]によるメタ解析でも，術後脳卒中や心筋梗塞を含めた複合的なエンドポイントに，群間で差が認められなかった。術後脳卒中などの頻度についてOPCABGの優位性を認めたとするメタ解析もある[61)]が，この研究ではランダム化されていない研究が多く含まれている点に注意が必要である。

　早期および長期の転帰をそれぞれ調べた研究[20)21)]では，いずれも術後早期の脳卒中の発生率はOPCABGで低かったが，長期的には有意な差がない[21)]かむしろ悪くなった[20)]ことが示されている。転帰の悪化の原因は明らかにされていない[20)]が，この研究では死亡率や再入院率もOPCABG群で高いことから，OPCABGの手術自体がCCABGに比べて技術的に困難なことと関連があるのかもしれない。

　術野エコーを用いて上行大動脈を観察し，広範なアテローム性動脈硬化が見られる場合は，積極的にOPCABGを選択することで術後の虚血性脳卒中の発生頻度を減少させる

ことができる可能性がある[62]。脳へプラークを飛ばさないようにするために、グラフトとして内胸動脈を選択するなど上行大動脈に操作を加えない技法（no touch technique）も有用かもしれない。

3 リスク因子の制御

　リスク因子を制御することも、周術期虚血性脳卒中の予防に役立つ可能性があるかもしれない。オンポンプCABG後の患者で術後虚血性脳卒中に陥った患者の1/3では心房細動が先行していたという報告[19]があることから、術中の左心耳閉鎖術[63]や術後の抗凝固薬投与が有効である可能性がある。

　リスク制御の試みのうち、必ずしも好結果には結びついていないものもある。例えばメタ解析によってβ遮断薬を含む抗不整脈薬が心臓手術中の心房細動の発生を減らすことが示されている[64]が、その一方でβ遮断薬によって非心臓手術における心房細動のリスクは減ったものの周術期脳卒中のリスクはむしろ高まったとする報告[65]もある。β遮断薬によって血圧を下げたことが示唆されており、投与量にも注意する必要があると考えられる。

モニター機器

　全身麻酔下の手術では脳虚血に伴う症状が隠されてしまうため、診断はモニター所見に負うところが大きい。正確な診断のためには、各モニター機器の原理や有用性、限界に関する知識が欠かせない。以下に、現在臨床で使用可能なモニターを挙げる。

1 脳　波

　脳波は脳皮質の自発的電気活動を頭皮上の電極から記録し、解析するものである。脳血流や酸素供給の変化に伴い、脳波も変化することが知られている。ヒトの平均脳血流は50ml/100g/minであるが、22ml/100g/min程度の軽度低灌流では神経症状は見られず脳波にも変化は生じない。しかしさらに血流が低下すると脳波の電位の低下と徐波化（α波・β波の減少とδ波の出現）が見られ、7〜15ml/100g/minでは平坦化する。脳血流が10ml/100g/min未満では速やかに脳波が平坦化するが、10〜18ml/100g/minでは脳波の変化に時間がかかることがある。

　手術中の脳波モニタリングの利点として非侵襲的であり、連続的かつリアルタイムのモニターが可能であること、脳血流の変化と強い相関を示すことが挙げられる。一方でその短所として、膨大な量のデータを扱わなければならないこと、熟練が必要なこと、アーチファクトや電気的ノイズの影響を受けやすいこと、皮質下の活動を反映しないこと、術前から存在する神経学的障害、麻酔深度、血圧変化、薬物濃度、体温低下の影響を受けることなどが知られている。

2 経頭蓋ドプラー

　経頭蓋ドプラーを用いることで，直接脳血流を測定することはできないものの，側頭窓（temporal window）を通して中大脳動脈の流速を測定することができる。中大脳動脈血流速度の変化は脳血流量の変化と相関がある[66]ため，経頭蓋ドプラーで間接的に脳血流量の変化をモニターすることが可能である。ガスや粒状物質が超音波を強く反射するため，経頭蓋ドプラーで塞栓子の検知や定量化を行うこともできる。エアと撹拌した生理食塩液を末梢静脈から投与し，右心系から左心系へ飛来する微小気泡を脳動脈で検出することにより，奇異性塞栓症の原因となる右左シャント疾患の診断を行うことが可能である。

　経頭蓋ドプラーの利点として，非侵襲的で連続的なモニターが可能なことなどが挙げられる。脳血流の変化を速やかにとらえられるため，頸部血管手術や心臓手術で有用である。一方でその限界として，測定者によって値がばらつきうること，側頭骨の骨密度低下などのために特に高齢・女性・アジア人では血流信号を検知できない患者がいる[67]こと，再現性が乏しいこと，$Paco_2$や麻酔薬によって脳血流速度が変わるために脳虚血の閾値として血流速度の絶対値を設定しにくいこと，プローブの固定が難しく手術中にずれてしまうことがあることなどが挙げられている。

3 脳酸素飽和度モニタリング

　近赤外線スペクトルを用いた脳酸素飽和度モニタリングは，酸化ヘモグロビンが還元ヘモグロビンに比べて波長の短い赤色光（600～750 nm）はより少なく，波長の長い赤外光（850～1,000 nm）はより多く吸収することを原理としている。図1のように前額部に光源と受光部が2か所あるセンサーを貼りつけると，近赤外線は頭蓋骨を透過しバナナ形の経路をとりつつ受光部に届く。浅い組織を通った光は光源から近い受光部に，深い組織を通った光は遠い受光部に届くので，両者の差をとることで脳以外を通過した信号は抑制され，脳ヘモグロビン酸素飽和度を測定することが可能になる。脳においては動脈血（15％）よりも静脈血（85％）のほうが多いので，脳酸素飽和度は主に静脈血の酸素飽和度の影響を受けており，脳の酸素需給バランスを反映するものとなっている。

　健康ボランティアで測定した脳酸素飽和度の正常値は71±6％[68]，心臓手術を受ける患者における脳酸素飽和度のベースライン値は67±10％[69]と，いずれも個人間のばらつきが大きい。そのため脳酸素飽和度の異常値の目安として簡便で単一の閾値を設定することが難しく，手術室で利用する際にはあらかじめ麻酔導入前に患者のベースライン値を測定しておくことが必要となる。脳虚血の発生を示唆する目安（閾値）として，ベースライン値が50％以上の場合は20％減，50％未満の場合は15％減の値[70]を用いるのが便利であるように思われる。

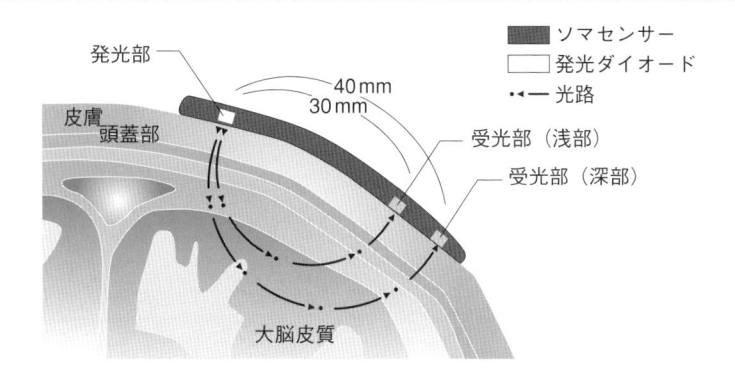

図1 INVOS（エドワーズライフサイエンス社）におけるrSO₂の測定原理
脳組織のrSO₂をより正確に求めるためにソマセンサーでは受光部を2つ設置し，バナナ形に進む2つの信号成分のうち深部のシグナルから浅部のシグナルを引くことによって頭蓋骨や頭皮などの不要な成分のシグナルを取り除いている。

4 体性感覚誘発電位（somatosensory evoked potential：SEP）

　体性感覚誘発電位（SEP）とは末梢神経を刺激することによって感覚伝導路や大脳感覚皮質で誘発される電位のことであり，伝導路は末梢神経，脊髄後索，内側毛帯，視床，大脳皮質感覚野と考えられている．脳波モニタリングほどの準備の煩雑さはなく，SEPモニタリングでは電極を4つしか必要としない．

　電位高の減少，潜時の延長，波形のゆがみは脳虚血の可能性を示唆する所見であり，CEAにおいてはシャント造設の必要性を示唆するものである．一方で頸動脈遮断後にSEPの波形が維持されている場合は，適切な側副血流の存在を意味する．

　SEPモニタリングを用いてCEAにおいて血流遮断に伴う脳虚血を検知するには，基準電極を前額部Fpzに置き，術側が右頸動脈であれば左正中神経刺激を行い右頭部（C4'）で導出する．左頸動脈の手術では右正中神経を刺激し，左頭部（C3'）で導出する（図2）．虚血の判定には，N20-P25の潜時と振幅の変化の観察が有用である．局所麻酔下でN20-P25の波形変化を調べた研究では，30％の電位減少が脳虚血徴候の出現と関連することが示されている[71]．一方，全身麻酔下では脳虚血の出現を予測するには，全身麻酔薬が波形自体に影響するため，45％の電位減少を閾値とすることが適当と考えられている[72]．

5 頸動脈断端圧（stump pressure）

　頸動脈断端圧の測定は簡便で安価であり，特別な器具や人員を必要としない利点がある．断端圧と遠位総頸動脈圧の比（stump index）を脳低灌流の指標として用いることもある．頸動脈断端圧はCEAにおいて広く用いられているが，シャントを必要とする患者を選別するための閾値に関して十分な合意が得られておらず，25 mmHg[73]から70 mmHg[74]まで研究者によってさまざまな値が提唱されている．一方，断端圧測定に関

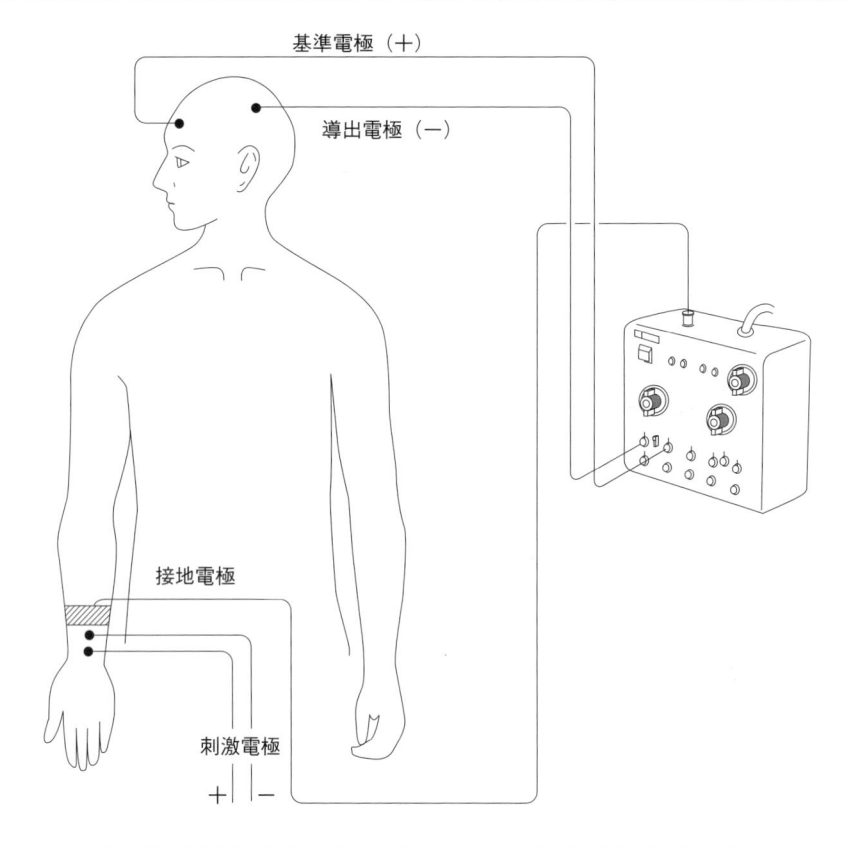

図2 体性感覚誘発電位（皮質SEP）測定の際の電極の位置
導出電極（−）：頭頂と外耳孔を結ぶ線上で頭頂から7cm下方，2cm後方の点（Shagassの点），基準電極（+）：前額部（Fpz），接地電極（E）：手首，刺激電極：手関節部（正中神経）
〔"日本光電ME講座　ニューロシリーズ（Ⅳ）体性感覚誘発電位検査の手引き"より許可を得て引用〕

する欠点として，患者を連続的にモニターすることができないことに加え，針を穿刺する際に血栓や血餅を粉砕して脳血栓をもたらすリスクがあることが知られている。

診　断

　区域麻酔での手術や全身麻酔からの覚醒後では，意識障害，四肢の麻痺，構語障害などの症状から，虚血性脳卒中を診断することができる。一方，全身麻酔においては上記の症状を隠してしまうため，種々のモニタリングが必要となる。前述したように各モニターにはそれぞれ限界があるため，いくつかのモニター機器の所見を組み合わせて診断するのが一般的である。
　どのモニターが全身麻酔下の患者の脳虚血を正確にとらえるかについては，特にCEAを受ける患者を対象として多くの研究が行われている（表6）。浅部および深部頸神経叢

表6　内頸動脈内膜剝離術中の脳虚血のモニターの精度

文献	モニター（指標）	閾値	敏感度	特異度	PPV	NPV
	《脳波》					
27	徐波化，電位高減少	50%	59%	99%	86%	96%
	《経頭蓋ドプラー》					
75	中大脳動脈血流速度最低値	25 cm/sec	100%	69%		
75	中大脳動脈血流速度変化率	48%	100%	86%		
76	平均中大脳動脈血流速度	10 cm/sec	80%	97%	75%	98%
76	平均中大脳動脈血流速度	70%減少	80%	96%	71%	98%
77	平均中大脳動脈血流速度	10 cm/sec	100%	100%		
57	平均中大脳動脈血流速度	70%減少	83%	96%	71%	98%
	《NIRS》					
75	rSO_2（最低値）	59	100%	47%		
75	rSO_2（変化率）	20%	83%	83%		
78	rSO_2（変化率）	20%	80%	82%	33%	97%
	《頸動脈断端圧（収縮期圧または平均圧）》					
75	平均圧	40 mmHg	100%	75%		
57	収縮期圧か平均圧か不明	50 mmHg	100%	83%	40%	100%
76	収縮期圧	25 mmHg	33%	96%	55%	91%
76	収縮期圧	50 mmHg	89%	82%	41%	98%
79	収縮期圧	40 mmHg	88%	90%	42%	99%
27	平均圧	40 mmHg	57%	97%	78%	93%
27	平均圧	50 mmHg	30%	99%	91%	76%
	《体性感覚誘発電位》					
75	N20-P25 波形	50%	82%	57%		
71	N20-P25 波形	30%減少	89%	100%		

TCD：経頭蓋ドプラーを用いた中大脳動脈血流速度モニタリング，NIRS：近赤外分光法，CEA：内頸動脈内膜剝離術，PPV：positive predictive value，NPV：negative predictive value

　ブロック下に意識を残したままCEAを行い，術中の脳虚血症状と各種モニターのデータの関連を調べた研究[75]がある。これによると，経頭蓋ドプラーを用いた中大脳動脈血流速度測定および近赤外分光法を用いた脳内酸素飽和度測定は，ともに高い精度で脳虚血をとらえることができたが，それぞれ最低値よりもベースラインと比較した変化率のほうが有意に精度が高かった。ただし21％の患者では技術的な困難からモニターできなかったことから，経頭蓋ドプラーは必ずしも実際的ではないと結論されている。一方，最も精度が低いのは，体性感覚誘発電位モニタリングだった。

　近赤外線を用いた脳酸素飽和度モニタリングは，多くの研究において鋭敏度，特異度ともに高い。しかし陰性反応適中度が97.4％と高い一方で，陽性反応適中度が33.3％と低いことを指摘する研究[78]もある。すなわち，rSO_2の低下が20％未満の場合は脳虚血に

陥っている可能性は低いが，20％以上低下した場合であっても必ずしも脳虚血状態であるとはかぎらない。

　全身麻酔下にCEAを受けた317人の患者でSEPをモニターし術後の神経学的所見と照らし合わせた研究[80]では，SEPが異常を示さなかった患者では神経学的な異常が起こらなかったことが示されている。すなわち頸動脈クランプ後のSEPを分析することで，シャントを造設する必要のない患者を見出すことができる可能性がある。これは異常所見を見出すのではなく，正常所見を高い精度でとらえている点で興味深い。

　CEAを全身麻酔下に受けた患者176人の脳波を調べ，術後の虚血性脳卒中との関連を調べた研究[81]では，偽陰性を呈した事例はなかったものの，偽陽性率が91％と高かったことが示されている。すなわち，脳波を構成する8〜15 Hzの成分の減弱やδ波の活動亢進といった脳波上の異常が必ずしも虚血を反映しているとはかぎらないことが示唆された。同様に局所麻酔下でCEAを受ける患者を対象にした最近の研究[27]では，脳波で虚血を検知しえたのは59.4％のみで，偽陽性が1.0％，偽陰性が40.6％だった。Hansら[27]はこの偽陰性率の高さに関しては，説明が困難であるとしている。

　全身麻酔下でCEAを行う場合の脳灌流モニタリングにおいて最も重要なのは，シャントを必要とする患者を見逃さないようにすることである。どのようなモニターであっても，理想的には偽陰性率をゼロにするような閾値の設定が要求される。しかし現状ではそのような理想的なモニターは存在しないため，神経学的障害を術後に起こさないようにするには，局所麻酔下に患者の神経学的所見を見ながら手術を行うのが最も有力である。この場合は，手術と逆側の手を握らせたり簡単な命令に言葉で答えさせることで，容易に神経学的所見を評価できる。

治　　療

　麻酔中に種々のモニターが異常を感知した場合や神経学的後遺症を伴って麻酔から患者が覚醒した場合には，治療方針を速やかに決定しなければならないことから，特にCEA後においては原因を推測することが極めて重要となる[82]。これは必ずしも容易ではないが，塞栓よりもむしろ脳の低灌流が疑われる場合には，輸液や昇圧薬の投与によって血圧を正常あるいはやや高めに保つことが理にかなっているように思われる。術後の拡散強調画像で神経学的後遺症の責任病変が見つからなければ，その後の経過で症状の改善が期待される。一方で塞栓が原因として疑わしい場合は，血栓溶解療法や再手術が必要になることがある[83]。

　手術直後の患者では出血が懸念されることから経静脈的な組織プラスミノゲン活性化因子（tissue plasminogen activator：tPA）の投与は禁忌であるが，血栓破砕を目的とした閉塞部における選択的動脈内投与（局所線溶療法）は選択肢に入りうる。周術期に脳卒中が発症し，6時間以内に経動脈的に血栓溶解薬を投与したところ，80％の患者で責任血管の再開通が得られ，38％の患者ではほとんど後遺症が残らなかったという報告[84]がある。

虚血性脳卒中の病態生理

1 コアとペナンブラ

　脳虚血病変が梗塞へと進展する複雑な過程を理解するには，コア（core）およびペナンブラ（penumbra）の概念は欠かせない。脳血栓塞栓症のように一部の脳血管が閉塞した場合だけでなく，大量出血などが原因で脳が全体的に低灌流に陥った場合でも，脳のあらゆる領域が同時に梗塞に進展するわけではなく，一般的には虚血が重篤な領域と比較的に軽度な領域とが混在する。虚血病変の中心部にあって虚血が重度な領域をコア[85]，その周囲を取り囲む軽度な領域をペナンブラと呼ぶ[85,86]。実際にはコアとペナンブラの間に明確な境界線が存在するわけではなく，また両者を区別する明確な定義があるわけでもない。コアにおいてはエネルギー代謝が障害されており[87] 虚血病変は不可逆的な状態であるが，一方，ペナンブラは機能的には障害されているもののエネルギー代謝は維持されており[85,87]，回復可能な領域であると考えられている。

2 拡散強調画像とADCマップ

　拡散強調画像はMRIのシーケンスの一種で，水分子の拡散運動を画像化したものである。T1あるいはT2強調画像やCTではとらえることができない超早期の脳虚血病変の画像化が可能であるため，拡散強調画像は超急性期の脳梗塞診断に非常に有用であり[88,89]，今日では臨床で広く用いられている（図3）。

　虚血によって脳組織のアデノシン三リン酸（adenosine triphosphate：ATP）が枯渇するとNa$^+$/K$^+$-ATPaseポンプの機能が障害され，細胞毒性浮腫の形成により細胞外から細胞内へ水やナトリウムの流入が起こる[90,91]。細胞外では水分子の拡散運動は比較的自由だが細胞内では制限を受けるため，細胞内水分量の割合が増えることで全体として見かけの拡散運動が低下することになる。以上から脳虚血の超早期において，拡散強調画像では虚血領域の信号強度が相対的に高くなる。この時点では組織における水分量は増えていないので，T2強調画像では虚血領域の信号強度は変化しない。

　拡散強調画像の組み合わせから，各ピクセルにおける見かけの拡散係数（apparent diffusion coefficient：ADC）を計算で求め，ADCマップとして再構成することもできる[92]。ADC値が低い（例えば500×10^{-6} mm^2/sec以下）領域の大きさを計算することで，虚血（細胞毒性浮腫）領域の進展を非侵襲的かつ連続的に評価することが可能になる。

3 不可逆的な傷害を避けるための工夫

　一過性に虚血に陥ったとしても，速やかに血流が回復することで脳組織は不可逆的な傷害を受けずにすむ。不可逆的に傷害を受ける（梗塞に陥る）かどうかは，虚血の重篤

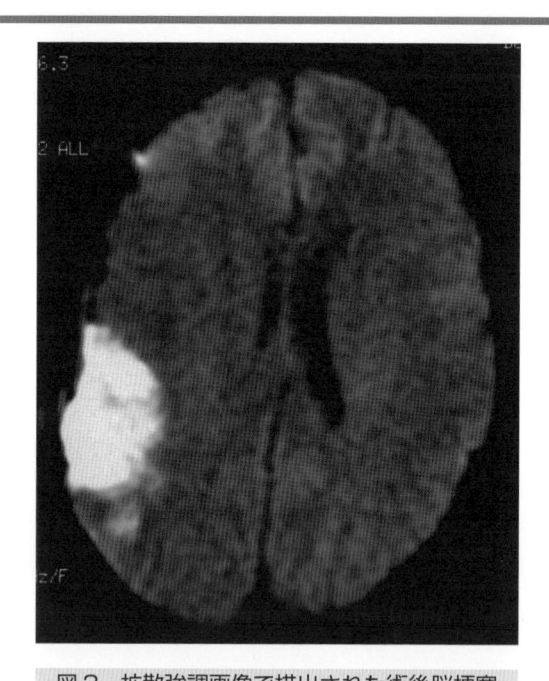

図3 拡散強調画像で描出された術後脳梗塞
30歳代，女性。モヤモヤ病に対して右側の間接的血行再建術が施行された。全身麻酔からの覚醒は良好であったが覚醒直後より左手指のしびれを訴え，翌日の拡散強調画像で右頭頂葉・側頭葉に高信号領域（梗塞巣）が確認された。虚血部位は広範であったが症状は回復し，術後15日目に遺残症状なく独歩退院となった。

度（ADCの低下の大きさ）と時間の長さによって決まる。例えばADCが300×10^{-6} mm^2/sec程度まで低下しても一過性であれば回復するが，軽度の低下でも時間が長くなればADC値は徐々に低下し，やがては梗塞に陥る。ラットの片側頸動脈閉塞モデルを用いたわれわれの実験[93]では，広範な低灌流状態に陥ったとしてもフェニレフリンを用いて一過性に脳血流を高めることで，回復させることができた。ほんの短時間であっても脳血流を回復させることが，ペナンブラ領域を梗塞に陥らせないようにするうえで重要であることが示唆された。

今後の展望

現状では全身麻酔下または術後鎮静下の患者における虚血性脳卒中の発生を正確に検知することは困難であり，治療の開始を遅らせる最大の原因となっている。この課題を克服するにはモニタリング機器の発達に負うところが大きく，今後のテクノロジーの進歩に期待したい。

【謝辞】東京医科歯科大学医学部附属病院脳神経外科/成相直先生，仲川和彦先生，エドワーズライフサイエンス株式会社/黒井英樹様，日本光電株式会社/三田村将史様には資料ならびに情報の提供をいただきました。

■参考文献

1) Wong GY, Warner DO, Schroeder DR, et al. Risk of surgery and anesthesia for ischemic stroke. Anesthesiology 2000；92：425-32.
2) Larsen SF, Zaric D, Boysen G. Postoperative cerebrovascular accidents in general surgery. Acta Anaesthesiol Scand 1988；32：698-701.
3) Parikh S, Cohen JR. Perioperative stroke after general surgical procedures. NY State J Med 1993；93：162-5.
4) Hart R, Hindman B. Mechanisms of perioperative cerebral infarction. Stroke 1982；13：766-72.
5) Turnipseed WD, Berkoff HA, Belzer FO. Postoperative stroke in cardiac and peripheral vascular disease. Ann Surg 1980；192：365-8.
6) Nosan DK, Gomez CR, Maves MD. Perioperative stroke in patients undergoing head and neck surgery. Ann Otol Rhinol Laryngol 1993；102：717-23.
7) Bateman BT, Schumacher HC, Wang S, et al. Perioperative acute ischemic stroke in noncardiac and nonvascular surgery. Anesthesiology 2009；110：231-8.
8) Breuer AC, Furlan AJ, Hanson MR, et al. Central nervous system complications of coronary artery bypass graft surgery：Prospective analysis of 421 patients. Stroke 1983；14：682-7.
9) Tuman KJ, McCarthy RJ, Najafi H, et al. J Thorac Cardiovasc Surg 1992；104：1510-7.
10) D'Agostino RS, Svensson LG, Neumann DJ, et al. Screening carotid ultrasonography and risk factors for in coronary artery surgery patients. Ann Thorac Surg 1996；62：1714-23.
11) Newman MF, Wolman R, Kanchuger M, et al. Multicenter preoperative stroke risk index for patients undergoing coronary artery bypass graft surgery：Multicenter Study of Perioperative Ischemia（McSPI）Research Group. Circulation 1996；94(9 Suppl)：II74-80.
12) McKhann GM, Goldsborough MA, Borowicz LM, et al. Predictors of stroke risk in coronary artery bypass patients. Ann Thorac Surg 1997；63：516-21.
13) Hogue CW, Murphy SF, Schechtman KB, et al. Risk factors for early or delayed stroke after cardiac surgery. Circulation 1999；100：642-7.
14) Almassi GH, Sommers T, Moritz TE, et al. Stroke in cardiac surgical patients：Determinants and outcome. Ann Thorac Surg 1999；68：391-8.
15) Salazar JD, Wityk RJ, Grega MA, et al. Stroke after cardiac surgery：Short- and long-term outcomes. Ann Thorac Surg 2001；72：1195-202.
16) Stamou SC, Hill SC, Dangas G, et al. Stroke after coronary artery bypass：Incidence, predictors, and clinical outcome. Stroke 2001；32：1508-13.
17) Charlesworth DC, Likosky DS, Marrin CAS, et al. Development and validation of a prediction model for strokes after coronary artery bypass grafting. Ann Thorac Surg 2003；76：436-43.
18) Hogue CW, De Wet CJ, Schechtman KB, et al. The importance of prior stroke for the adjusted risk of neurologic injury after cardiac surgery for women and men. Anesthesiology 2003；98：823-9.
19) Lahtinen J, Biancari F, Salmela E, et al. Postoperative atrial fibrillation is a major cause of stroke after on-pump coronary artery bypass surgery. Ann Thorac Surg 2004；77：1241-4.
20) Li Y, Zheng Z, Hu S. Early and long-term outcomes in the elderly：Comparison between off-

pump and on-pump techniques in 1191 patients undergoing coronary artery bypass grafting. J Thorac Cardiovasc Surg 2008 ; 136 : 657-64.
21) Puskas JD, Kilgo PD, Lattouf OM, et al. Off-pump coronary bypass provides reduced mortality and morbidity and equivalent 10-year survival. Ann Thorac Surg 2008 ; 86 : 1139-46.
22) Executive Committee for the Asymptomatic Carotid Atherosclerosis Study. Endarterectomy for asymptomatic carotid artery stenosis. JAMA 1995 ; 273 : 1421-8.
23) Barnett HJ, Taylor DW, Eliasziw M, et al. Benefit of carotid endarterectomy in patients with symptomatic moderate or severe stenosis. North American symptomatic carotid endarterectomy trial collaborators. N Engl J Med 1998 ; 339 : 1415-25.
24) European Carotid Surgery Trialists' Collaborative Group. Randomized trial of endarterectomy for recently symptomatic carotid stenosis : Final results of the MRC European carotid surgery trial (ECST). Lancet 1998 ; 351 : 1379-87.
25) Ferguson GG, Eliasziw M, Barr HW, et al. The North American symptomatic carotid endarterectomy trial : Surgical results in 1415 patients. Stroke 1999 ; 30 : 1751-8.
26) Rothwell PM, Eliasziw M, Gutnikov SA, et al. Analysis of pooled data from the randomized controlled trials of endarterectomy for symptomatic carotid stenosis. Lancet 2003 ; 361 : 107-16.
27) Hans SS, Jareunpoon O. Prospective evaluation of electroencephalography, carotid artery stump pressure, and neurologic changes during 314 consecutive carotid endarterectomies performed in awake patients. J Vasc Surg 2007 ; 45 : 511-5.
28) Uno M, Suzue A, Nishi K, et al. Hemodynamic cerebral ischemia during carotid endarterectomy evaluated by intraoperative monitoring and post-operative diffusion-weighted imaging. Neurol Res 2007 ; 29 : 70-7.
29) Pendrini L, Tarantini S, Cirelli MR, et al. Intraoperative assessment of cerebral ischemia during carotid surgery. Int Angiol 1998 ; 17 : 10-41.
30) Ishikawa S, Yokoyama K, Kuroiwa K, et al. Apparent diffusion coefficient mapping predicts mortality and outcome in rats with intracerebral haemodynamic disturbance : Potential role of intraoperative diffusion and perfusion weighted magnetic resonance imaging to detect cerebral ischemia. Br J Anaesth 2002 ; 89 : 605-13.
31) Ishikawa S, Yokoyama K, Makita K. The evolution of cerebral ischemia in a rat model of complete unilateral carotid artery occlusion with severe hypotension as detected by diffusion-, T2-, and postcontrast T1-weighted magnetic resonance images. J Neurosurg Anesthesiol 2006 ; 18 : 37-46.
32) Barnett HJ. Platelet and coagulation function in relation to thrombotic stroke. Adv Neurol 1977 ; 16 : 45-71.
33) Ygge J. Changes in blood coagulation and fibrinolysis during the postoperative period. Am J Surg 1970 ; 119 : 225-32.
34) Likosky DS, Marrin C, Caplan LR, et al. Determination of etiologic mechanisms of strokes secondary to coronary artery bypass graft surgery. Stroke 2003 ; 34 : 2830-4.
35) Barbut D, Caplan LR. Brain complications of cardiac surgery. Curr Probl Cardiol 1997 ; 22 : 449-80.
36) Libman RB, Wirkowski E, Neystat M, et al. Stroke associated with cardiac surgery : Determinants, timing, and stroke subtypes. Arch Neurol 1997 ; 54 : 83-7.
37) Hise JH, Nipper ML, Schnitker JC. Stroke associated with coronary artery bypass surgery. AJNR Am J Neuroradiol 1991 ; 12 : 811-4.
38) Ricotta JJ. The approach to patients with carotid bifurcation disease in need of coronary artery bypass grafting. Semin Vasc Surg 1995 ; 8 : 62-9.
39) Brooker RF, Brown WR, Moody DM, et al. Cardiotomy suction : A major source of brain

lipid emboli during cardiopulmonary bypass. Ann Thorac Surg 1998 ; 65 : 1651-5.
40) Horsch S, De Vleeschauwer P, Ktenidis K. Intraoperative assessment of cerebral ischemia during carotid surgery. J Cardiovasc Surg (Torino) 1990 ; 31 : 599-602.
41) Krul JM, van Gijn J, Ackerstaff RG, et al. Site and pathogenesis of infarcts associated with carotid endarterectomy. Stroke 1989 ; 20 : 324-8.
42) Hagen PT, Scholz DG, Edwards WD. Incidence and size of patent foramen ovale during the first 10 decades of life : An autopsy study of 965 normal hearts. Mayo Clin Proc 1984 ; 59 : 17-20.
43) Cabanes L, Mas JL, Cohen A, et al. Atrial septal aneurysm and patent foramen ovale as risk factors for cryptogenic stroke in patients less than 55 years of age : A study using transesophageal echocardiography. Stroke 1993 ; 24 : 1865-73.
44) Handke M, Harloff A, Olschewski M, et al. Patent foramen ovale and cryptogenic stroke in older patients. N Engl J Med 2007 ; 22 : 2262-8.
45) Edmonds CR, Barbut D, Hager D, et al. Intraoperative cerebral arterial embolization during total hip arthroplasty. Anesthesiology 2000 ; 93 : 315-8.
46) Christie J, Burnett R, Potts HR, et al. Echocardiography of transatrial embolism during cemented and uncemented hemiarthroplasty of the hip. J Bone Joint Surg Br 1994 ; 76-B : 409-12.
47) Dive AM, Dubois PE, Ide C, et al. Paradoxical cerebral fat embolism : An usual cause of persistent unconsciousness after orthopedic surgery. Anesthesiology 2002 ; 96 : 1029-31.
48) Colonna DM, Kilgus D, Brown W, et al. Acute brain fat embolization occurring after total hip arthroplasty in the absence of a patent foramen ovale. Anesthesiology 2002 ; 96 : 1027-9.
49) Warlow CP. Cerebrovascular disease. In : Weatherall DJ, Ledingham JGG, Warrell DA, editors. Oxford textbook of medicine. 2nd ed. Oxford : Oxford University Press ; 1993. p.156-66.
50) Schiffrin EL, Lipman ML, Mann JFE. Chronic kidney disease—Effects on the cardiovascular system. Circulation 2007 ; 116 : 85-97.
51) Olsson SB, Halperin JL. Prevention of stroke in patients with atrial fibrillation. Semin Vasc Med 2005 ; 5 : 285-92.
52) 日本循環器学会ほか. 循環器疾患における抗凝固・抗血小板療法に関するガイドライン. Circ J 2004 ; 68(Suppl IV) : 1153-219.
53) Reich DL, Bodian CA, Krol M, et al. Intraoperative hemodynamic predictors of mortality, stroke, and myocardial infarction after coronary artery bypass surgery. Anesth Analg 1999 ; 89 : 814-22.
54) Elahi M, Battula N, Swanevelder J. The use of the stroke risk index to predict neurological complications following coronary revascularization on cardiopulmonary bypass. Anaesthesia 2005 ; 60 : 654-9.
55) Treiman RL, Foran RF, Cohen JL, et al. Carotid bruit : A follow-up report on its significance in patients undergoing an abdominal aortic operation. Arch Surg 1979 ; 114 : 1138-40.
56) Ropper AH, Wechsler LR, Wilson LS. Carotid bruit and the risk of stroke in elective surgery. N Engl J Med 1982 ; 307 : 1388-90.
57) Cao P, Giordano G, Zannctti S, et al. Transcranial Doppler monitoring during carotid endarterectomy : Is it appropriate for selecting patients in need of a shunt？ J Vasc Surg 1997 ; 26 : 973-9.
58) Bond R, Rerkasem K, Counsell C, et al. Routine or selective carotid artery shunting for carotid endarterectomy (and different methods of monitoring in selecting shunting). Cochrane Database Syst Rev 2002 ; CD000190.
59) Feng ZZ, Shi J, Zhao XW, et al. Meta-analysis of on-pump and off-pump coronary arterial

revascularization. Ann Thorac Surg 2009 ; 87 : 757-65.
60) Parolari A, Alamanni F, Cannata A, et al. Off-pump versus on-pump coronary artery bypass : Meta-analysis of currently available randomized trials. Ann Thorac Surg 2003 ; 76 : 37-40.
61) Reston JT, Tregear SJ, Turkelson CM. Meta-analysis of short-term and mid-term outcomes following off-pump coronary artery bypass grafting. Ann Thorac Surg 2003 ; 76 : 1510-5.
62) Bergman P, Hadjinikolaou L, Dellgren G, et al. A policy to reduce stroke in patients with extensive atherosclerosis of the ascending aorta undergoing coronary surgery. Interact Cardiovasc Thorac Surg 2004 ; 3 : 28-32.
63) Crystal E, Lamy A, Connolly SJ, et al. Left atrial appendage occlusion study (LAAOS). A randomized clinical trial of left atrial appendage occlusion during routine coronary artery bypass graft surgery for long-term stroke prevention. Am Heart J 2003 ; 145 : 174-8.
64) Crystal E, Garfinkle MS, Connolly SS, et al. Interventions for preventing post-operative atrial fibrillation in patients undergoing heart surgery. Cochrane Database Syst Rev 2004 : CD003611.
65) Devereaux PJ, Yang H, Yusuf S, et al. Effects of extended-release metoprolol succinate in patients undergoing noncardiac surgery (POISE trial) : A randomized controlled trial. Lancet 2008 ; 371 : 1839-47.
66) Trivedi UH, Patel RL, Turtle MR, et al. Relative changes in cerebral blood flow during cardiac operations using xenon-133 clearance versus transcranial Doppler sonography. Ann Thorac Surg 1997 ; 63 : 167-74.
67) Ito T, Matsumoto M, Handa N, et al. Rate of successful recording of blood flow signals in the middle cerebral artery using transcranial Doppler sonography. Stroke 1993 ; 24 : 1192-5.
68) Kim MB, Ward DS, Cartwright CR, et al. Estimation of jugular venous O_2 saturation from cerebral oximetry or arterial O_2 saturation during isocapnic hypoxia. J Clin Monit Comput 2000 ; 16 : 191-9.
69) Edmonds HL Jr, Ganzel BL, Austin EH 3rd. Cerebral oximetry for cardiac and vascular surgery. Semin Cardiothorac Vasc Anesth 2004 ; 8 : 147-66.
70) Casati A, Spreafico E, Putzu M, et al. New technology for noninvasive brain monitoring : Continuous cerebral oximetry. Minerva Anestesiol 2006 ; 72 : 605-25.
71) Sbarigia E, Schioppa A, Misuraca M, et al. Somatosensory evoked potentials versus locoregional anaesthesia in the monitoring of cerebral function during carotid artery surgery : Preliminary results of a prospective study. Eur J Vasc Endovasc Surg 2001 ; 21 : 413-6.
72) D'Addato M, Pedrini L, Vitacchiano G. Intraoperative cerebral monitoring in carotid surgery. Eur J Vasc Surg 1993 ; 7(Suppl A) : 16-20.
73) Hays RJ, Levinson SA, Wylie EJ. Intraoperative measurement of carotid back pressure as a guide to operative management for carotid endarterectomy. Surgery 1972 ; 72 : 953-60.
74) Hobson RW, Wright CB, Sublett JW, et al. Carotid artery back pressure and endarterectomy under regional anesthesia. Arch Surg 1974 ; 109 : 682-6.
75) Moritz S, Kasprzak P, Arlt M, et al. Accuracy of cerebral monitoring in detecting cerebral ischemia during carotid endarterectomy : A comparison of transcranial Doppler sonography, near-infrared spectroscopy, stump pressure, and somatosensory evoked potentials. Anesthesiology 2007 ; 107 : 563-9.
76) Belardi P, Lucertini G, Ermirio D. Stump pressure and transcranial Doppler for predicting shunting in carotid endarterectomy. Eur J Vasc Endovasc Surg 2003 ; 25 : 164-7.
77) Giannoni MF, Sbarigia E, Panico MA, et al. Intraoperative transcranial Doppler sonography monitoring during carotid surgery under locoregional anaesthesia. Eur J Vasc Endovasc Surg 1996 ; 12 : 407-11.
78) Samra SK, Dy EA, Welch K, et al. Evaluation of a cerebral oximeter as a monitor of cerebral

ischemia during carotid endarterectomy. Anesthesiology 2000 ; 93 : 964-70.
79) Calligaro KD, Dougherty MJ. Correlation of carotid artery stump pressure and neurologic changes during 474 carotid endarterectomies performed in awake patients. J Vasc Surg 2005 ; 42 : 684-9.
80) Beese U, Langer H, Lang W, et al. Comparison of near-infrared spectroscopy and somatosensory evoked potentials for the detection of cerebral ischemia during carotid endarterectomy. Stroke 1998 ; 29 : 2032-7.
81) Blume WT, Ferguson GG, McNeil DK. Significance of EEG changes at carotid endarterectomy. Stroke 1986 ; 17 : 891-7.
82) Radak D, Popovic AD, Radicevic S, et al. Immediate reoperation for perioperative stroke after 2250 carotid endarterectomies : Differences between intraoperative and early postoperative stroke. J Vasc Surg 1999 ; 30 : 245-51.
83) Selim M. Perioperative stroke. N Engl J Med 2007 ; 356 : 706-13.
84) Chalela JA, Katzan I, Liebeskind DS, et al. Safety of intra-arterial thrombolysis in the postoperative period. Stroke 2001 ; 32 : 1365-9.
85) Astrup J, Symon L, Siesjö BK. Thresholds in cerebral ischemia―The ischemic penumbra. Stroke 1981 ; 12 : 723-5.
86) Memezawa H, Smith ML, Siesjö BK. Penumbral tissues salvaged by reperfusion following middle cerebral artery occlusion in rats. Stroke 1992 ; 23 : 552-9.
87) Hossmann KA. Viability thresholds and the penumbra of focal ischemia. Ann Neurol 1994 ; 36 : 557-65.
88) Rordorf G, Koroshetz WJ, Copen WA, et al. Regional ischemia and ischemic injury in patients with acute middle cerebral artery stroke as defined by early diffusion-weighted and perfusion-weighted MRI. Stroke 1998 ; 29 : 939-43.
89) van Everdingen KJ, van der Grond J, Kappelle LJ, et al. Diffusion-weighted magnetic resonance imaging in acute stroke. Stroke 1998 ; 29 : 1783-90.
90) Moseley ME, Kucharczyk J, Mintorovitch J, et al. Diffusion-weighted MR imaging of acute stroke : Correlation with T2-weighted and magnetic susceptibility-enhanced MR imaging in cats. AJNR Am J Neuroradiol 1990 ; 11 : 423-9.
91) Mintorovitch J, Moseley ME, Chileuitt L, et al. Comparison of diffusion- and T2-weighted MRI for early detection of cerebral ischemia and reperfusion in rats. Magn Reson Med 1991 ; 18 : 39-50.
92) Le Bihan D, Breton E, Lallemand D, et al. Separation of diffusion and perfusion in intravoxel incoherent motion MR imaging. Radiology 1988 ; 168 : 497-505.
93) Ishikawa S, Ito H, Yokoyama K, et al. Phenylephrine ameliorates cerebral cytotoxic edema and reduces cerebral infarction volume in a rat model of complete unilateral carotid artery occlusion with severe hypotension. Anesth Analg 2009 ; 108 : 1631-7.

〈石川　晴士〉

X

周術期の急性冠症候群

はじめに

　麻酔中の急性冠症候群（acute coronary syndrome：ACS）として，術中に心筋梗塞が発症したという報告はあまり多くない[1]。また，術中に著しい血行動態変化を伴うような心筋虚血を生じる病態としては，冠攣縮によるものの報告のほうが多い。術中に発症する冠攣縮の報告では，循環虚脱にまで至るような著しい血行動態の変化を伴うものが多いが，速やかな対処によりそれらの予後はおおむね良好である[2]。
　ここでは，"麻酔中のACS"の代わりに，麻酔中のみならず術前・術後を含めて，"周術期のACS"として概説する。

ACSとは

　ACSは，冠動脈粥腫（プラーク）の破綻とそれに伴う血栓形成により急性心筋虚血を生じる臨床症候群であり，不安定狭心症，急性心筋梗塞，心臓突然死を含む広範な疾患概念である。不安定プラークの破綻やびらんにより血栓が形成され冠動脈の閉塞，狭窄，粥腫内出血による内腔の狭小化が生じることに加え，冠攣縮による酸素供給の減少も心筋虚血に関与していると考えられている[3]。
　ACSは，心電図変化によりST上昇型ACS（多くは急性心筋梗塞）と非ST上昇型ACS/不安定狭心症，虚血性心臓突然死に分類される[4]（図1）。不安定狭心症は，ACSの中でトロポニン，クレアチンキナーゼ心筋分画（creatine kinase MB：CK-MB）などの心筋逸脱酵素の上昇を認めないものであり，非ST上昇型急性心筋梗塞との違いは虚血障害の程度で決まる。
　ACSの原因として，プラークの破綻やびらんに伴う血栓とともに，冠攣縮，器質的狭窄の進行，炎症，心筋酸素需給バランス異常が挙げられている。プラークの不安定化には，特に，炎症反応の関与が注目されている。
　急性心筋梗塞の診断としては，世界保健機関（World Health Organization：WHO）の定義（1979年）では，典型的な胸痛，心筋逸脱酵素であるCK-MBの2倍以上の上昇，異常Q波を含む典型的な心電図変化のうち2つの組み合わせであったが，2000年のヨーロッパ心臓病学会（Europian Society of Cardiology：ESC）とアメリカ心臓病学会（American College of Cardiology：ACC）の合同委員会による再定義が行われ，生化学マーカーの上昇・下降に伴う冠動脈インターベンションや急性心筋梗塞の病理所見が加えられている[5,6]（図2）。

冠攣縮性狭心症

　ACSの発症機序において，日本人では冠攣縮の関与も強く示唆されている。

```
急性冠症候群（ACS）
├─ ST上昇型ACS
│   └─ 急性心筋梗塞
│       ├─ Q波梗塞
│       ├─ 非Q波梗塞
│       └─ トロポニン（＋）
└─ 非ST上昇型ACS
    ├─ 非ST上昇型急性心筋梗塞 → 急性心筋梗塞
    └─ 不安定狭心症
        トロポニン（－）
```

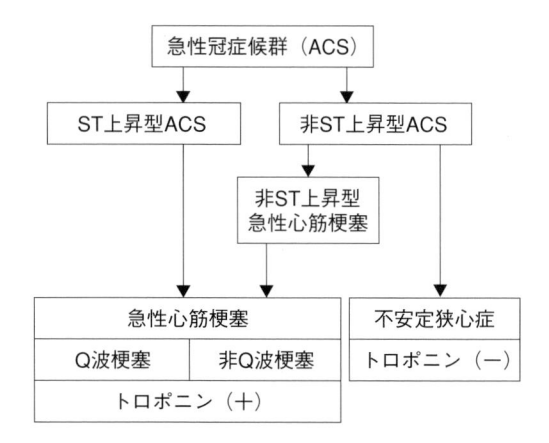

図1　急性冠症候群の分類

（小川崇之, 吉村道博. 急性冠症候群の分類とリスク層別. 救急医学　2009；33：135-9および Alpert JS, Thygesen K, Antman E, et al. Myocardial infarction redifined：A consensus document of The Joint European Society of Cardiology/American College of Cardiology Committee for the redifinition of myocardial infraction. J Am Coll Cardiol 2000；36：959-69より引用）

```
WHOの診断基準（1979年）
急性心筋梗塞の定義
 (1) 典型的な胸部症状
 (2) CK-MBの上昇（基準値の2倍以上）
 (3) 異常Q波を含む典型的な心電図変化
```
↓
```
ESC/ACCの再定義（2000年）
急性・亜急性心筋梗塞の診断
● 心筋壊死の生化学マーカーであるトロポニンある
  いはCK-MBの典型的な上昇と下降を認めるとと
  もに，
 (1) 虚血症状
 (2) 心電図上の異常Q波
 (3) 心電図上の虚血所見（ST上昇あるいはST下降）
 (4) 冠動脈インターベンション（PCI）
  うち少なくとも1つを認めるもの
● 急性心筋梗塞の病理所見
```

図2　急性冠症候群の定義

CK-MB：クレアチンキナーゼ心筋分画
　ESC：ヨーロッパ心臓病学会，ACC：アメリカ心臓病学会
（小川崇之, 吉村道博. 急性冠症候群の分類とリスク層別. 救急医学 2009；33：135-9より引用）

心外膜に存在する比較的太い冠動脈の異常収縮により心筋虚血となる状態を冠攣縮と定義されている。冠攣縮による心筋虚血により特徴的な胸痛が出現する場合，冠攣縮性狭心症と診断される。冠攣縮症例では，血管内皮からの一酸化窒素（nitric oxide：NO）の産生が低下しており，冠攣縮の発生に密接に関与していることから，硝酸薬によるNO補充療法は，冠攣縮の原因の本質的治療法であると考えられている[7]。

非心臓手術での術中冠攣縮の報告例を調査した報告によると，日本人に多く（75％），狭心症の既往のないものが多かった（75％）。臨床症状は，半数以上に高度血圧低下を認め，約30％は循環虚脱に至った。しかし，硝酸薬を主体とする冠拡張薬の投与が極めて有効であり，臨床転帰は比較的良好で，心筋梗塞は3症例，死亡は1症例のみであった。術中の誘因として，硬膜外麻酔などの区域麻酔，エフェドリン，アドレナリンなどの血管収縮薬，アルカローシス，低血圧，浅麻酔などが挙げられていた。術中冠攣縮においては，発症予防に努めるとともに，発症早期から十分な冠拡張薬投与を行うことが推奨されている[2]。

ACSの診断

1 心電図

典型的な胸部症状としての虚血症状は，麻酔中には自覚症状の訴えがないため判断不能であるのに加えて，高齢者や糖尿病患者では無痛性の場合が多いことから，心電図所見が重要となる。

ACSの診断には，標準12誘導心電図が基準となるが，術中の心電図モニターとしては，標準肢誘導であるII誘導に加えて単極胸部誘導であるV_5誘導を組み合わせると心筋虚血の検出率を高めることができる。II誘導は下壁の心筋虚血やP波の評価に有用であるが，心筋虚血の検出率はわずか33％である。単独での心筋虚血の検出率は，V_5誘導でもっとも高く75％である。II誘導とV_5誘導を組み合わせると80％となり，V_3，V_4，V_5誘導のいずれか2つの組み合わせでさらに検出率が高くなるといわれている[8]。

虚血性心疾患の心電図変化としては，ST偏位，異常Q波，異常T波などである。周術期には，ST部分の1mm（0.1mV）以上の上昇または低下が有用な情報として用いられている。

ST上昇部位は，貫壁性の心筋虚血が生じていることを意味する。ただし，異常ST上昇の見られる疾患として，冠動脈疾患以外に，心膜炎（心外膜炎）があり，aV_RとV_1を除くほぼ全誘導にわたるST上昇所見が特徴である。

異常Q波は，一般的に幅が広く（0.04秒以上），深い（R波高の1/4以上）Q波を指す。異常Q波は，通常，解剖学的な心筋壊死を意味しているが，急性心筋梗塞の経過中に一過性の異常Q波を認めることはある。急性心筋梗塞では，発症から短時間であれば心電図では異常Q波を認めない。したがって，急性心筋梗塞の心電図診断の基準として，異常Q波ではなく，T波の増高やST-T変化の存在が重要である[9]。

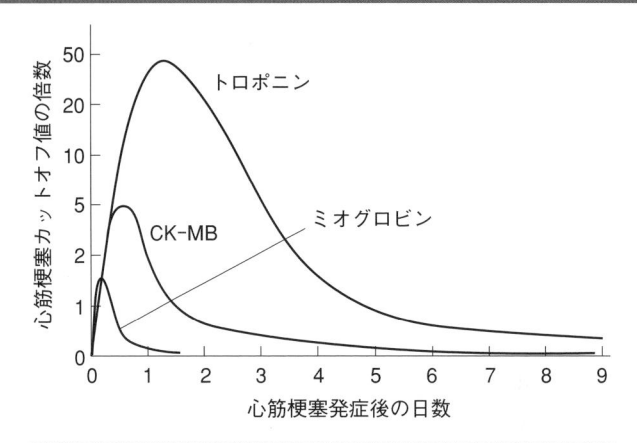

図3 血液生化学マーカーの推移

急性心筋梗塞後の血液生化学マーカーの時間的経過を示す。

CK-MB：クレアチンキナーゼ心筋分画

(倉林正彦, 富田智之. 心血管疾患診療のエクセレンス. 血液検査. 日本医師会雑誌 2008；137：S89-92 および Jaffe AS, Babuin L, Apple FS. Biomarkers in acute cardiac disease. The present and the future. J Am Coll Cardiol 2006；48：1-11 より引用)

2 生化学マーカー[10)～13)]

a. 心筋トロポニンT

トロポニンTは分子量37kDの心筋調節蛋白のひとつであり，心筋細胞内で約94％は筋原線維構造蛋白の一部を構成し，残り約6％は細胞質に可溶性分画として存在する。トロポニンTはST上昇型心筋梗塞で二峰性を示す。

トロポニンTは，ST上昇型心筋梗塞では，小梗塞でも発症後3時間で上昇し，ピークは12～18時間後である（図3）。発症後3時間以内の超急性期の診断感度はミオグロビンや心臓型脂肪酸結合蛋白（heart-type fatty acid-binding protein：H-FABP）に劣るが，心筋特異性が高い。心筋傷害・壊死マーカーとして，従来のWHO診断基準では，クレアチンキナーゼ最高値が正常上限値の2倍以上の場合には非ST上昇型心筋梗塞，2倍未満であれば不安定狭心症と診断されていた。しかし，不安定狭心症でほかのマーカーでは心筋壊死を認めない症例の約30％で，発作早期にトロポニンTの上昇が認められることから，これを微小心筋傷害（minor myocardial damage：MND）と表現されている。

トロポニンT全血迅速診断法（トロップTセンシティブ，ロシュ・ダイアグノスティックス）では，15分で異常（陽性＞0.10 ng/ml）が判定でき，カーディアックリーダー（ロシュ・ダイアグノスティックス）では，トロポニンTの全血で迅速に定量測定が可能である。

b. H-FABP

H-FABPは，心筋細胞質に比較的豊富に存在する分子量15kDaの小分子蛋白であり，遊

離脂肪酸の細胞内輸送に関与する低分子可溶性蛋白である。

心筋虚血に伴う心筋細胞傷害時にCKやCK-MBに先駆けて発症1～2時間以内に速やかに血中へ逸脱し，5～10時間でピークに達し，ミオグロビンと同様の鋭敏な遊出動態を示す。

H-FABP全血迅速診断法（ラピチェック®，大日本住友製薬）では，発症2時間以内の超急性期心筋梗塞の診断が可能になるが，トロポニンTに比べ特異度に劣る。

血液滴下後，正確に15分の時点で判定することも重要で，15分を過ぎた時点で判定した場合，反応が進行して偽陽性を呈することに注意しなければならない。

H-FABPは，超急性期心筋梗塞の除外診断（陰性ならば急性心筋梗塞ではない，低リスク）に極めて有用である。

ACSに対する治療

1 再灌流療法[14]

ST上昇型ACSでは，血栓溶解療法，経皮的冠動脈インターベンション（percutaneous coronary intervention：PCI）にかかわらず，発症から2～3時間以内で再灌流することが重要である。

PCIは経験が豊富で上手な術者および施設において，迅速に施行可能な場合（来院後90分以内の初回バルーン拡張），原則として発症から12時間以内のST上昇型心筋梗塞患者全例に適応がある。

PCIと血栓溶解療法の併用（血栓溶解療法後のPCI）として，血栓溶解療法が不成功のときに血栓溶解療法60～120分以内に施行する場合や（rescue PCI），血栓溶解療法後数時間以内に進行する心筋障害の存在の有無とは無関係にルーチンに行う場合がある（immediate PCI, fascilitated PCI）。用語の定義は一定していないが，血栓溶解療法単独と比較する場合をimmediate PCI, primary PCIと比較する場合をfacilitated PCIと呼ぶ。

不安定狭心症/非ST上昇型心筋梗塞の場合での左冠動脈主幹部狭窄やそれに相当する場合，PCI不成功例で心筋虚血が持続し，広範囲心筋梗塞の危険があるか血行動態が不安定な場合，心室中隔穿孔や僧帽弁閉鎖不全の手術的修復を必要とする場合などには，冠動脈バイパス術が行われ，緊急手術の場合でも人工心肺の侵襲を避けるためにオフポンプ冠動脈バイパス術が選択されることが多い[15]。

2 抗血小板療法[16]

PCIとしては，バルーン拡張術（plain old balloon angioplasty：POBA）による急性冠閉塞，再狭窄の問題を克服するために冠動脈ステントが用いられるようになったが，亜急性期のステント血栓症への対処が必要となった。これに対して，2剤併用の抗血小板療

法として，アスピリンとチエノピリジン系抗血小板薬（チクロピジンまたはクロピドグレル）が投与されている。

アスピリンは，シクロオキシゲナーゼ（cyclooxygenase：COX）のうち血小板内のCOX-1を非可逆的に阻害しトロンボキサンA_2合成阻害により血小板凝集を抑制する。アスピリンの抗血小板作用は内服後60分以内に発現し，その効果は血小板の寿命である約7日間続く。副作用として，胃潰瘍や消化管出血，脳出血などの出血性合併症が問題となる。

チクロピジンは，副作用として，肝障害，血栓性血小板減少性紫斑病，無顆粒球症がしばしば重篤化し，ときに致死的な転帰を来す。クロピドグレルはプロドラッグで，活性代謝産物が不可逆的に血小板のADP受容体サブタイプ$P2Y_{12}$に作用しADPの結合を阻害する。

従来使用されてきたチクロピジンに加え，肝機能障害，消化器症状などの副作用が少なく，初回大量投与が可能で効果発現時間が短いクロピドグレルが使用可能となっている。ただし，クロピドグレル300mgの初期負荷投与で最大効果が6時間以上かかる。また，クロピドグレルでは反応性の個体差が問題視されている。

③ 初期薬物療法[17]

ACSの救急外来での初期治療として，morphine（モルヒネ），oxygen（酸素），nitroglycerin（ニトログリセリン），aspirin（アスピリン）を開始するが，頭文字をとってMONAと略される。

周術期のACSの場合にも注意しておくべきこととして，ニトログリセリンは，冠動脈拡張作用と末梢血管拡張作用による前・後負荷軽減作用により心筋虚血が改善するが，降圧作用があるので低血圧に注意が必要で，血圧90mmHg以下，徐脈，頻脈，右室梗塞が疑われる場合，循環血液量減少状態（脱水を伴った高齢者など）で禁忌となる。ニトログリセリンは，不安定狭心症/非ST上昇型心筋梗塞に対しては極めて有効である。その一方，ST上昇型心筋梗塞の場合に効果は限定的となる。高血圧や肺うっ血がある場合にそのコントロール，また，冠攣縮が主体の症例に対するスパスム解除目的と考えるべきである。

④ 心不全治療，機械的補助，不整脈治療

Forresterの血行動態分類や臨床評価分類に従って，肺うっ血と循環不全の程度によって呼吸・循環管理を行う。心不全の原因の多くは，心筋虚血範囲に依存した心筋の収縮不全に基づくものであるが，心室中隔穿孔，乳頭筋断裂などの機械的傷害や心囊液貯留などにも注意を払う[18]。

大動脈内バルーンパンピング（intra-aortic ballon pumping：IABP）は，大動脈圧拡張期圧上昇と左室拡張末期圧低下による冠血流量増加と収縮期後負荷減少による心筋酸素消費量減少により心筋虚血を改善するとともにショック状態を改善する。ショック状態

に対しては経皮的心肺補助（percutaneous cardiopulmonary support：PCPS）も用いられる。

心筋虚血に伴って生じる心室頻拍/心室細動は致死的で緊急処置を必要とする。心房細動は，血行動態への影響，脳梗塞発症の可能性も考慮して治療を行う。

術前の冠血行再建

非心臓手術の術前に冠動脈疾患が見つかっても，冠動脈疾患自体の治療適応が明確でない場合には，冠血行再建を行う意義に否定的な結果が報告されている。術前の冠血行再建の意義を検討した代表的な報告として，大規模ランダマイズ（coronary artery revascularization prophylaxis trial：CARP）試験[19]，Dutch echocardiographic cardiac risk evaluation applying stress echocardiography-II（DECREASE-II）試験[20]，DECREASE-V 予備的研究[21] がある。CARP 試験では，術前に冠血行再建を行った群と行わない群で差がなかったが，左冠動脈主幹部病変，左室駆出率＜20％の症例を除外していたことから，高リスク患者に当てはまらない点が問題として残された。DECREASE-II 試験では，血管手術を受ける中等度リスク患者で，心事故発生率が低かったが，虚血群の症例数が少なくて評価ができなかった。DECREASE-V 予備的研究では，血管手術を受ける高リスク患者で，症例数が少なかったが術前に冠血行再建を行うことの有用性は得られなかった。

これらの結果を踏まえ，非心臓手術のための周術期心血管系評価と管理に関する American College of Cardiology/American Heart Association（ACC/AHA）ガイドライン2007年改訂版[22] では，非心臓手術に先立ってPCIを行うことは，ACSに対してPCIが独立して適応がある患者を除いては，周術期心事故を防ぐうえで価値がなく，無症候性心筋虚血あるいは安定狭心症の患者では，術前に予防的PCIを行うことを支持する根拠はないとしている。

ACC/AHA ガイドラインでの，CABG または PCI での術前の冠血行再建に関する勧告を表1に示す。

PCIの施行時期と抗血小板療法[22,23]

PCIとして，POBA，標準型金属ステント（bare metal stent：BMS）留置，薬剤溶出性ステント（drug-eluting stent：DES）留置などがある。

術前にACSのためにPCIを行った場合，血栓による閉塞を防ぐとともに再狭窄が生じにくい時期に非心臓手術を行うことが望まれる。POBA施行後には2～4週間は非心臓手術を延期する必要がある一方で8週間以上開けると再狭窄を生じる危険があるといわれているので，POBA施行後2～8週間に非心臓手術を行うのがよい。このように，PCIとして最も古典的な方法であるPOBAでは再狭窄が問題となるため，ステント留置が行われるようになった。ステント留置でもBMS留置後になお再狭窄は20％程度の頻度で生じる

表1　術前の冠血行再建に関する勧告

クラスⅠ：（レベルA）
（冠動脈バイパス術に関するACC/AHAガイドラインの2004年改訂と同等）
1. 安定狭心症で，左冠動脈主幹部病変
2. 安定狭心症で，3枝病変で，特に，左室駆出率＜50％
3. 安定狭心症で，2枝病変で，左冠動脈前下行枝近位部有意狭窄および左室駆出率＜50％または非侵襲的検査で証明された虚血を伴う
4. 高リスクの不安定狭心症または非ST上昇心筋梗塞
5. 急性ST上昇心筋梗塞

クラスⅡa：
1. PCI適応で12カ月以内に予定手術が必要な症状のある患者で，POBAあるいはBMSとそれに続く4～6週間の2剤併用抗血小板療法　（レベルB）
2. DES留置後でチエノピリジンの中止を必要とする緊急手術を受ける患者で，アスピリンをできるだけ継続して，できるだけ早くチエノピリジンを再開する　（レベルC）

クラスⅡb：
1. 高リスク（ドブタミン負荷心エコー検査で5分画以上の壁運動異常）の虚血がある患者では有用性が十分確立していない　（レベルC）
2. 低リスク（ドブタミン負荷心エコー検査で1～4分画の壁運動異常）の虚血がある患者では有用性が十分確立していない　（レベルB）

クラスⅢ：
1. 安定した冠動脈疾患に対するルーチンの予防的冠血行再建　（レベルB）
2. チエノピリジンあるいはアスピリンとチエノピリジンの併用療法を周術期に中止する必要がある患者で，予定手術を，BMS留置後4～6週間以内，DES留置後12カ月以内に行うこと　（レベルB）
3. 予定手術を，POBA施行後4週間以内に行うこと　（レベルB）

冠動脈バイパス術または経皮的冠動脈インターベンションによる冠血行再建についての勧告である。
ACC：American College of Cardiology, AHA：American Heart Association
POBA：バルーン拡張術，BMS：標準型金属ステント，DES：薬剤溶出性ステント

〔Fleisher LA, Beckman JA, Brown KA, et al. ACC/AHA 2007 Guidelines on perioperative cardiovascular evaluation and care for noncardiac surgery：A report of the American College of Cardiology/American Heart Association task force on practice guidelines（Writing committee to revise the 2002 guidelines on perioperative cardiovascular evaluation for noncardiac surgery）. Circulation 2007；116：e418-99より一部改変して引用〕

ので，最近では，DES留置が広く行われるようになっている。

　PCI施行後には，血栓による閉塞を防ぐために抗血小板薬が投与される。抗血小板薬による出血傾向として，手術部位の出血や硬膜外麻酔に伴う硬膜外血腫の発生にも注意が必要となる。アスピリン内服に加えて，ステント留置後には，さらに強力な抗血小板薬として，チクロピジンやクロピドグレルを投与するという2剤併用の抗血小板療法が行われる（抗血小板療法の項を参照）。

　BMS留置後には，ステント血栓症が初めの2週間に生じやすくこの時期に強力な抗血小板療法が行われるので，手術に伴う出血の危険がある。BMSでのステント血栓症は4週間以降には頻度が減少するが，12週間で再狭窄が生じ始めるため，予定非心臓手術は4～6週間は延期し12週間までに行うのがよいといわれている。

　DESは，細胞増殖を抑制する薬物を溶出させることにより新生内膜の増殖を抑制し再

X. 周術期の急性冠症候群

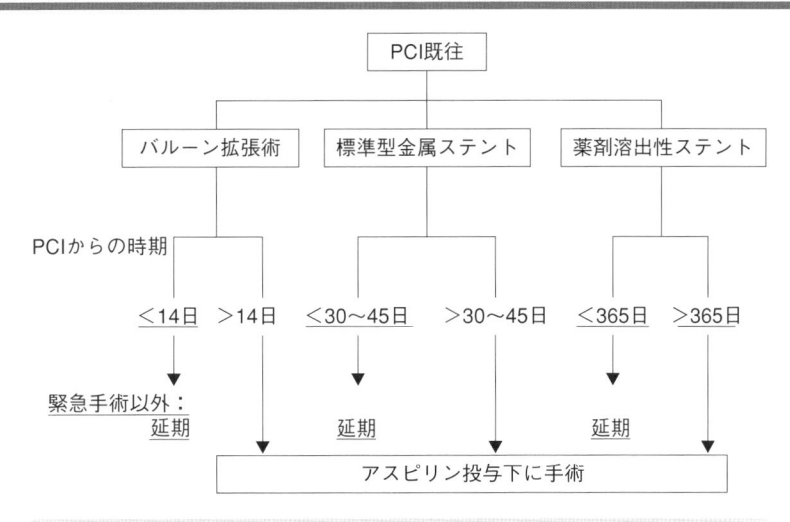

```
                        PCI既往
          ┌───────────────┼───────────────┐
      バルーン拡張術    標準型金属ステント   薬剤溶出性ステント
      PCIからの時期
       ┌────┴────┐   ┌────┴────┐   ┌────┴────┐
      ≦14日  >14日  ≦30〜45日 >30〜45日  ≦365日  >365日
       ↓       ↓      ↓         ↓         ↓       ↓
     緊急手術以外：          延期                 延期
        延期
              └─────────────┬─────────────┘
                   アスピリン投与下に手術
```

図4 PCI既往のある患者で非心臓手術が推奨される時期

科学的根拠は十分でないが,経皮的冠動脈インターベンション(PCI)として,バルーン拡張術(POBA),標準型金属ステント(BMS)留置術,薬剤溶出性ステント(DES)留置術を施行後,それぞれ,14日,30日,365日以上の間隔を開けて非心臓手術を行うことが勧められている。

〔Fleisher LA, Beckman JA, Brown KA, et al. ACC/AHA 2007 Guidelines on perioperative cardiovascular evaluation and care for noncardiac surgery : A report of the American College of Cardiology/American Heart Association task force on practice guidelines (Writing committee to revise the 2002 guidelines on perioperative cardiovascular evaluation for noncardiac surgery). Circulation 2007 ; 116 : e418-99 より一部改変して引用〕

狭窄を防止するが,同時に,ステント表面が内皮で覆われるのが遅れ,抗血小板薬の効果が失われると血栓が形成されるおそれがある。したがって,ステント血栓症が遅発性に発症することがある。特に,1年以上経過しても,抗血小板薬の内服を中止したら数日以降に遅発性ステント血栓症が発症して,心停止など重篤な状態になることが報告されている。DES留置後には,ステント血栓症のリスクを考慮して1年以上経過してから予定非心臓手術を行うことが勧められている(図4)。そして,非心臓手術後に,出血が問題にならなくなりしだい,抗血小板薬の投与を再開する必要がある。

本邦でも,j-Cypher Registryというシロリムス溶出性ステント留置後の成績が報告されている[24]。それによると,1年以上にわたる2剤併用の抗血小板療法は重要であるが,DES留置後2カ月以内が特に注意が必要であること,周術期もできるだけアスピリンだけは継続しておくことが望ましいことなどが指摘されている。また,非心臓手術が予定されている場合には,DES留置は本来行われないはずである。しかし,実際には,DES留置後に非心臓手術を行った症例が少なくないことが,j-Cypher Registryの集計(1年以内に手術を受けたのが4.2%)とともに,積極的にDES留置を行っている施設やDES留置に比較的慎重な立場をとる筆者の施設での集計のいずれでも明らかになった。すなわち,2つの施設ともにPCIを受けた患者全体の6%で非心臓手術を受けていたが,そのうちDES留置後でも5%近くの患者で非心臓手術を受けていた[25]。このようにDES留置後にも他のPCI後に近い頻度で非心臓手術が行われていることを踏まえると,非心臓手術周

表2 ACC/AHA 2007年ガイドライン（非心臓手術の周術期心血管評価と管理）(1)

【術前検査】
クラスI：
　・安静時12誘導心電図
　　　（血管手術で臨床危険因子≧1）（レベルB）
　　　（中等度手術リスクで冠動脈疾患または末梢動脈疾患または脳血管疾患合併）（レベルC）
　・非侵襲的負荷試験（活動性心疾患合併）（レベルB）
クラスIIa：
　・左室機能の非侵襲的検査（レベルC）
　　　（原因不明の呼吸困難）
　　　（12カ月以内に左室機能評価が行われていない呼吸困難増悪などの変化を伴う心不全）
クラスIII：
　・左室機能の非侵襲的検査（ルーチン検査）（レベルB）
　・安静時12誘導心電図（低手術リスクで無症状）（レベルB）
　・非侵襲的負荷試験（中等度手術リスクで臨床危険因子なし）（低手術リスク）（レベルC）

【周術期の薬物療法】
クラスI：
　・β遮断薬（別に詳述）
　・スタチン継続（内服中）（レベルB）
クラスIIb：
　・β遮断薬（別に詳述）
　・スタチン内服（中等度手術リスクで臨床危険因子≧1）（レベルC）
　・α_2作動薬（冠動脈疾患合併または臨床危険因子≧1での高血圧治療）（レベルB）
　・ニトログリセリン予防的術中投与（レベルC）
（高リスク，特に，狭心症治療に硝酸薬投与を必要とする患者で心筋虚血と心合併症を防ぐことができるかは不明。麻酔と手術中には血管拡張と循環血液量減少状態が生じやすいことに注意）

　　主な勧告（クラス分類とエビデンスレベル）を，それぞれの項目について，最高と最低の推奨レベルを示し，その間は省略して表示した。
　　術前の冠血行再建，周術期のβ遮断薬投与については，別に詳述した（表1，表4）。
　　ACC：American College of Cardiology，AHA：American Heart Association
　〔Fleisher LA, Beckman JA, Brown KA, et al. ACC/AHA 2007 Guidelines on perioperative cardiovascular evaluation and care for noncardiac surgery：A report of the American College of Cardiology/American Heart Association task force on practice guidelines（Writing committee to revise the 2002 guidelines on perioperative cardiovascular evaluation for noncardiac surgery）. Circulation 2007；116：e418-99 より一部改変して引用〕

術期の抗血小板療法について強い関心を持つ必要がある。

非心臓手術の周術期心血管評価と管理

　ACC/AHA 2007年ガイドライン（非心臓手術の周術期心血管評価と管理）の中で，主なものを表2，表3に示す。周術期の薬物療法としては，β遮断薬，硝酸薬，スタチン，すなわちHMG-CoA（hydroxymethylglutaryl-coenzyme A）還元酵素阻害薬が話題となっ

表3 ACC/AHA 2007年ガイドライン（非心臓手術の周術期心血管評価と管理）(2)

【周術期管理と検査】
クラスⅠ：
・正常体温の保持（臓器保護のための軽度低体温を除く）（レベルB）
・周術期心筋梗塞の診断（急性冠症候群に特徴的な心電図変化または胸痛がある場合の術後トロポニン測定）（レベルC）

クラスⅡa：
・揮発性麻酔薬での全身麻酔維持（心筋虚血リスクがあり血行動態が安定）（レベルB）
・経食道心エコー検査（急性の持続性の致命的な血行動態異常の原因究明）（レベルC）
・血糖管理（ICU入室予定の，糖尿病患者または心筋虚血リスクがあるか血管および大手術患者での急性の高血糖）（レベルB）
・ST変化モニター（冠動脈疾患合併または血管手術）（レベルB）

クラスⅡb：
・術前の集中治療モニタリング（不安定状態，複数の合併疾患がある場合のみ）（レベルB）
・血糖管理（ICU入室予定のない，糖尿病患者または急性の高血糖）（レベルC）
・肺動脈カテーテル（患者病態，手術操作：術中術後の体液移動，使用経験の3つをもとに判断）（レベルB）
・ST変化モニター（冠動脈疾患の危険因子≧1）（レベルB）

クラスⅢ：
・肺動脈カテーテル（ルーチン使用，特に，血行動態変化について低リスク）（レベルA）
・周術期心筋梗塞の診断（低手術リスクで無症状で安定した患者での術後トロポニン測定）（レベルC）

ACC：American College of Cardiology，AHA：American Heart Association
〔Fleisher LA, Beckman JA, Brown KA, et al. ACC/AHA 2007 Guidelines on perioperative cardiovascular evaluation and care for noncardiac surgery：A report of the American College of Cardiology/American Heart Association task force on practice guidelines（Writing committee to revise the 2002 guidelines on perioperative cardiovascular evaluation for noncardiac surgery）. Circulation 2007；116：e418-99より一部改変して引用〕

ている。

β遮断薬は，周術期の投与で心拍数を調節して頻脈を防ぐことが，長期にわたる予後の改善につながることが報告されている。ACC/AHAガイドラインでも，特に，術前にβ遮断薬を内服中の患者では周術期にβ遮断薬投与を継続することが推奨されている（表4）。また，心拍数を65回/min以下に維持することが重要とされている。術中から術後集中治療室で治療を行う場合には，短時間作用性β1選択性遮断薬として塩酸ランジオロール（オノアクト®）の投与が行われるようになっている。塩酸ランジオロールは，保険適用上の用法・用量よりもさらに少ない少量持続投与により低血圧を防ぎながら心拍数調節を行い，心房細動の発生も減らすことができるといわれている。しかし，最近，術後に早期にβ遮断薬を内服させることで，血圧の低下に伴い脳梗塞の発生頻度を高める危険もあると報告した，周術期虚血評価（perioperative ischemic evaluation：POISE）研究[26]もあり，血行動態の観察が重要となる。

周術期に硝酸薬を予防的に投与することは，ACC/AHAガイドラインでclass IIbというように必ずしも推奨されていないが，冠攣縮性狭心症の場合には冠攣縮の予防のために周術期に硝酸薬を投与するのが一般的である[27]。また，術前に内服していた硝酸薬，カルシウム拮抗薬などの冠拡張薬は，経口摂取が可能となりしだい，内服を再開する。

表4　周術期β遮断薬に関する勧告

手術＼臨床危険因子	なし	1つ以上	冠動脈疾患または高い心リスク	β遮断薬内服中
血管手術	クラスⅡb（レベルB）	クラスⅡa（レベルB）	心筋虚血あり　クラスⅠ（レベルB） 心筋虚血なし　クラスⅡa（レベルB）	クラスⅠ（レベルB）
中等度リスク	—	クラスⅡb（レベルC）	クラスⅡa（レベルB）	クラスⅠ（レベルC）
低リスク	—	—	—	クラスⅠ（レベルC）

臨床危険因子とは，虚血性心疾患の既往，代償された心不全か心不全の既往，糖尿病，腎不全の5項目を指す．
〔Fleisher LA, Beckman JA, Brown KA, et al. ACC/AHA 2007 Guidelines on perioperative cardiovascular evaluation and care for noncardiac surgery：A report of the American College of Cardiology/American Heart Association task force on practice guidelines（Writing committee to revise the 2002 guidelines on perioperative cardiovascular evaluation for noncardiac surgery）. Circulation 2007；116：e418-99より一部改変して引用〕

　最近では，脂質異常症治療薬であるスタチンは，長期予後を改善する効果が認められていて周術期にも内服を継続することが勧められている．

おわりに

　周術期のACSは，術前にPCIが行われている場合に，それに伴う抗血小板療法を周術期に中断する場合に問題になりやすい．PCIと非心臓手術のタイミングとACS発症リスクの関係を理解したうえで，ACSの発症時には速やかに適切に対処する必要がある．

■参考文献

1) Kawaguchi M, Hayashi Y, Kuro M, et al. Successful treatment of acute intraoperative myocardial infarction with percutaneous transluminal coronary angioplasty under cardiopulmonary bypass. Anesthesiology 1992；76：472-4.
2) 張　京浩, 花岡一雄. 非心臓手術における術中冠攣縮の病態と治療. 麻酔 2004；53：2-9.
3) 掃本誠治, 小川久雄. 急性冠症候群の発症機序. 救急医学 2009；33：127-34.
4) 角田　等, 小川久雄. 急性冠症候群. 救急集中治療 2008；20：603-7.
5) 小川崇之, 吉村道博. 急性冠症候群の分類とリスク層別. 救急医学 2009；33：135-9.
6) Alpert JS, Thygesen K, Antman E, et al. Myocardial infarction redifined：A consensus document of The Joint European Society of Cardiology/American College of Cardiology Committee for the redefinition of myocardial infraction. J Am Coll Cardiol 2000；36：959-69.
7) 坂本知浩. 急性冠症候群発症における冠攣縮の役割と薬物治療. 日臨麻会誌 2008；28：93-102.

8) 伊関　憲, 田勢長一郎. 心電図. 稲田英一編. 麻酔科診療プラクティス　10　麻酔科医に必要な冠動脈疾患の知識. 東京：文光堂；2003. p.46-9.
9) 吉野秀朗. 心電図. 救急医学 2009；33：149-54.
10) 清野精彦. 生化学マーカー. 救急医学 2009；33：155-60.
11) 清野精彦. 急性冠症候群におけるバイオマーカーの意義. Heart View 2009；13：587-93.
12) 倉林正彦, 富田智之. 心血管疾患診療のエクセレンス. 血液検査. 日本医師会雑誌 2008；137：S89-92.
13) Jaffe AS, Babuin L, Apple FS. Biomarkers in acute cardiac disease. The present and the future. J Am Coll Cardiol 2006；48：1-11.
14) 奥田　純, 木村一雄. ST上昇型急性冠症候群の治療. 救急医学 2009；33：169-75.
15) 瀬尾勝弘, 篠崎友哉. 緊急冠動脈バイパス術の麻酔. 救急集中治療 2007；19：1357-66.
16) 多田朋弥, 堀内久徳. 再灌流療法時の抗血小板, 抗凝固療法. 救急医学 2009；33：183-7.
17) 今村　浩, 池田宇一. 初期薬物療法. 救急医学 2009；33：164-8.
18) 田中啓治, 時田祐吉, 福嶋義光. 急性冠症候群に伴う心不全の治療. 救急医学 2009；33：193-7.
19) McFalls EO, Ward HB, Moritz TE, et al. Coronary-artery revascularization before elective major vasucular surgery. N Engl J Med 2004；351：2795-804.
20) Poldermans D, Bax JJ, Schouten O, et al. Should major vascular surgery be delayed because of preoperative carediac testing in intermediate-risk patients receiving beta-blocker therapy with tight heart rate control？ J Am Coll Cardiol 2006；48：964-9.
21) Poldermans D, Schouten O, Vidakovic R, et al. A clinical randomized trial to evaluate the safety of a noninvasive approach in high-risk patients undergoing major vascular surgery. The DECREASE V pilot study. J Am Coll Cardiol 2007；49：1763-9.
22) Fleisher LA, Beckman JA, Brown KA, et al. ACC/AHA 2007 Guidelines on perioperative cardiovascular evaluation and care for noncardiac surgery：A report of the American College of Cardiology/American Heart Association task force on practice guidelines（Writing committee to revise the 2002 guidelines on perioperative cardiovascular evaluation for noncardiac surgery）. Circulation 2007；116：e418-99.
23) 瀬尾勝弘. 急性冠症候群（特に急性心筋梗塞）の既往がある患者さんの術後ケアは, どんなことに注意をしたらよいの？　岡元和文編. ナーシングケアQ＆A　29号, 徹底ガイド　術後ケアQ＆A. 東京：総合医学社；2009. p.261-3.
24) Kimura T, Morimoto T, Nakagawa Y, et al. Antiplatelet therapy and stent thrombosis after sirolimus-eluting stent implantation. Circulation 2009；119：987-95.
25) 瀬尾勝弘. シンポジウム１血液凝固・線溶系. 司会コメント. Cardiovascular Anesthesia 2009；13：71-3.
26) POISE study group. Effects of extended-release metoprolol succinate in patients undergoing non-cardiac surgery（POISE trial）：A randomized controlled trial. Lancet 2008；371：1830-47.
27) 瀬尾勝弘, 平田孝夫. 質疑応答＜回答＞. 急性冠症候群と冠拡張薬の予防的投与について. 臨床麻酔 26；2002：1104-5.

（瀬尾　勝弘）

XI

非心臓手術における術中の補助循環

大動脈内バルーンパンピング（IABP）

はじめに

　大動脈内バルーンパンピング（intra-aortic balloon pump：IABP）は，虚血性心疾患による不安定な循環動態を改善させることを目的に開発され，1960年代に初めて報告された侵襲的治療装置である[1]。その後，IABPの有用性が広く認識され，最近では最も使用頻度の高い循環補助装置となっている。そのため，内科的治療手段としての使用や心臓手術時の補助循環としてだけでなく非心臓手術においても心筋虚血の予防や循環動態の安定化のために使用される頻度が増えている。

　心筋梗塞後早期の患者，うっ血性心不全の患者，重篤な狭心症の患者，冠動脈に治療不可能な多枝病変を有するような患者は，非心臓大手術後に心合併症を来すリスクが高いことは以前から指摘されている[2]〜[4]。そして，緊急手術，血管手術，整形外科手術，胸腔内や腹腔内の手術で心合併症の発生が特に多くなることも分かっている[2][3]。周術期における厳重な循環モニタリングを行うことにより血行動態の異常をより早期に発見することは可能であるが，適切な薬物療法を行っても血行動態が改善しない重症心不全状態や心筋虚血に対しては，的確なタイミングでIABPを考慮することで，血行動態の速やかな改善につながる場合も少なくない。

1 理論的背景

　IABPが循環補助として働くメカニズムは，冠灌流圧の上昇と左室後負荷の軽減という2つの効果で説明される。図1に示すように，IABPのバルーンは心臓の拡張期に膨らみ収縮期に虚脱する。そして，心周期に合わせてこれをタイミング良く繰り返す。心臓における冠動脈血流は通常でも主に拡張期に多く流れるが，IABP開始後はバルーンが拡張期に合わせて膨らむため，大動脈内の一部の血液がバルーンから心臓側に押し戻され，上行大動脈内の圧が上昇し冠動脈血流がさらに増加する。これをdiastolic augmentationという（図2-②）。加えて，大動脈弓部の圧も上昇するため弓部三分枝から脳を含めた頭部への血流も増加する。続いて収縮期にはバルーンが瞬時にしぼむことによって大動脈内のボリュームがバルーンの容積分だけ失われ大動脈内の圧が低下し，左室からの血液の駆出が容易になる，すなわち左室後負荷が軽減される。これをsystolic unloadingという（図2-③）。これら2つの作用によって，心臓に対して酸素供給が増加すると同時に，心仕事量の軽減により酸素需要が減少し，結果として心筋の酸素需給バランスを改善させる。図2に動脈圧と心電図の関係とIABP駆動時の特徴的な圧波形を示した。

2 適応となる状態と適応外

a. 非心臓手術における予防的使用

　昨今の医療事情を鑑みると，術前の全身状態が多少悪くても術後管理を厳重に行うこ

拡張期　　　　　　　　　　　　　　　　収縮期

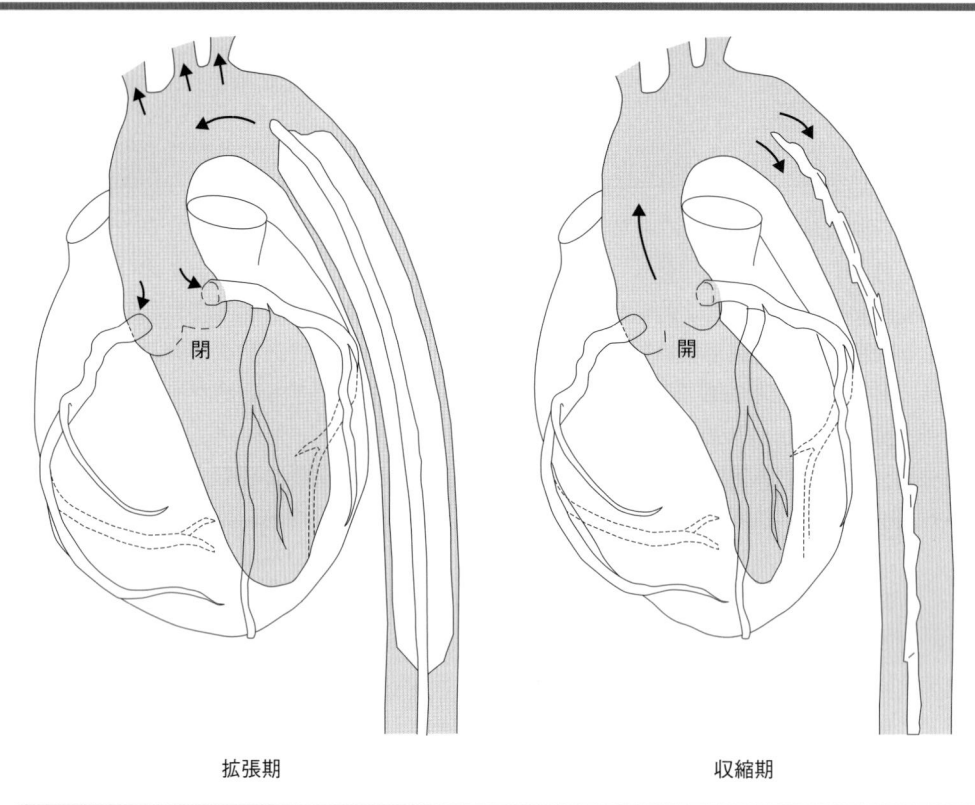

図1　心臓と大動脈，収縮期と拡張期における血流とIABPの効果

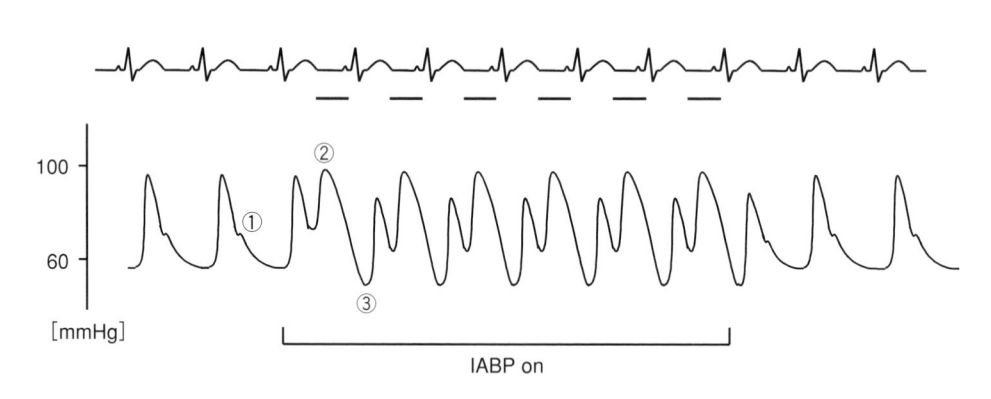

図2　IABPの圧波形

とを前提に，その患者に必要な手術が行われるケースが多くなっている。とりわけ，心疾患に関してはそのような傾向にあり，それゆえ周術期の循環管理の重要性が大きくなってくる。術中・術後の心筋虚血や心不全悪化を予防するためにIABPを使用することは理にかなっているため以前にも多数の症例報告が存在する。

　古くは1976年に緊急開腹術を施行した2症例に心合併症予防のためにIABPを使用した報告[5]，その後も3つの報告（1989年，1991年，1999年）においてさまざまな理由で開腹術を施行した心合併症のリスクの高い合計25症例が提示されている[6)~8)]。すべての患者で手術中に血行動態が悪化することなく経過したが，3症例が術後に死亡し，死因は2

症例が不整脈，1症例が上部消化管出血であった。2003年に報告された心臓リスクの高い食道癌根治術中に予防的にIABPを使用した5症例では全例心臓合併症を起こすことなく退院できたとされている[9]。よって，以上の33症例における周術期死亡率は9％（3症例）ということになる。

b．術中の心臓イベントに対しての使用

術中に生じた心筋梗塞や心筋虚血によって血行動態が不安定となり積極的な薬物投与で改善しない場合の循環補助としてIABPの挿入は非常に効果的である。ACC/AHAガイドライン[10]では積極的な薬物投与に反応しない心筋虚血症状に対して，心カテの前または後にⅡa（有益性があるほうに傾いている）の適応としている。急性心筋梗塞ではカテーテルインターベンション後の冠血流を保ち，流量低下による再閉塞を予防するためにも適応となる。急性心筋梗塞による心原性ショック状態にはクラスⅠ（エビデンスや一般的合意がある）である。ほかにも，緊急性を有する重症大動脈弁狭窄症，代償不可能な重症僧帽弁閉鎖不全症，持続する心筋虚血症候，進行性の右心不全・左心不全または両心不全およびそれらによる重症不整脈などで薬物治療に反応しない場合，特に他の治療へのブリッジ療法として有用である。

c．禁忌

高度の大動脈弁閉鎖不全症では拡張期にバルーンが膨張すると大動脈弁逆流を増悪させるため，左室拡張終期圧を上昇させ心不全を悪化させる原因となる。胸部～腹部の大動脈瘤や大動脈解離では解離の進展や瘤破裂の危険性が大きく致命的となるため使用しない。腸骨動脈や大腿動脈などに高度の狭窄病変があるとIABPのカテーテルによって動脈の完全閉塞を来す可能性があるため下肢血行障害を来す。常に下肢の観察を行い，虚血症状を認めた場合は抜去し挿入部位の変更をしなくてはならない。また，血液凝固異常を認める場合の挿入にも十分な注意が必要である。

3 挿入と駆動

IABPの本体を準備する（図3）。IABPのバルーンカテーテルは，ほとんどの場合，大腿動脈から穿刺挿入される（図4）。挿入方法は，主に経皮的穿刺法で行われるが，外科的切開により直視下に動脈に穿刺する方法や下肢の虚血予防のため大腿動脈に端側吻合した人工血管を介して挿入する方法もある。市販のIABPキットには，穿刺針，ダイレータ，シースイントロデューサ，ガイドワイヤ，IABPカテーテルなどが含まれている。シースイントロデューサを通常のセルジンガー法に準じて大腿動脈に留置する。その際，後壁まで穿刺すると血腫や後腹膜出血の原因となるため前壁穿刺が理想的である。カテーテル先端が左鎖骨下動脈分岐部直下に位置するような挿入長をカテーテル挿入前に患者の体表から推定しておく。あらかじめガイドワイヤを通したIABPカテーテルをシースイントロデューサを介してガイドワイヤから先に挿入し十分に進めた後にIABPカテーテルを挿入していく。挿入後は，ガイドワイヤを抜き，先端圧モニタリングラインとな

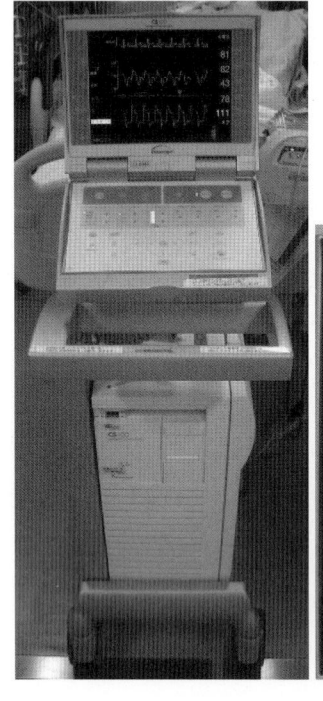

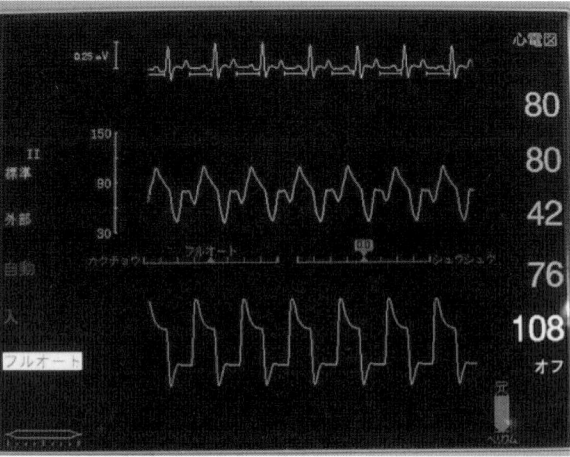

図3　IABPの本体とスクリーン
波形は上から心電図，動脈血，バルーン駆動圧．心電図トリガーとなっている．

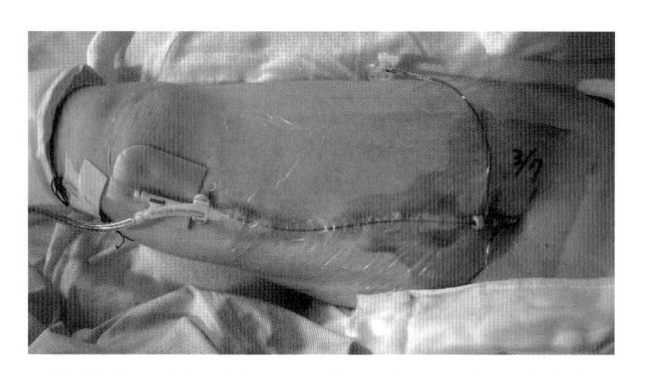

図4　IABP挿入部位
右大腿動脈からシースを介してIABPカテーテルが挿入留置されている．

るルーメンをヘパリン加生理食塩液で満たしてロックした後，ヘリウムガス注入用の延長チューブを介してIABP本体に接続し，バルーンへの血栓形成を生じさせないためにも，速やかに駆動を開始する．

　バルーンのサイズに関しては，バルーン長は患者の体格に基づいて，バルーン容量は適切なaugmentationを考慮して選択する．一般的には，患者の体格により，身長155cm以下では30cc（バルーン長178mm），身長155～165cmでは35cc（バルーン長203mm），身長165cm以上では40cc（バルーン長229mm）が推奨されている．

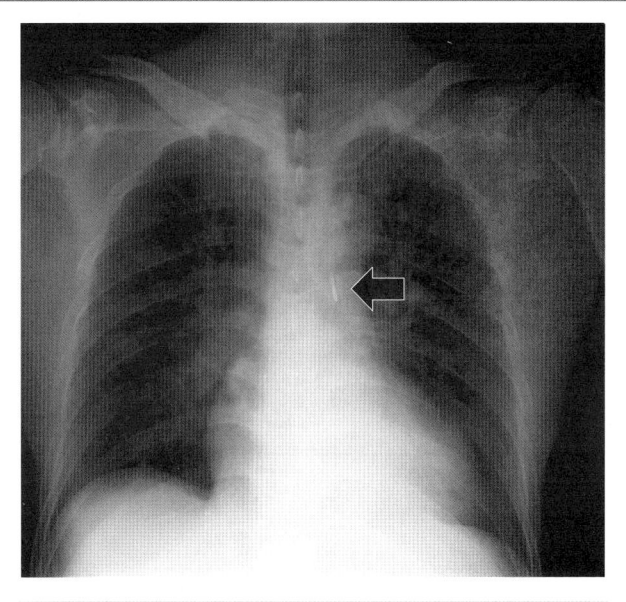

図5　IABPを挿入した症例の胸部X線写真
IABPのカテーテル自体はX線に写らないためカテーテル先端を示すマーカー（矢印）が付いている。IABPの先端を大動脈弓の少し手前に留置する。

　カテーテル挿入の確認はリアルタイムに透視化で行う方法が最も確実かつ安全である。経食道心エコーを利用できる場合は，エコーで下行大動脈を描写しながらIABPカテーテルを挿入すれば先端位置の確認も可能である。いずれも不可能な場合には，体表面から予測した挿入長で固定した後にX線写真で確認する（図5）。
　バルーンの膨張/収縮のタイミングは，心電図または大動脈圧トリガーで行う。心電図ではT波下行脚から次のQ波の前まで，大動脈圧ではdicrotic notch（図2-①）から次の大動脈圧波形の立ち上がり直前までが至適タイミングとなる（図2）。

4 IABPの合併症

　IABPに伴う合併症には，下肢血行障害，大動脈解離，動脈損傷，血管穿孔，仮性動脈瘤，出血，感染，血小板減少などがある。下肢血行障害の原因には，動脈硬化による動脈内腔の狭小化や動脈径に比し太いカテーテルの使用，低心拍出量，血圧低下，血栓形成などの関与が挙げられる。末梢側への血流を妨げにくいシースレス挿入を選択したり，ヘパリン投与を考慮したり，血圧や心拍出量を維持することや離脱可能となれば可及的速やかに抜去することなどの対処法が挙げられる。抜去時には確実に用手的圧迫を行い，万が一，動脈損傷が疑われたり，仮性動脈瘤を形成したりしたときには外科的処置が必要となる。まれにバルーンが損傷することもないとはいえない。その場合，ヘリウムガスが動脈内にまき散らかされてしまう。突然IABP波形が確認できなくなったときは要注意である。

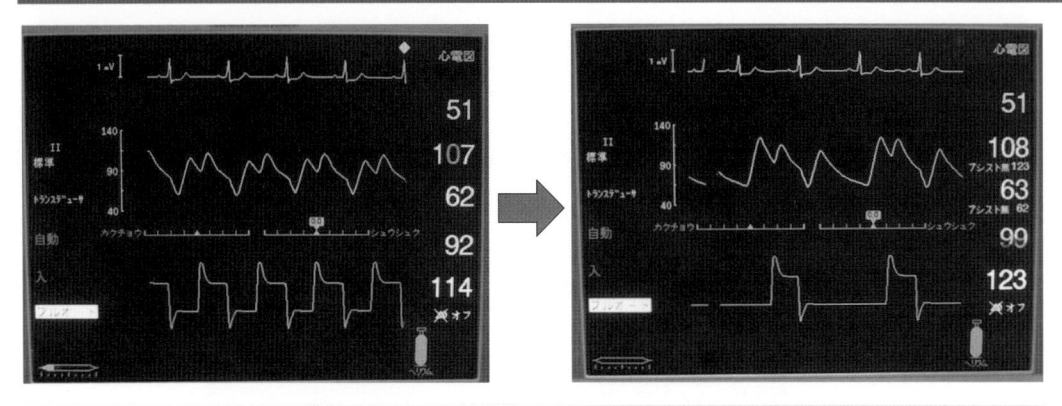

図6 IABPの離脱前にアシスト比を1：1から2：1に変更したところ

5 離　脱

a. 離脱条件と離脱方法

　一般的な離脱条件は，収縮期血圧が90mmHg以上，肺動脈楔入圧20mmHg以下，心係数2.2l/min/m^{2}以上であり，臨床的な指標は，不整脈の消失，心不全徴候の改善，尿量0.5ml/kg/hrなどが挙げられるが，症例ごとに評価し判断する必要がある．離脱方法には，アシスト比ウィニングとボリュームウィニングがある．ボリュームウィニングはバルーン内に押し込まれるヘリウムの量を調節して徐々に減らしていく方法である．多くの施設でアシスト比ウィニングが使われているが，アシスト比を1：1から2：1とし3～4：1で数時間の経過観察後に問題なければ抜去を試みる（図6）．

b. 抜去方法と注意点

　駆動を止め，バルーンのヘリウムガスをシリンジで吸引しバルーンを虚脱させた状態でカテーテルを抜去する．抜去後は用手的に圧迫し，止血を確認する．その後も最低6時間程度は圧迫包帯などで確実に止血を行い，さらに4時間は安静とする．

おわりに

　実際に，非心臓手術中において術中に心筋梗塞を生じ血行動態が不安定になりIABPを挿入するというケースはあまり多くはない．しかしながら，緊急手術などで十分な情報が得られないまま手術となった患者では，突然に心筋梗塞を発症しショック状態となることも想定しておかなくてはならない．常に循環器科医師との連携を取り，緊急時には迅速に対処する必要がある．

経皮的心肺補助装置（PCPS）

はじめに

　経皮的心肺補助装置（percutaneous cardiopulmonary support：PCPS）は，1990年代か

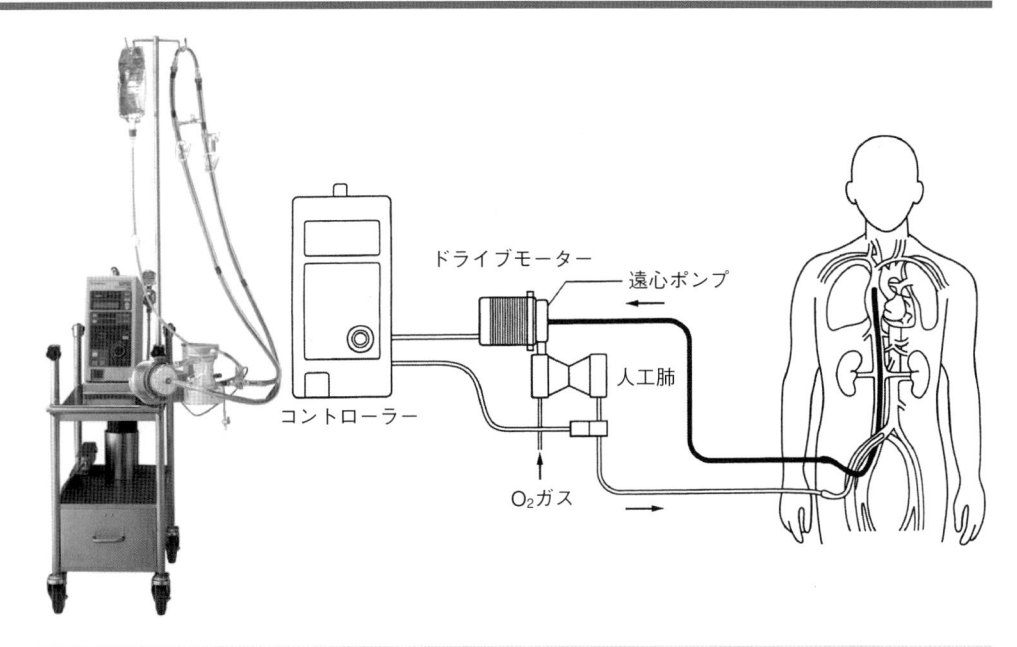

図7 PCPS装置（キャピオックス®，テルモ社製）の外観とその模式図

ら急速に普及し始めた呼吸と循環の双方の補助装置である[11)12)]。古くは1970年代に重症呼吸障害に対して酸素化の補助として用いられ，体外式膜型人工肺（extracorporeal membrane oxygenation：ECMO）と呼ばれた[13)14)]。最近でも肺の補助を目的に用いられる場合には同じ装置を使用していてもECMOと呼ばれることが多く，心機能が保たれていれば下大静脈から脱血し上大静脈から送血して行うvenovenous ECMOと呼ばれる方法も用いられる。しかし，基本的なシステムはいずれも遠心ポンプと膜型人工肺を用いた閉鎖回路型人工心肺装置であり，循環補助という点からはIABPが圧補助であるのに対しPCPSは流量補助を目的とする。大腿動静脈から経皮的穿刺法で挿入可能であるため，緊急時においても手早くPCPSを導入することが可能であり循環虚脱を迅速に改善させることができる。

1 PCPSの仕組み

図7に示したように，PCPSの脱血用カニューレは大腿静脈から挿入され下大静脈を経て，その先端は右房に達している。この静脈カニューレから静脈血を遠心ポンプで脱血して人工肺で酸素化し（図8），酸素化された血液を大腿動脈から挿入された送血用カニューレを介して腸骨動脈に送血することで循環補助を行う。人工肺は膜型人工肺であり，透析カラムと同様の構造をしている。中空糸の外側に血液が流れ，内側に酸素が流れることにより，膜を介してヘモグロビンが酸素化される仕組みとなっている。人工肺での酸素化の程度は，人工肺に流す酸素の濃度（図8）と人工肺自体の性能・耐久性によって変化する。また，人工肺においても血液から二酸化炭素が除去される。通常，血液流量と酸素の流量はおよそ1：1とすればよいが，酸素の流量（図8）を増やせば人工

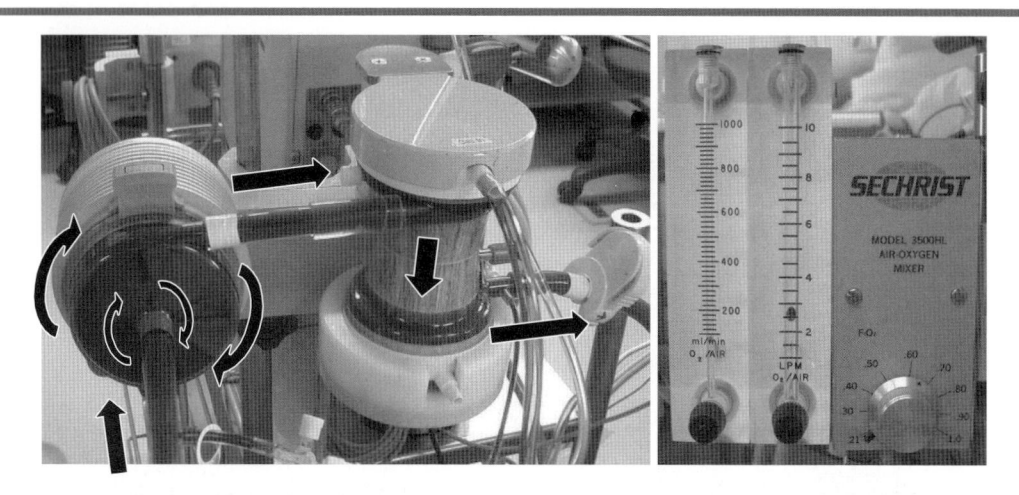

図8 遠心ポンプと模型人工肺
血液の流れを矢印で記している。右は人工肺に流す酸素の流量計と酸素濃度調節装置。

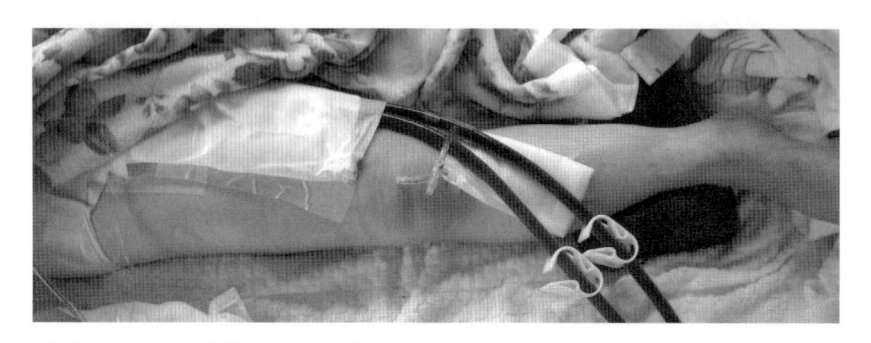

図9 大腿動静脈より脱血・送血カニューレが挿入されている様子

肺における二酸化炭素の除去を促進することができる。送脱血カニューレの挿入部位は通常は大腿動静脈が選択される（図9）。その理由として，穿刺法による挿入が可能，固定が容易，動静脈径が太いということが挙げられる。左心補助としてはまずはIABPが選択されるケースが多いが，効果不十分の場合は速やかにPCPSを導入し併用する必要があり（図10），そのタイミングが重要である。

2 PCPSの適応

急性心筋梗塞による高度な心原性ショックあるいはIABPでは効果が不十分な場合，劇症型心筋炎による心原性ショック状態，肺血栓塞栓症によるショック状態，高度右心不全，難治性致死性不整脈，重症呼吸障害など多くの場合にPCPSの適応は緊急的使用となる。手術中に突然心停止に陥り通常の心肺蘇生に反応しない場合はただちにPCPSを導入すべきである。すなわち，あくまでも救命のための全身循環維持であり，これらの状態は低心拍出による全身の循環不全であるため適応と判断されれば機を逃さずに導入すべきである。IABPを使いながら大量のカテコラミンを投与しても血行動態を維持できない，

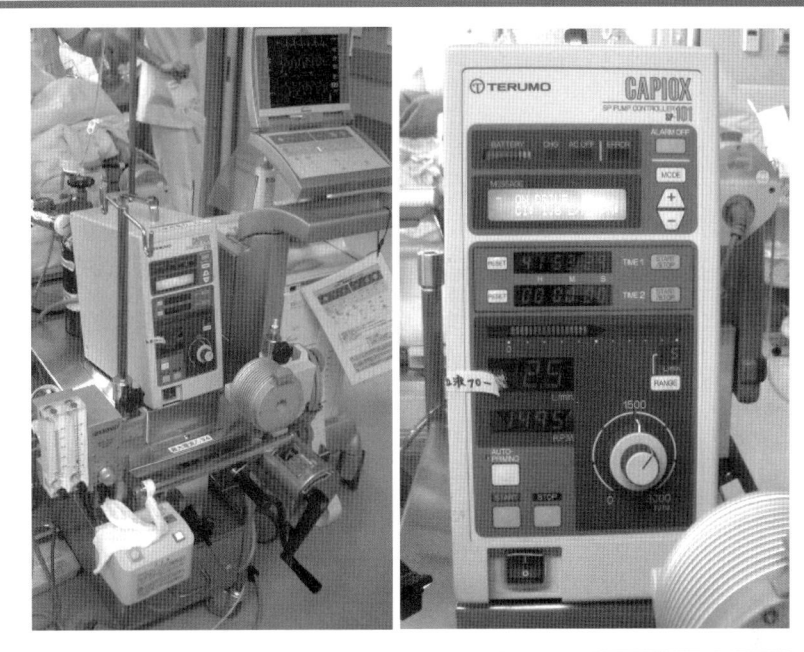

図10 PCPS装置（キャピオックス®，テルモ社製）とIABPを併用
右はPCPS装置本体前面の操作パネル。

十分な心拍出量が得られない場合にはPCPSを躊躇してはならない。また，このような緊急時のPCPSでは合併症発生率が高くなりがちなため，成績向上のためには原疾患の治療を進めながらもPCPSの合併症を起こさないような注意深い管理が重要となる。待機的な使用方法としては，肺や気管支の手術中における一時的な酸素化手段として，非心臓手術ということでなければ，リスクの非常に高い症例のカテーテルインターベンション中にバックアップとして[12]，心臓手術における人工心肺離脱困難例に対しても有効な循環補助手段となりうる。

3 送脱血管の挿入

PCPSを導入するにあたり，術者と助手の2名，回路のプライミングに1名，呼吸管理を含め全身状態を監視するもの1名の合わせて4名が最低限必要である。

a. 挿入部位

原則として，脱血カニューレは大腿静脈から送血カニューレは大腿動脈から挿入し（図9），緊急時であれば手技に時間を要さない経皮的穿刺法を用いる。小児では，右総頸動脈を送血に用い，脱血カニューレは大腿静脈または総頸静脈を用いるが，頸部から行う場合はもちろん外科的切開を要する。

b. 動脈カニューレ挿入

送血カニューレとして，成人では外径が5mm（15Fr）から6mm（18Fr）のものが使用され，体格と挿入部位の動脈径に合わせてサイズを選択する。一般に，15Frでは

3l/min，17Frでは4l/minの流量で100mmHgの圧損失を生じるとされていて，体格の大きな症例に細すぎるカニューレを使用すると，流量が得られにくいため遠心ポンプの回転数を上げざるをえず，耐久性や溶血の問題が生じる．

送血による合併症で問題になるのは下肢の阻血である．送血カニューレ挿入部位より末梢の大腿動脈に16G程度の血管内留置用カニューレを足先に向けて挿入し，そこから下肢に向かって送血することで阻血を免れることができる．時間的に余裕があれば，反対側の大腿動脈を外科的に切開し人工血管を端側吻合し，そこに送血カニューレを差し込んで送血する方法に変更する．この方法だと血液は人工血管の吻合部から頭側および足側の両方向に流れるため下肢の阻血を起こさない．

c．静脈カニューレ挿入

脱血カニューレとして，成人では7mm（21Fr）から8mm（24Fr）のものが使用されるが，最も重要なポイントは解剖学的に左大腿静脈からは挿入しにくいことである．右大腿静脈からであれば，ほとんどの場合挿入は容易であり，体表面からおよその挿入長を推測したのち注意深く挿入し，40〜50cm挿入すれば先端が右房に達する．上腹部前面からの超音波検査または経食道超音波検査で先端位置の確認が可能である．

4 PCPS開始方法

動静脈のカニューレが挿入されたら，プライミングが完了したPCPSの回路の静脈側に脱血カニューレを，動脈側に送血カニューレを，空気が入らないよう注意しながら接続し，回路内に空気が混入していないことを再度確認したのち，チューブをクランプしている鉗子を外して，遠心ポンプを駆動開始する．流量は4l/min以上を得ることも可能であるが，通常は2〜4l/minを用いる．PCPS本体前面にある遠心ポンプの回転数を調節するつまみ（図10）を調節し，流量を見ながら回転数を上げていく．回転数を上げても流量が増えない場合は，脱血不良であることが多く，脱血管の位置を変えてみたり輸液を負荷したりして対処する．遠心ポンプを用いているので，PCPSの流量を安定させるためには良好な脱血状態を得ることが必須である．目標血圧は平均血圧で70mmHgとし，高すぎる場合はそれまで投与されていたカテコラミンを減量したり血管拡張薬を使用したり，低すぎる場合は脱血不良でないことを確認した後に血管収縮薬を併用しながらコントロールする．

自己心からの拍出がある場合には，自己肺で酸素化された血液が心臓から拍出される．そのため，PCPSの流量に比し自己心からの拍出が多い場合には，冠動脈だけでなく弓部3分枝のうち近位の枝にも自己心からの血液が流れることになる．そこで注意すべきは自己肺の酸素化が悪い場合であり，酸素飽和度の低い血液が心臓や場合によっては脳に流れる可能性がある．

PCPSは体外循環であるので抗凝固療法を必要とする．最近では全システムがヘパリンコーティングされた回路を使用している[15]ため，一時的にヘパリン投与を中止しても血栓形成の可能性は低く，出血のコントロールがなされてから少量のヘパリンまたはメシ

表　PCPSの合併症

- 出血
- 腎不全
- 播種性血管内凝固
- 血栓症（回路内血栓、心内血栓）
- 溶血、血小板減少、凝固能低下
- 送血カニューレ側の下肢の阻血

ル酸ナファモスタットや低分子ヘパリンなど他の抗凝固薬を開始してもよい。活性化凝固時間（activated coagulation time：ACT）はベッドサイドで測定できるので患者の状態にあった適切な抗凝固薬の投与量となるように調節する。ヘパリンコーティングされた回路を用いるならACTは180〜200秒を目標とする[15]。

　前述した送血カニューレによる下肢の阻血のほかにも表に示したような合併症がある。体外循環であるため回路の生体適合性の問題があり，血小板や凝固因子の消費を余儀なくされ，出血傾向を示す場合が多い。ほとんどの合併症はそのようなPCPS自体によるものであり，PCPSを中止すれば改善可能と思われる。原疾患が改善しPCPSを離脱可能となったら可及的速やかに離脱トライアルを施行し，条件を満たせば早期に離脱すべきである。心機能が極度に低下し自己心からの拍出がほとんどない場合には心内血栓を形成する可能性がある。そのような場合，経食道心エコー検査での診断が有用であり，必要に応じて抗凝固薬の量を増やす必要がある。

5 PCPSからの離脱

　心機能が回復してくれば合併症を極力回避するためにも適切なタイミングでPCPSを離脱したい。カテコラミンの投与量を増やして自己心の収縮力を促し，PCPSの流量を徐々に下げて心臓に負荷をかけていき，血圧，心拍出量，混合静脈血酸素飽和度の低下，不整脈の出現などを認めなければ，ヘパリン量を増やしたのちPCPSの流量を数分止めてみる。このときに自己肺による酸素化が不十分であると動脈血酸素飽和度が低下してしまうため呼吸状態にも十分に注意する。それでも血行動態が安定していれば離脱可能と判断できる。離脱時にはカテコラミンを増量するが，心機能が低下している症例では補助的にIABPを使用すると，より安全に離脱可能である。PCPS離脱後の12〜24時間程度は血行動態の十分な経過観察が必要である。もし万が一，循環が破綻した場合には，再度PCPSを施行せざるをえない。

　カニューレの抜去には外科的に切開して血管を直接縫合閉鎖する方法と状態が良ければ抜去後に圧迫止血を行う方法があるが，外科的直接縫合のほうがより確実であり，人工血管を使用した場合には必須である。

おわりに

　非心臓手術においてPCPSを導入する状況のほとんどは緊急時の救命のためとなること

が多いであろう。緊急でPCPSを施行した症例の治療成績は決して良いとはいえず，離脱生存率は20〜30％ともいわれている。日ごろからシミュレーション訓練をしておけば，いざというときに効を奏するであろう。気管・気管支の手術など待機的な使用の場合には，術前に外科医，麻酔科医，臨床工学技士の間で手順の打ち合わせを十分にしておきたい。

■参考文献

1) Kantrowitz A, Tjonneland S, Freed PS, et al. Initial clinical experience with intraaortic balloon pumping in cardiogenic shock. JAMA 1968 ; 203 : 113-8.
2) Goldman L, Caldera DL, Nussbaum SR, et al. Multifactorial index of cardiac risk in noncardiac surgical procedure. N Engl J Med 1977 ; 297 : 845-50.
3) Detsky AS, Abrams HB, McLaughlin JR, et al. Predicting cardiac complications in patients undergoing non-cardiac surgery. J Gen Intern Med 1986 ; 1 : 211-9.
4) Mahar LJ, Steen PA, Tinker JH, et al. Perioperative myocardial infarction in patients with coronary artery disease with and without aorta-coronary artery bypass grafts. J Thorac Cardiovasc Surg 1978 ; 76 : 533-7.
5) Foster ED, Olsson CA, Rutenburg AM, et al. Mechanical circulatory assistance with intra-aortic balloon counter pulsation for major abdominal surgery. Ann Surg 1976 ; 183 : 73-6.
6) Georgeson S, Coombs AT, Eckman MH. Prophylactic use of the intra-aortic balloon pump in high-risk cardiac patients undergoing non cardiac surgery : A decision analytic view. Am J Med 1992 ; 92 : 665-78.
7) Masaki E, Takinami M, Kurata Y, et al. Anaesthetic management of high-risk cardiac patients undergoing noncardiac surgery under the support of intra-aortic balloon pump. J Clin Anesth 1999 ; 11 : 342-5.
8) Siu SC, Kowalchuk GJ, Welty FK, et al. Intra-aortic balloon counterpulsation support in the high-risk cardiac patient undergoing urgent non-cardiac surgery. Chest 1991 ; 99 : 1342-5.
9) Millat MH, Cameron EWJ. Intra-aortic balloon pump in patients with ischemic heart disease undergoing oesophagogastrectomy. Ir J Med Sci 2003 ; 172 : 177-9.
10) Fleisher LA, Beckman JA, Brown KA, et al. ACC/AHA 2007 guidelines on perioperative cardiovascular evaluation and care for noncardiac surgery : Executive summary. A report of American College of Cardiology/American Heart Association task force on practice guidelines (Writing committee to revise the 2002 guidelines on perioperative cardiovascular evaluation for noncardiac surgery). Circulation 2007 ; 116 : 1971-96.
11) Phillips SJ, Ballentin B, Slonine D, et al. Percutaneous initiation of cardiopulmonary bypass. Ann Thorac Surg 1983 ; 36 : 223-5.
12) Vogel RA, Tommaso CL, Gundry SR, et al. Initial experience with coronary angioplasty and aortic valvuloplasty using elective semi-percutaneous cardiopulmonary support. Am J Cardiol 1988 ; 62 : 811-3.
13) Hill JD, Brien TG, Murray JT, et al. Prolonged extracorporeal oxygenaion for acute post-traumatic respiratory failure (shock lung syndrome). N Engl J Med 1972 ; 286 : 629-34.
14) Zapol WM, Snider MT, Hill JD, et al. Extracorporeal membrane oxygenation in severe acute respiratory failure. JAMA 1979 ; 42 : 2193-6.
15) Sawa Y. Percutaneous extracorporeal cardiopulmonary support : Current practice and its role. J Artif Organs 2005 ; 8 : 217-21.

〈中根　正樹，川前　金幸〉

索　引

和　文

あ

アイスバック法 56
喘ぎ様呼吸 27
あご先挙上法 26
アシドーシス 101
アスピリン 266
アセチルコリン受容体 157
アデノシン三リン酸 198
アドレナリン 36, 181
アナフィラキシー原因物質 113
アナフィラキシー死亡率 122
アナフィラキシーショック 111
アナフィラキシー発生頻度 111
アナフィラキシー反応 112
　　──の重症度分類 116
　　──の初期症状 116
アナフィラキシー様反応 112
アピキサバン 147
アプガー採点法 81
アポトーシス 202
アミオダロン 36, 187
アミド型局所麻酔薬 100
アミノフィリン 119
アルガトロバン 135

い

意識障害 102
異常 Q 波 263
イソフルラン 103
一時的ペーシング 181, 182
イドラパリヌクス 147
院外心停止 21

陰性変力作用 99
イントラリピッド 104

う

ウェンケバッハ型 174

え

疫学 126
エノキサパリン 140, 142, 151
エビデンスレベル 10
エピネフリン 107, 118
　　──の投与方法 119
エピペン® 119
エフェドリン 181
塩酸ジルチアゼム 187

お

オフポンプ冠動脈バイパス術
　.............................244

か

ガイドライン2000 ....4, 23
ガイドライン2005 ....6, 24
ガイドライン2010 ....9, 24
下顎挙上法 26
化学伝達物質 113
過期産児 76
下気道閉塞 53
過凝固状態 240
拡散強調画像 251, 252
下大静脈フィルタ 137
活性化凝固時間 287
合併症 70
カテーテルの抜去時期 150
可能性の高い場合 67

カリウムの体内動態 155
カルシウム拮抗薬 187
冠血管攣縮 121
間歇的空気圧迫法 138, 139
完全房室ブロック 176
冠動脈灌流圧 24
冠動脈粥腫 261
冠動脈バイパス術 238
鑑別診断 121
冠攣縮性狭心症 261

き

奇異性塞栓症 241
気管支痙攣 111, 116
気管支攣縮 118
気管切開 219
気管腕頭動脈瘻 230
気道浮腫 118
気道閉塞 31, 50
急性冠症候群 261
急速輸液 118
胸骨圧迫 25
　　──のみのCPR 15
胸骨包み込み両母指圧迫法 89
胸部突き上げ 50
局所線溶療法 250
局所麻酔 250
虚血後再灌流 203
虚血性脳卒中 237
筋弛緩薬 114
近赤外分光法 209, 249

く

区域麻酔 166, 248
口対口人工呼吸 28

289

索引

グルカゴン 120
グルコース-インスリン（G-I）
　療法 161
グルタミン酸 198
クレアチニンクリアランス ...142
クロピドグレル 266
クロミプラミン 105

け

頸静脈球部温 209
経静脈ペーシング 182
経食道心エコー 187
経頭蓋ドプラー 209, 241, 246, 249
頸動脈断端圧 247, 249
経皮的冠動脈インターベン
　ション 265
経皮的気管切開 229
経皮的心肺補助 205, 267
　――装置 182, 282
経皮的ペーシング 40, 176
経皮的ペースメーカ 182
経皮ペーシング機能 66
痙攣 102
外科的気道確保 219
血液脳関門 203
血液分布異常性ショック 111
血栓 239, 240
　――溶解療法 137, 250
血中トリプターゼ 122
嫌気的解糖 199
研究の質 10
原発性無呼吸 79

こ

コア 251
好塩基球 111, 112, 119
高カリウム血症 155
　――の治療 160
抗凝固療法 286
抗血小板療法 265
高血糖 210
梗塞 252

高度徐脈 66, 67
高比重局所麻酔薬 166, 167
抗ヒスタミン薬 120
興奮性アミノ酸 197
興奮性遅発神経細胞死 197
興奮性ニューロン 100
硬膜外麻酔 170
高齢 241
股関節手術 168, 171
呼気終末二酸化炭素 38
呼吸窮迫 50, 52
呼吸原性心停止 47
呼吸不全 52
国際蘇生連絡協議会 4
極低出生体重児 76
骨髄路 35, 55
骨粗しょう症 135
鼓膜温 209
昏睡 102

さ

再灌流療法 265
細胞外液補充液 118
左房内血栓 240
サム法 89
酸素投与 118

し

ジアゼパム 103
ジェット換気 221, 223
ジギタリス製剤 101
シクロオキシゲナーゼ阻害薬
　...207
シクロスポリン 207
自己心拍再開 35
失神 129
自動体外式除細動器 21
シバリング 205
脂肪乳剤 104
死亡率 237, 238
シャント 244, 247, 250
周術期 237
出血傾向 135

上気道閉塞 52
症候性徐脈 173, 180
症候性の頻拍 184
硝酸薬 270
上室性頻拍 56, 68
症状発現時間 116
小児評価トライアングル 51
除細動 68
ショック 54, 129
徐脈 168, 173
　――のアルゴリズム 180
　――発生時期 177
　――・頻脈症候群 174
腎機能低下 142
心筋トロポニンT 264
神経筋接合部 157
人工呼吸 25, 27
人工心肺 244
腎疾患 242
心室固有調律 177
心室細動 21, 47, 65, 119
心室頻拍 47
心静止 37, 55
新生児 75
　――仮死 87
心臓外科手術 237
心臓手術 238, 239, 243
心臓突然死 65
心停止 129
心肺蘇生 21
心房細動 186, 242
心房粗動 187
蕁麻疹 111

す

スキサメトニウム ...114, 115, 155
スタチン 270
ステント血栓症 265

せ

生化学マーカー 264
正期産児 76
成人の一次救命処置 21

索 引

生存退院率 30
脊髄くも膜下麻酔 166
赤血球輸血に伴う高カリウム
　血症 158
接合部性調律 176, 177
接合部性頻脈 176
セボフルラン 103
セメント 169

そ

早（期）産児 76
促進系ニューロン 102
促進接合部性調律 176
塞栓 239, 240
　――子 246
続発性無呼吸 79
組織プラスミノゲン活性化因
　子 250

た

第一度房室ブロック 174
体外式膜型人工肺 283
第三度房室ブロック ...176, 180
胎児循環 76
代償性ショック 50
体性感覚誘発電位...247, 248, 249
大動脈内バルーンパンピング
　.......................................266, 277
第二度房室ブロック ...174, 177,
180
胎盤循環 78
多形性心室頻拍 56, 190
多源性心房頻拍 188
脱顆粒抑制作用 118
ダビガトラン 146, 148
単形性心室頻拍 189
弾性ストッキング 138, 139
単相性除細動器 34
蛋白結合率 101
弾力包帯 139

ち

チクロピジン 266

窒息 21, 31
遅発性脳細胞死 204
中枢神経症状 101
中大脳動脈血流速度 246
超低出生体重児 76
直腸温 209
治療法 117

つ

ツーフィンガー法 89

て

低カリウム血症 164
低灌流 239
低血圧 116
低出生体重児 76
低分子ヘパリン 140
低マグネシウム血症 162
低用量未分画ヘパリン 140
デクスメデトミジン 103
電位依存性Na$^+$チャネル 97
伝導障害 99

と

頭蓋内圧 204
同期下カルジオバージョン...184
同期モード 68
洞性徐脈 174
洞性頻脈 186
等比重局所麻酔薬 167
頭部後屈 26
　――顎先挙上法 50
洞不全症候群 174
洞房ブロック 174
特異抗原への曝露 117
特異的IgE 112
突然の心肺停止 21
ドパミン 181
トラヘルパー® 223
トレンデレンブルグ位 118
トロンボキサン 113, 114

な

内因性カテコラミンサージ...203
内頸動脈内膜剝離術 237, 239,
244

に

二相性除細動器 34
二相性反応 120
ニトログリセリン 266
日本ACLS協会 5
日本蘇生協議会 5
2本指圧迫法 89

ね

ネクローシス 202
熱洗い流し 206

の

脳温 209
脳灌流圧 206
脳基礎活動 198
脳血流 198
脳酸素運搬能 207
脳酸素消費量 198
脳酸素摂取量 202
脳酸素飽和度モニタリング...246
脳代謝エネルギー 203
脳低体温療法 197
脳内熱貯留現象 206
脳波 245, 249

は

肺血流シンチグラム 132
肺塞栓症 124
肺動脈造影 132
背部叩打 50
ハイムリック法 50
ハイリスク新生児 75
ハイリスク分娩 75
バソプレシン 36, 107
バックバルブマスク 28
パッチテスト 122

索引

は
バルーン拡張術......................265
バルサルバ法..........................56

ひ
非心臓手術..............................238
ヒスタミン....................113, 114
ビタミンK..............................144
　　──拮抗薬.......................127
皮膚刺激....................................86
肥満細胞................111, 112, 119
標準型金属ステント...............267
頻脈の治療................................67

ふ
フェイスマスク........................28
フォンダパリヌクス......140, 144
腹部圧迫....................................50
腹部突き上げ法........................31
ブピバカイン............97, 98, 100
プラーク..................................261
フリーラジカル......................205
　　──スカベンジャー........207
プロタミン..............................151
プロプラノロール..................105
プロポフォール......................105

へ
閉胸式心圧迫法........................24
米国心臓協会..............................4
ペースメーカの設定................69
ベクロニウム..........................115
ペナンブラ....................251, 252
ヘパリノイド..........................136
ヘパリン起因性血小板減少症
　　..135
ヘパリン副因子Ⅱ..................137
ヘモグロビンF........................77
ベラパミル中毒......................105
ヘリウムガス..............281, 282
変行伝導..................................190

弁
弁疾患......................................242
ペンタサッカライド..............144

ほ
膀胱温......................................209
房室結節性補充調律..............176
房室結節調律..........................176
房室結節リエントリー性頻拍
　　..188
房室接合部調律......................176
房室ブロック..........................174
発作性上室性頻拍..................188

ま
膜電位依存性Ca^{2+}チャネル...199
マグネシウム............................37
　　──の体内動態...............163
麻酔科専門医認定試験............16
麻酔レベル..............................168

み
ミダゾラム..............................103
ミトコンドリア機能不全......201

む
無効時......................................66
無症候性徐脈..........................173
無脈性心室性頻拍....................65
無脈性電気活動.................37, 55

め
迷走神経刺激............................56
迷走神経反射..........................179
メピバカイン..........................100

も
モニター機器..........................245
モビッツⅠ型................174, 177
モビッツⅡ型................176, 180

や
薬剤溶出性ステント..............267

よ
用量調節未分画ヘパリン......140
抑制性ニューロン..................100
予防..138

ら
ラクナ梗塞..............................240
ラテックス..............................115
　　──-フルーツ症候群......115
ラリンジアルマスク..............219
卵円孔開存..............................241

り
リスク因子....................238, 243
リズムコントロール..............186
リドカイン............37, 97, 98, 100
リバロキサバン..............146, 147
硫酸アトロピン......................180
硫酸マグネシウム..................207
輪状甲状間膜切開....................54
輪状甲状膜穿刺・切開...219, 223
輪状軟骨圧迫法........................28
リンパ球幼若化試験..............122

れ
レートコントロール..............186

ろ
ロイコトリエン............113, 114
ロクロニウム................114, 115
ロピバカイン..........................100

わ
ワルファリン.........127, 135, 137,
　　　　　　　　144, 187, 242

索 引

英 文

A

ACC/AHA ガイドライン 279
ACC/AHA 2007年ガイドライ
　ン 270
ACLS 32, 103
ACS 261
ACT 287
acute coronary syndrome 261
ADCマップ 251
AED 21, 65
AHA 4
　——の勧告 71
American Heart Association 4
astrocyte-neuron lactate shut-
　tle 仮説 199
asystole 37
automated external defibrilla-
　tor 21
AVPU小児反応スケール 56

B

bare metal stent 267
basic life support 21
BLS 21
BMS 267
Brugada 症候群 190

C

Ca拮抗薬 101
Ca^{2+} overload 199
cardiopulmonary arrest 21
coronary perfusion pressure 24
CoSTR 6
　——2010 9
CPA 21
CPP 24
CPR 27
CRT 71

D

D-ダイマー 131
DES 267
diastolic augmentation 277
dicrotic notch 281
drug-eluting stent 267

E

ECMO 283
EIT 9
electrical phase 30
end-tidal CO$_2$ 38
ETCO$_2$ 38
extrajunctional receptor 157

F

FBAO 31
foreign-body airway obstruc-
　tion 31

G

GABA作動性抑制ニューロン
　...100
Gell・Coombsの分類 111

H

H-FABP 264
H$_2$遮断薬 120
hands only CPR 15
Heimlich法 31
hemodynamic phase 30
Homans徴候 127

I

IABP 266, 277
ICD 70
　——の適応 70
ICLSコース 6
IgE受容体 112
ILCOR 4
intermittent pneumatic com-
　pression 138, 139

International Liaison Commit-
　tee on Resuscitation................4
intra-aortic ballon pumping 266
IPC 138, 139

J

Japan Resuscitation Council 5
JRC 5

L

level of evidence 10
LifeStat$^®$ 224
LOE 10
Luke's sign 128

M

Melker$^®$ 224
　——-cuffed 225
　——-universal 225
metabolic phase 30
Mini-Trach II$^®$ 224

N

N-methyl-d-aspartic acid 依存
　性受容体 199
neuraxial anesthesia 149
NMDA依存性受容体 199

P

PALS 47
PAT 51
Patil$^®$ 223
PCI 265
PCK-Portex$^®$ 225
PCPS 103, 267, 282
PE 124
PEA 37
pediatric advanced life support
　...47
pediatric assessment triangle ...51
perctaneous cardiopulmonary
　support 267

索引

percutaneous coronary intervention 265
Pertrach® 225
Peter Safar 3
PICO方式 10
plain old balloon angioplasty 265
POBA 265
Pratt's sign 128
PT-INR 146
pulmonary embolism 124
pulseless electorica activity 37

Q
QOS 10
quality of study 10
Quicktrach® I 223
Quicktrach® II 224

R
RAST法 122
rescue breathing 27

S
SAMPLE 57
Sellick法 28
SIQ Ⅱ T Ⅲ 129
SIQ Ⅲ 129
ST上昇 263
stump index 247
systolic unloading 277

T
TAT 131
TCP 176, 180, 182
TEE 129
torsade de pointes 189
transcutaneous pacing 176
treatment recommendation 14

V
ventricular fibrillation 21
VF 21
Virchow 125
VVI 69

W
Wadhwa® 224
worksheet 9
WPW症候群 189

数字・ギリシャ文字
2,3-DPG 211
30対2 25
4-step technique 224
β_2受容体 118
β遮断薬 101, 245, 270

For Professional Anesthesiologists
心 肺 蘇 生　　　　　　　　　　　　　　　　　＜検印省略＞

2011年12月25日　第1版第1刷発行

定価（本体8,400円＋税）

編集者　槇　田　浩　史
発行者　今　井　　　良
発行所　克誠堂出版株式会社

〒113-0033　東京都文京区本郷3-23-5-202
電話（03）3811-0995　振替00180-0-196804
URL　http://www.kokuseido.co.jp

ISBN 978-4-7719-0389-0 C 3047 ¥8400E　　印刷　三報社印刷株式会社
Printed in Japan ©Koshi Makita, 2011

・本書の複製権・翻訳権・上映権・譲渡権・公衆送信権（送信可能化権を含む）は克誠堂出版株式会社が保有します。
・ JCOPY ＜（社）出版者著作権管理機構　委託出版物＞
本書の無断複写は著作権法上での例外を除き禁じられています。複写される場合は，そのつど事前に（社）出版者著作権管理機構（電話 03-3513-6969, Fax 03-3513-6979, e-mail：info@jcopy.or.jp）の許諾を得てください。